U0294910

脐 针 入 门

齐永 著

人民卫生出版社

图书在版编目（CIP）数据

脐针入门/齐永著.—北京：人民卫生出版社，2015
ISBN 978-7-117-21163-5

Ⅰ.①脐…　Ⅱ.①齐…　Ⅲ.①脐-针灸疗法-基本知识
Ⅳ.①R246.2

中国版本图书馆 CIP 数据核字（2015）第 180963 号

人卫社官网	www. pmph. com	出版物查询，在线购书
人卫医学网	www. ipmph. com	医学考试辅导，医学数据库服务，医学教育资源，大众健康资讯

脐 针 入 门

著　　者：齐　永
出版发行：人民卫生出版社（中继线 010-59780011）
地　　址：北京市朝阳区潘家园南里 19 号
邮　　编：100021
E - mail：pmph @ pmph.com
购书热线：010-59787592　010-59787584　010-65264830
印　　刷：北京铭成印刷有限公司
经　　销：新华书店
开　　本：710×1000　1/16　**印张：**16　**插页：**4
字　　数：279 千字
版　　次：2015 年 9 月第 1 版　2024 年 12 月第 1 版第 15 次印刷
标准书号：ISBN 978-7-117-21163-5/R · 21164
定　　价：48.00 元

打击盗版举报电话：010-59787491　E-mail：WQ @ pmph.com
（凡属印装质量问题请与本社市场营销中心联系退换）

作者简介

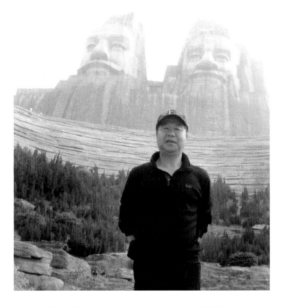

　　齐永，字子久，号浩源，1952 年出生，祖籍山东。哈尔滨医科大学医疗系 18 期毕业生。历任温州市第二医院外科住院医师、主治医师、副主任医师，第十五病区主任，院长助理；温州市气功疗养院业务院长，浙江省医疗气功协会理事，温州市气功科学研究会副会长；温州市医药科学研究所副所长等职。于 20 世纪 90 年代发明了"脐针疗法"，目前"脐针疗法"已在国内外传播和普及（相关网站：www.dayizhidao.com），其学生遍及世界十几个国家和地区，美国、意大利、澳大利亚、加拿大等国都已成立了"脐针学会"，为弘扬中华民族传统文化，为世界各地人民了解和接受中国传统文化作出了自己的贡献。

辛巳年序

　　脐针、奇针、齐氏之针！

　　脐针，是在脐部实施针术，从而达到平衡阴阳，祛除疾病的目的。脐——神阙穴，自古以来为针家禁地，纵观历代针书医卷少见有在脐部用针的记录，至今极少有人敢越雷池一步。作者悬壶济世三十年，发现脐部在治疗疾病中有特殊的重要性，经数年观察、研究与探索，将易经的理论和传统的针刺技术结合应用于脐部，终于创立了"脐针疗法"。这种新疗法的诞生，无疑给广大患者提供了一种祛病的新选择，也丰富了我国传统的治疗方法，赋予针刺技术新的内容、新的血液、新的生命！

　　奇针，是指用针之奇和疗效神奇。脐针打破了传统针刺的定点治疗方法，采用了体现新思维的定位治疗方法。传统的针刺理论根据是中医基础学里的经络学和腧穴学，循经取穴。而脐针治疗仅只一个神阙穴而已，病种虽多，皆取一穴，疗效尽在指间。不仅一穴一针，亦可一穴多针，不仅可一穴一病，亦可一穴多病。脐针治病范围比较广泛，它可治急性病也可治慢性病，可治功能性病也可治器质性病，可治常见病也可治疑难病，对一些疾病疗效之奇出人意料！

　　齐氏之针，诉尽了作者对脐针数年研究探讨付出的艰辛，就像妇人十月怀胎那样小心呵护，终于经历五年之久，在新世纪的第一年分娩了。新生的脐针疗法像一棵嫩芽刚破土而出，她还娇嫩，尚未尽善尽美，但她毕竟是医学界中的一个新生命。相信在今后的实践中，她将逐渐成长壮大，并逐渐地完善，我将继续关注、保护，让她造福于人类。

齐 永

2001 年 4 月于温州

丁亥年序

　　自医大毕业从事临床医学以来，有一个问题始终困扰着我，达十余年之久。即：中华民族诞生之初，我们的古人是如何治病的？如果时空倒退四千年，作为一名大夫我将有何作为？我又能用什么方法给患者诊治？首先有一点我可以肯定，那就是当初的古人也会生病，也需要大夫，同样也需要治疗，因为中华民族要繁衍生息就不可避免地要与疾病进行斗争。设想当时我们人类在居住环境简陋、生活条件低劣、食物药品稀少的情况下，他们又是如何除疾祛苦的呢？那时肯定不会像现在这样有先进的医疗器械和设备，有琳琅满目的中药种类和制剂，同样也不会有精致的针灸和火罐产品，但古人居然用他们的方法治好了疾病，使中华民族在天地之间得以生存，并且不断发展壮大，这不能不归功于最初的、原始的大夫们。他们是用什么方法使人们的生命得以延缓，使疾病得以消除？我百思不得其解……

　　四千年前的大夫（我们暂且这样称呼）居然能用极其简陋的设备、极其匮乏的药材、最原始的治疗方法保证了中华民族的生存与繁衍，真乃"医坛高手"也！因为"巧妇难为无米之炊"。

　　然，时光流逝数千年，我们却很难寻觅到古人的治疗方法，探索不出前人的疗疾真谛，这让我们深思：我们的中医是进步还是倒退？在先进的医疗设备堆满医院的时候，在目不暇接的中西药充斥市场的今天，在西方医学思维和技术大举进入我国和占领世界的时期，我们不得不重新思考：我们的中医怎么了？

难道有几千年文化底蕴的中医不合时宜了？还是我们这些炎黄子孙的脑子落后了？是中医跟不上时代，应该退出历史舞台了？还是我们这些后代们急功近利，把老祖宗流传下来的瑰宝没有传承下来？这个责任由谁来负？是我们的祖先，还是我们这些后人？

带着这些疑问，我踏上了研究原始古人治疗疾病的方法和他们的医疗思维的道路。这是一条不归路，只有将振兴中医的历史使命为己任的人才能披荆斩棘，勇往直前。我要探索和证实中医的治疗精髓；我要"正本清源，还中医本来面目"；我要用自己的医术向世人展示中医的伟大之处。这是我创立"齐氏实用易医学"的初衷！

在十余年的研究实践中，我的"实用易医学"已初见端倪，诸多治疗方法在临床疗效中得到证实。最关键的是，我发现现在所谓的中医与古人的原始中医相去甚远，真可谓"差之毫厘，谬以千里"。为了将现在的中医与我研究的原始中医相区别，我暂且将其命名为"易医学"。又为了不和现在社会上流行的"医易学"、"易医学"等一系列书籍混淆，故特别将我的研究发明称之为"齐氏实用易医学"。

"齐氏实用易医学"是一个系列，目前包涵齐氏实用易医基础学、本草学、方剂学、针刺学、诊断学、治疗学、环境学、养生学等八个方面。每个方面又有自己的系列，比如，我们今天出版的《脐针入门》一书，就是"齐氏实用易医学"里的一部分。相继还有《脐诊图谱》、《脐针临证参考》等著作陆续出版，与有缘者相见并共同分享。

在"齐氏实用易医学"系列里，为什么先出版《脐针》一书？第一，"易医脐针"是我研究"齐氏实用易医学"的入手，是一个切入点。第二，我于"易医脐针"已倾注了十余年的心血。在这本书里，我尽可能地将中医、西医和易医融合在一起，以便让不同学历、不同医种、不同水平、不同年龄的学员都能接受和认同。第三，"易医脐针"是"齐氏实用易医学"的入门之法，只要学好了"易医脐针"，对书中的内容和思维方式有一个大概的了解，就可为自己今后进一步学习"齐氏实用易医学"系列内容打下一个好基础。虽然"齐氏实用易医基础学"也是整个易医系列的基础，但相比之下"易医脐针"介绍的内容更简便，且更具操作性，可以将易经的深奥理论直接通过脐针转化为直观的临床疗效，从而验证易经理论的伟大和实用。第四，"易医脐针"在临床上更加体现了"齐氏实用易医学"坚持的四大原则：实用、简便、快速、高效。一般来讲，只要通过三天系统学习，就能基本掌握，真可谓是快速培养医学人才的好方法。

探索和研究"易医学"对我这样一名多年来一直从事西医外科工作的医师来说是十分困难的，是什么原因使我的热情一直未减，持续不断地"上下而求索"？因为我坚信：

一、祖宗几千年遗留的和传承的东西应该是好东西、是瑰宝，而不是糟粕

近年来，医学界对中医的发展现状开始了反思，不少人认为中医已生存了几千年，其理论和治疗都已不适应现代社会，甚至可以说是格格不入，理应退出历史舞台；还有一些人，不但将中医扭曲，打成"伪科学"，甚至否定中医乃至否定整个中国传统文化，认为社会不良现象以及他们不顺的人生处境都是由中国文化所造成的。更令人震惊的是这些人往往身处要职，影响巨大，不仅仅是影响一代人，还将造成中国文化的断层。我十分疑惑，这些有影响的中国人，不仅不为振兴中国文化出力，还处处以扼杀中华文明为快事，那为什么还要生活在中国这块土地上，为什么还做中国人？

古人云："一方水土养一方人。"中国这块土地养育了生生不息的中国人，也传承了与西方不同的东方思维。中国古文化、中国传统医学都是东方思维的产物，其中包括中国人的道德观念、社会价值、精神信仰乃至于风土人情、生活习俗、居住环境、人生追求、世界观等都充满了东方色彩，这就是中国，这就是中国人！东方就是东方，西方就是西方，这是两个完全不同的方位，不能混淆。这也是易经的原则，也是易医学的"分方归类"，是大自然的规律之一。就像人类一样，男人就是男人，女人就是女人，不能混为一谈。

东方文化有很重要的一点就是将最好的东西留给子孙，许多家庭里留有"传家宝"即为实证。在中国这块土地上，有许多人宁可冒被杀头的危险，也要把祖宗留下来的瑰宝传承下去。这种行为说明了东方思维和东方文化的影响是深入人心的；说明在中国历史长河中，东方思维的传承、东方文化的渗透是不以人们意志为转移的。从这个理论出发，我们就应该明白我们的祖先所传承和遗留的知识、经验乃至于教训都是先人用心血凝集而成，都是我们历史、文化的瑰宝，绝不可等闲视之。可它的价值在哪里？为何时至今日我们未能充分发掘其有效价值？我个人认为，这是因为我们并未从心里真正认识及重视我们祖先所遗留的财富；并未静下心来研究和挖掘、探索和开发而已。

对于中国传统医学、传统文化的态度，首先，我们强调继承。只有老老实实地继承了，才能进一步谈创新，创新是在继承基础上的发挥；其次，我们强调术业有专攻。评价中医的优劣只能由研究中医、传承中医的内行人来鉴别，只有他们才有资格来评论，对那些从未接触过中医、从未学习过中医的人是无权来大谈中医"不科学性"的。这种行为本身是对中医发展极端不负责的表现。

人类有一种弊病，即得到的未必珍惜，失去了才知惋惜！因为我们没有足够重视，使得世界上许多物种都已灭绝了；因为我们没有足够重视，使得中国古代的许多技艺都已失传了！我们不能再让中医重蹈覆辙，让中医败坏在我们这一代人手里，这是对历史的犯罪，对中华民族的犯罪！

二、研究古人遗留的东西必须置身于古人当初相类似的情况，才能与他们进行沟通

我国自古就有许多明智之人、有识之士一直在探讨和研究先人的治医之道，但却少有成效。原因何在？这里有一个十分重要的原因，即他们忽略了要与先人沟通，必须置身于古人当初相类似的情境。如果我们用现代的医疗设备，用现代的药理手段去研究古人当初的治疗思维和方法，我认为是十分困难甚至无法窥探其真谛的。所以，我在探索古中医过程中一直不用任何西药、不用现代医疗设备、不用中药成药，尽量用可以随手拿来的食物，或用手法来进行治疗。在长年累月的研究探讨中，在成千上万次的临床验证里，我发现古人在治疗疾病时是有其严格的规律和治疗依据的。这个规律和依据就是古人疗疾是以天地为框架、以易经为原则，将人体的疾病置于这个框架中、这个原则里来进行治疗的。他们用的是大手笔，行的是"宇宙流"，真乃是高人圣手也！总结出古人的治疗原则和规律，我真有一种"会当凌绝顶，一览众山小"的感觉！

在边学习、边探索的过程中，我曾遇到过诸多困难，有时的确有"山重水复疑无路"之感，但每每到此时都能咬牙挺过来。

三、有几种因素激励和感动着我勇往直前

（一）我被患者感动着

我的研究是自己的业余之作，初时完全是利用业余时间来进行研究和实践，在这个长达数年的时间里，我利用自己的揣摩、悟性，尽可能地去思考我们先人当初治疗时的思路：为什么用此种方法来

治疗？为什么出这个方子？当初他们是怎么考虑的？我要找到治疗思维的主干，也只有如此，才能明白古人之用意。我把这个主干叫做"理"，只要抓住了这个"理"，就能"纲举目张"，就能"举一反三"了。因为"理是常理，法无定法，法由心生"，要重理而轻法。

在揣摩出这个"理"之后就必须用一种"法"来验证其正确性，这也是最重要的，因为"理"必须通过"法"来进行验证，这个验证就是用临床疗效来讲话，只有疗效和"理"相符才称其为正确方法。"疗效就是硬道理"。但这个验证只有两个结局：其一是成功，其二是失败。而且在研究中常常是失败几率比成功高。在每次的验证中我都是战战兢兢、如履薄冰，在这种时候给我力量的往往是我的自愿受试的患者，是他们将自己的健康和生命交付于我，让我在他们的身上进行试验，并详细地告诉我治疗中的感受，他们已经不是我的患者，而是我的同事，是我的合作者，是我的精神支柱，也是我力量的源泉！失败的安慰来自他们，成功的祝福来自他们，在这里我感谢十几年来给我支持和帮助的受试者朋友们！

在易医脐针成功和定型之后，我在世界各地传播的同时也与当地的医师们进行交流，在此过程中我也遇到诸多被认为不治之症的疑难杂症患者，每当用我的脐针或易医方法治愈他们，或刚开始治疗取得一些疗效的时候，他们往往拉着我的手，流着泪感谢我，说我给了他们生的希望，此时此刻我也同样被激励着、被感动着。我感谢上苍给我智慧，赋予我医治疾病的能力。我感谢患者给我的肯定和认可，这也是我孜孜以求的情感动力！

（二）我被学员感动着

自 2005 年 4 月开始与《中国针灸》杂志社合作举办"脐针疗法"学习班以来，一批又一批来自世界各地的学员在中国北京接受脐针学习，在短短的三天学习中我时时被他们感动着。我们的学员论年龄有许多人都已年过花甲，论资历有许多人都是中医的老前辈，论学历有许多人是硕士、博士，而且还有许多人拥有中西医两种学历文凭，论职称有许多人都是教授，论名望有许多人都是我还在读书时就已是医坛声名显赫的大人物，但他们为了学习一种新的知识不远千万里汇集到北京，不耻下问、虚心学习的态度令我十分感动。面对这些老前辈、老先生、老教授，还有来自全国各地、世界各国的学员，我有什么理由可以保守不教的呢？我唯有尽心尽力，倾我所能，尽我所有，将研究成果向他们展示与他们分享，让他们尽可能多地获得易医知识和脐针技术。同样，在教学的同时我也学到了许多中医绝技，这是学员赠予我的礼物，也是学员对我的信任，我十分感谢他们，我说过，"在上课讲脐针疗法时我是老师，但下了课后我们都是哥们儿！"我国中医界藏龙卧虎，在所教授的学员中，医疗水平远远高于我的大有人在，这是我的真心话，绝不是在作秀！我只不过是在讲台上说自己的经验和体会而已，起到一个"抛砖引玉"的作用。很多同学自从学了脐针后便与我结缘，脐针使我们成了"莫逆之交"。我们之间不是师徒关系，我们是朋友关系，我们是哥们儿，因为我们都有一个共同的目标：那就是振兴中医！

（三）我被领导、同道感动着

易医脐针今天之所以能够得到普及、发展和壮大，得益于同道的支持和领导的鼓励。我在研究脐针和易医学的初期更多的只是一种兴趣、一种好奇，并没有一种伟大的理想，脐针和易医学的出山也完全是一种偶然。在这里我要感谢两个人，她们是《中国针灸》杂志社的马兰萍编辑和刘炜宏主编，如果没有她们，我想脐针和易医可能至今依然是藏在深山人不识。

记得在2002年，我的脐针已经经过十余年的探索与研究，治疗效果和理论体系都基本成形，一天一个偶然的原因我写了一篇约几百字的小文章寄给《中国针灸》杂志社，当初我并没有对发表这篇文章抱有多大希望，因为我认为文章中的易经、洛书理论可能会阻碍文章的发表。这里有两个因素，其一，当时社会上对易经还是比较敏感，其二，对杂志社是否能看懂和认同我的文章我还抱有怀疑。出乎我意料之外的是杂志社收到我的文章之后，立刻由马兰萍编辑给我来了一封信，对文章中有些问题进行了咨询，并提了一些问题。当我看了来信，首先给我的感受是马编辑对易经还是颇有研究的，我们是完全可以沟通的。这样文章一经发表，虽然只是"一小块豆腐干"，但在全国针灸界这个池塘里已经泛起了阵阵漪涟。这篇文章发表后的两年里，我陆续收到全国各地同道同行的来信多达数百封之多，有的祝贺、有的鼓励、有的索要脐针资料、有的来信切磋等，使我感动！

在 2003 年的上半年，我又接到《中国针灸》杂志社刘炜宏主任的亲笔来信，鼓励我参加 10 月份在张家界举行的"全国针灸特技针法大会"，并要求我上台演示，我欣然赴会并获得了二等奖，这是我第一次参加针灸界的大会，取得了针灸同道的认可和专家们的好评。至此，"易医脐针"真正地出山了，在神州大地与其他针法一样为人民的健康承担着自己的义务。

2004 年由刘炜宏主任推荐，我作为中国针灸专家赴澳大利亚黄金海岸参加世界针联第六次学术大会，并在会上作主题发言。我没有辜负组织和领导对我的期望，脐针疗法在大会上取得了圆满成功，会议期间就接到 5 个国家的邀请，为脐针走向世界打下了良好的基础。在 2005 年，为了普及脐针弘扬中医，又是刘炜宏主任出面推荐由《中国针灸》杂志社与我合作共同举办"脐针"学习班，让更多人受惠于这一新疗法。

我感谢你们，我的中医针灸同道！我感谢你们，《中国针灸》杂志社的领导与同志们！并借此书出版之际，向关心过我、鼓励过我、支持过我的前辈王雪苔教授、邓良月教授、李维衡教授以及齐淑兰主任和已故的魏明峰先生表示深深的谢意！同时感谢在本书出版过程中一直帮助我的美国加州同仁杨磊先生、温州二医的孙小虹女士和北京的薛志英女士！

　　将此书献给我最敬爱的父母——齐景民先生和常慧贞女士。献给我最亲爱的妻子——董志航女士。

齐　永

2007 年 12 月 25 日于温州

目 录

第一章

脐针术的发明

易医脐针诞生已有十几年，其传播至今也有十年。在十年的脐针教学里，当学员们知道笔者是一名西医外科大夫时都感到由我发明和创造易医脐针是一件不可思议的事。

记得一次在意大利巴里市讲授脐针课时，一名意大利学员说："你们中国人真的很厉害，什么体针、脐针、耳针、鼻针、腹针等，人体上的任何部位都让你们用尽了，我们还能发明什么针法？"

"齐老师，你是怎样发现和发明脐针的呢？"这是很多人颇感兴趣的话题。

一次在中国北京讲课，在就要下课的时候，有一位老教授突然举手说能否提一个课外的问题？我说可以。他问我多大年龄？然后计算一下说："按你的年龄，你应该属于上山下乡知识青年，'文革'时期也没读多少书？即便以后上了大学也是工农兵大学生，大学毕业后你从事的是西医外科工作？"

我回答说："都对。"

"那我就不明白了，我家世传中医，先人还有几代是御医，对易经有时还有糊涂的地方，对易经和中医之间的关系还是理得不顺，你能不能告诉我，你是用什么方法学习好易经和创立易医学派、发明脐针的？我要的是真话。"此话一出，全场肃然。

我稍想了一想，回答说："非人力所为！"

老先生频频点头，十分赞许。

我在这里只是要说明做任何事情，特别是有利于国家、利于人民的大事都有它必然的规律，而这种规律是来自于上天的恩赐，并非你个人能力所决定。一个人在天地的面前只是沧海一粟。懂得这个道理就会时时怀有一颗感恩的心，就不会发生错误的定位，在功利面前就会显得坦然淡定，荣辱不惊。

不带功利目的的学习和研究是迈向成功的第一步，没有功利的心是恬淡、安静的，也只有在这种宁静的心态下我们的学习和探索才能突飞猛进，这大概是我成功的因素之一。

我们的身体没有一个部分是多余的，任何部位都有它存在的价值和意义，肚脐同样如此，只是我们并没有认识而已。肚脐作为人体的一个附属物与我们休戚相关，我们却没有去关注它、认识它、开发和利用它，甚至忘却了它。无视它的存在给我们自身带来生命极大浪费的现象。因为忘却，所以从来没有在肚脐这个人体结构里得到应有的收获。肚脐是人体的"缺陷"，又是人体上最美丽的"缺点"，通过这个"缺陷"我们可以窥探人体奥秘，了解机体信息。如果在这个"缺陷"里扎针可以治疗目前人类的许多疾病，既快捷又方便。在使用易医脐针治疗的同时，又可以进一步了解人类肚脐的作用和其存在真正而深层的意义。

1995 年 8 月，笔者由温州市第二人民医院院长助理的位置调派到温州市气功疗养院任业务院长。从西医系统转入中医首先应该进行思维的转换和业务的熟悉，除了原本的西医外科知识就是进行西医内科和中医知识的充电和更新，并进行特殊的气功训练。

刚上任第一年，每年一度的气功年会在杭州举行，笔者与已退休的老院长马有忠先生共同赴会，因为温州市气功疗养院是浙江省唯一由国家投资建立的国有气功专科医院，身为该院的新任院长，笔者感到有一定的压力。

三天的会议中笔者有幸结识了浙江省武警学校的医官毛开漠先生，会议时我们相邻而坐，并就自己感兴趣的话题进行私下讨论。一次例会中毛先生突然问笔者："我们治疗腰痛都用一些什么方法？"回答说有很多方法，比如中医可用针灸、推拿，西医可用牵引，西药等。他却告诉笔者说："藏医治疗腰痛是治疗肚脐。"这句话令笔者吃了一惊，从肚脐治疗腰痛的方法闻所未闻。忙问如何治疗？他说："用气功点穴。"转而又说："就是用食指在患者肚脐上戳。"并示范给笔者看。问大概多少时间能起效，回答："大概 20 分钟就有效。"他都试过，疗效十分可靠。这是我们在会议里开小差时对话中的一部分，但这段话却深深地留在了笔者的脑海里。

回到温州的第二天正好是我们中学同学会，在聚会中有一个女同学请笔者治疗她的腰痛。第二天这位女同学和她先生一起来到笔者的单位，笔者用从毛先生那里听到的方法用食指在该同学的肚脐上作点穴治疗，时间过去大约 20 分钟，果然这个同学的腰痛消失了。

送走了同学夫妇，笔者一直在想为什么用手指点肚脐可以治疗腰痛？而且确有疗效。虽然笔者没想明白，但治疗腰痛的事实已经证明肚脐的治疗效果。此后笔者用手指点肚脐治疗腰痛，可以说百发百中。

随着时间的推移，治腰痛的患者也越来越多，笔者发现这种治疗方法的弊端。用这种方法治疗腰痛既花时间又花体力，治一位患者就需要20分钟，在这个时间段我们只能陪在患者的身边，根本没有一点自由支配的时间，连上厕所都是问题。第二，治疗了几个患者手指就吃不消，手指僵直，无法弯曲，疼痛难忍。

一天，在单位搞基建的施工员突发急性腰扭伤，刚上班他就来找笔者要求治疗，正打算治疗时，办公室主任来告知开会的时间已到，为了留住他就想了一个招，用针扎在他的肚脐，原本想留针到会议结束再治疗，刚扎上针这个小子就嚷嚷说要起针，说自己已经好了。笔者心想这小子脾气还挺臭，还要脾气，就问："真的好了？""真的好了！""腰不痛了？""真的不痛了！"起了针，他就从床上跳下来，像好人一样轻松地走出治疗室。

这天的会议是怎么开的，早已忘记，但清楚地记得在会议的过程中始终满脑子都是"针扎肚脐疗效会那么好！那么快！真的让人不可思议"。

如果能用针代替用手指点穴，那不就解放我的时间了？解救我的手指了？简直太好了！

从此，改用针替手指治疗腰痛。时间一长又发现问题了，用针治疗腰痛其疗效仅50%左右，这是为什么？

为什么用手指点穴治疗疗效高达90%以上，用针扎其疗效仅只有50%呢？这个问题很值得研究。笔者开始观察和研究这两种不同的治疗方法在同一个人体部位所得到不同的治疗结果。经过一段时间，终于发现玄机在哪里了。因为用手指治疗时，手指比较粗正好将整个肚脐完全塞满，用手指做点穴治疗实际上是对整个肚脐进行了按压和冲击，其治疗效果就好。用针刺治疗就存在着一个问题，针较细而整个肚脐较大，用针扎什么部位就对治疗起到不同的效果，扎的不对就可能没有任何疗效，这个结论提醒笔者，用针治疗一定要在肚脐相应的部位才能获得相应的疗效。

明白了针扎肚脐要获得治疗效果必须要了解肚脐与人体各部位相对应的关系，而这个相对应的关系又存在在什么地方？这是笔者必须要搞清楚的。于是乎笔者开始了最原始的脐针研究，相信在中医书籍里肯定会有一个明确的答案。而翻阅了大量的中医书籍，结局却令人瞠目结舌，书中不但没有记载所需要的肚脐与人体结构相对应的关系，而且所有的记录都是"脐部禁针"，"脐只灸不针"的告诫。看到上述先人的教诲，笔者头部充血，全身出汗。我在干什么？难道是在挑战我们的先人？难道是去触摸"神阙禁针"这个高压线？这是万万没有想到的。

先人的教诲肯定是对的，但是用针在这个禁区治疗的的确确是有疗效的，这里就存在着一种契机，就是应该如何避免危险却又能获得临床疗效，只要掌握了这个平衡点我想是可以如愿以偿的。

为了寻求脐针治疗中既可以避免危险又可以达到疗效的这个平衡点，还是用传统的方法，再次翻阅医书。与上次有所不同，这次翻阅的书从现代变为古籍，尽量寻觅那些最古老的中医书籍，聆听一下先人的高见和教诲，从中借鉴和领悟一些什么。

先人的告诫应该使我们提高警惕，不可掉以轻心。解剖知识表明脐部是可以进行针刺的，只是在操作时要细心谨慎。时至今日，国内外还没有一本权威医学书籍支持神阙可以进针，要得到医疗权威们的认可和支持还需要一个漫长的时期，只有兢兢业业地治愈每一位患者，呈现脐针的临床疗效，避免一切可能出现的危险，用大量的病例证实神阙进针的可行性，才能扭转世人对神阙禁针的看法。

解决了脐部进针的安危法度后，又一个十分重要的问题出现了，难道脐针只是解决腰痛的问题？除了腰痛，脐针还能治疗什么疾病？在这种想法的支配下笔者开始了脐针治疗疾病范围的研究，在近十年的研究和探索中攻克了一个个疾病，渡过了一个个难关，最终形成了现在的易医脐针疗法，真可谓：

卧薪尝胆，三千越甲能吞吴；十年磨剑，一针神阙送春风。

第二章

脐针疗法的基础理论

脐——人们再熟悉不过的人体部位，即便是刚懂事的孩童也知道"肚脐眼"在什么地方，可又有谁知道就是这个极不起眼的、习以为常的、见惯不怪的人体"缺陷"部位，却隐藏着生命的奥秘和无限的天地玄机！

自人类诞生以来，肚脐就作为一个永恒的标志与我们长存，它和人体的器官一样永远忠实地执行着自己的使命，但我们却对它熟视无睹。人的身体没有一个部分是多余的，任何部位都有它存在的价值和意义，肚脐亦然，只不过人类自己并没有认识到而已。今天，我们将重新认识和了解我们身上的这个部位——脐部，并让其为我们的健康发挥应有的作用。

一、历代医家对脐的研究和认识

自古以来，医学家对脐部的研究与探讨寥若晨星，翻阅现代医学教科书，无论是解剖、生理，还是病理方面均为空白，即便有一些也是寥寥数言，匆匆带过。但相比之下，中国对脐部的研究和重视至少比国外领先一步。早在唐代以前，我国就有记载"灸脐"以祛病的记载，在唐代以后就发展到通过药灸"肚脐"治疗一些疾病。然而，历经数千年之久，古人对脐部的研究与利用它治疗疾病的探索进展非常缓慢，我觉得关键的原因是缺乏钻研此道之人才，后继无人。

（一）脐的命名

脐——神阙也，脐针疗法的独门穴，其位于腹部正中，在任脉上，其命名在历代医著中有不同的论述。比如《马王堆医书》称脐名"隋"、"中身空"及"人环"；《内经》中把"脐"与"齐"并称；《针灸甲乙经》取名"脐

5

中"；《黄帝内经太素》杨上善注其名为"环谷"；《外台秘要》则称"神阙"、
"气舍"；《铜人腧穴针灸图经》名"气舍"、"神阙"；《本草纲目》喻为"命
蒂"；《循经考穴编》取名"维会"；《气功穴位指南》取名"生门"；《脐疗》
名"丹田"等。

（二）历代医家对脐的认识

古人认为，脐为人体先天之结蒂，位居腹部中央，名为神阙，又称为脐
中、气舍、维会等，是胎儿吸收母体营养物质进行新陈代谢的主要途径。故
曰："人之始生，生于脐与命门，故为十二经脉生长，五脏六腑形成之根柢
也。""脐者，肾间之动气也，气通百脉，布五脏六腑，内走脏腑经络，使百
脉和畅，毛窍通达，上至泥丸，下至涌泉。"

脐名神阙，位于任脉上。据《奇经八脉考》介绍，任脉是"起于中极之
下，少腹之内，会阴之分，上行而外出，循曲骨，上毛际，至中极，同足厥
阴、太阴、少阴并行腹里，循关元……会足少阴、冲脉于阴交……会足太阴于
下脘……会手太阴、少阴、足阳明于中脘……上喉咙，会阴维于天突、廉泉；
上颐，循承浆，与手足阳明、督脉会，环唇上至下龈交，复出分行，循面，系
两目之下中央"。这说明任脉同三阴经密切相连，足阴脉之气都交会于任脉的
关元、中极穴。所以称任脉为阴脉之海。任、督二脉相表里。督脉，又称阳脉
之海。所以，神阙能总理人体诸经百脉，又为冲脉循行之地，而冲脉为十二经
之海。况且，任、督、冲脉皆属奇经。奇经八脉，交通贯穿于十二经之间，对
经络气血起着渗灌和溢蓄的调节作用，使奇经与正经气血相通。所以，神阙通
调周身之经气，可见脐部与各经脉密切相关。通过各经脉气血的运行，联系五
脏六腑、四肢百骸、五官九窍、皮肤经脉、筋骨等组织器官。

"肚脐"位于腹部正中央，为冲脉之所系，元气归藏之根，故有五脏六腑
之本，真气往来之门户之说。《厘正按摩要术》说："脐通五脏，真神往来之
门户也，故曰神阙。"又曰："是神气之穴，保生之根。"脐又为生气之源，因
脐关乎于肾，连及命门，所谓前有神阙，后有肾、命，共为生气之所系。故
《难经·六十六难》曰："脐下肾间动气者，人之生命出，十二经之根本也，
故名曰源。"《诊病奇侅》说："脐者，元气之所系，十二经之根本。""脐下丹
田，真气之所聚。"真气乃先天真一炁，丹田气海之中，系于脐，故张景岳说
"命门者，下丹田，精气出入之处"，"先天真一炁，藏于此"，"一点真灵之气
聚于脐下"。以上论述皆说明脐部源之于肾、命门，藏之于丹田下，与气海中

的元气关系十分密切。"天脐之凹也，是神气之穴，为保生之根。环中幽静，轮廓平整，徐徐按之有力，其气应手，内有神气之守出；若软柔如缠，按之其气不应者，其守失常也；突出而凸，气势在外，其守不固，至于弱如泥者，其命必不运，何得永保天年乎。"（《诊病奇侅》）

《素问·气穴论》曰："藏俞五十穴……齐一穴……针之所由行也。"指出365穴中有脐中穴，即是神阙穴。晋·皇甫谧在《针灸甲乙经》说："脐中，神阙穴也，一名气舍，禁不可刺，刺之令人恶疡溃矢出者，死不治。"又说，"水肿大脐平，灸脐中，腹无理无治"，"肠中常鸣，时上冲心，灸脐中"，和"绝子，灸脐中，令有子"，主张用灸法治疗水肿、肠鸣、不孕症。唐·孙思邈在《千金翼方》说"凡霍乱灸之或虽未即差……内盐脐中灸二七壮，并主胀满"，指出灸神阙穴可治霍乱。宋·庄绰在《西方子明堂灸经》说"主泄利不止，小儿奶利不绝，灸百壮，小儿五至七壮……久冷伤惫"，认为灸神阙穴可治小儿奶利不绝，泄泻，水肿，臌胀等症。宋·王执中在《针灸资生经》说"脐中等主小腹臌气痛"，"脐疝绕脐痛，冲胸不得息，灸脐中"，"神阙治泄利不止"，"脐中主肠中常鸣"，"主小儿脱肛，或脐中随年"，认为神阙穴可治小儿脱肛、脐疝、泄泻不止。明·高武在《针灸聚英》说"神阙当脐中，素注禁针……灸百壮……小儿奶利不绝，脱肛，风痫，角弓反张"，在治疗范围上增加了风痫、角弓反张，使用方法仍用灸法、禁针。明·杨继洲在《针灸大成》说"脑户，囟会及神庭，神阙会阴上，横骨气冲针莫行"，明·张介宾在《类经图翼》说"神阙当脐中，灸三壮，禁刺，刺之令人恶疡溃矢，死不治……或以川椒又代盐亦妙"，均主张神阙用灸法，禁刺。清·叶茶山在《采艾编翼》说"任脉综要，自会阴至神阙多治男气女血，神阙至巨阙多治腹中"，提出以神阙为界，神阙至巨阙任脉穴治腹中病证，神阙至会阴任脉穴治男女气血不调。清·吴谦在《医宗金鉴》说"任脉中行二十四，会阴潜伏两阴间……阴交神阙水分处……天突廉泉承浆端"，"水分胀满脐突硬，水道不利灸三良，神阙百病老虚泻，产胀溲难儿脱肛"，指出神阙属任脉经中的腧穴，主治百病如老人虚泻、产后腹胀、小便不通、小儿脱肛。上述历代医家对神阙穴使用方法、禁忌、治疗病证的阐述，对当今针灸临床仍具有参考、指导意义。

（三）传统脐疗的发展渊源

中华脐疗源远流长，早在秦汉以前，就开始有脐与脏腑经络关系的论述，并有片段的脐疗文献载述。最早载述脐疗方法的文献见于湖南长沙马王堆三号汉墓出土的医书。其他如《杂疗方·内加》记载用桂、姜、椒、皂荚等辛香温热之品，制丸后纳入肚脐，有益精延年之效。《黄帝内经》则广泛论述了脐与五脏六腑的关系，可作为阐明脐疗法的治疗原理。汉·张仲景所著的《金匮要略》一书也载述了"中暍死"的脐疗法。到了晋唐时期，脐疗法较之前有所发展，并扩大了主治病证范围。从文献的角度，首次出现脐中禁针的论述。晋·皇甫谧所著的《针灸甲乙经》指出："脐中，神阙穴也……禁不可刺，刺之使人恶疡，遗矢者死不可治。"这是有关脐中禁针的最早文献记载。东晋·葛洪所著的《肘后备急方》所载脐疗方药具有简、便、廉、验等特点。唐·孙思邈在新生儿断脐及脐的护理、脐疗安胎、脐疗救治药物中毒等方面提出了自己的独到见解。成稿于唐代的《外台秘要》一书也有较多的脐疗文献记载。在宋金元时期，应用脐疗法防治疾病的现象已相当普遍。由宋代官方组织编纂出版的《太平圣惠方》和《圣济总录》二书，在各科病证治法中有较多的脐疗方药，其运用之广，制法之精，属前所未见。另一特点是，脐疗的药物配伍和选药较之宋以前有了很大的进步。宋代医著《鸡峰普济方》运用脐疗法治疗水气病尤有心得，如神掌膏、朱砂水银煎等。在使用脐疗的同时，并结合药补食补予以调理，这种攻补兼施的方法对后世颇多启发。宋代的《扁鹊心书》重视灸脐治疗疾病，并指出脐部若受伤感染，易致不良后果，不可忽视。宋·许叔微所著的《普济本事方》将张仲景治结胸的方法予以变通，即以脐疗代替内服，用其方而变更其法。宋·陈言《三因方》在中暑的脐疗治法上亦较前人有所改进。宋代医著《杨氏家藏方》载有替灸膏、外灸膏，硫磺熨法等脐疗方法治疗痢疾，方简而效捷。

明清时期脐疗论治体系逐渐形成，并处于充实理论、临床发展阶段，治疗方药增多，已臻于脐疗法的鼎盛时期。明·李时珍在《本草纲目》"百变主治药"三四卷，介绍多种病证的脐疗法和方药。而清代脐疗法的发展，较集中反映于《急救广生集》、《理瀹骈文》和《外治寿世方》三部较有代表性的外治法专著中，它们引录书目多，收选方药广，脐疗方治也较为集中。其中清代医家吴师机所著的《理瀹骈文》一书，有关脐疗内容尤为丰富，主治病证包括临床各科疾患。此外对脐疗法的作用机制、药物选择、赋形基质、操作方法、注意事项以及辨证施治等方面，均能从理论上予以阐述。民国时期至建国后，在外治著作的基础上，编撰、刊行了脐疗专著，并开始与现代科学结合，探讨脐疗的治疗原理。近代医家陆晋笙所著的《鲟溪外治方选》一书载有较多脐疗方法。新中国成立后，脐疗法日益受到国内外学者的重视，无论在理论和临床方面，均有新的认识和发展。广西的谭支绍所撰《中医药物贴脐疗法》一书是迄今所见最早公开出版的脐疗专著。在此之后，河南的韩文领等编著的《脐疗》一书公开发行。近年来，医药科技工作者运用现代科学技术的方法和手段，结合临床验证，对脐疗法进行了多方面的探索，取得了可喜的科研成果。

（四）历代对神阙穴禁针的记载

自古以来，神阙穴只灸不针，《素问·刺禁论》曰："脏有要害，不可不察。"主要探讨了误刺忌针部位或深浅不当可引起不良后果，多系位于人体重要脏器组织，如脑脊、内脏、大血管等部位的腧穴，并未单独提出脐中禁针问题。直至晋·皇甫谧《针灸甲乙经》率先提出"脐中禁不可刺"，并指出了针刺后产生的严重后果是："刺之令人恶疡，遗矢者，死不治。"自此之后，历代针灸家无不奉之为圭臬。宋·王惟一在《铜人腧穴针灸图经》说："神阙一穴，可灸百壮，禁不可针。"南宋·王执中在《针灸资生经》也说："神阙，灸百壮，禁针。脐中，《千金》等经不言灸，只云禁针。"明·吴崑在《针方六集·神照集》说："神阙一穴，禁不可刺，刺之令人恶疡，遗矢者，死不治。"明·汪机在《针灸问对》也把该穴列为不可针刺的22穴之一。明·杨继洲在《针灸大成》记载："神阙，当脐中，《素注》禁针，针之使人脐中恶疡，溃屎出者，死。"该书还引用《神应经》所说的"禁针，针令人脐中疡溃，屎出者，死"。后来如明·张介宾的《类经图翼》、高武的《针灸聚英》，以至于清代吴谦的《医宗金鉴》等典籍均沿袭了神阙穴禁针之古训。

总之，从晋代皇甫谧提出13个禁针穴到清代吴谦提出34个禁针穴，神阙穴均列其中，直至目前大中专院校使用的《针灸学》教材，也把该穴列为禁针之列。近年来出版的大型针灸工具书，如程宝书主编的《新编针灸大辞典》、刘冠军主编的《中医针灸经穴集成》、刘公望主编的《现代针灸全书》等，也都认为神阙穴禁针。可见，自古至今神阙穴针刺就是一道不可逾越的鸿沟。

（五）关于神阙禁针探索

历代针家的谆谆教导，绝非是空穴来风，必是有先人在针刺神阙穴曾出现意外，故告诫后人，以免重蹈覆辙。笔者认为，针刺神阙穴，可因脐的特殊解剖关系，直刺进针过深，最易损伤小肠，引起肠液外漏，造成化学性腹膜炎，继而形成细菌性腹膜炎、败血症等，按当时的医疗水平和医疗条件，这无疑是患者致死的原因。其二，婴儿出生时，脐带的处理不当、感染造成婴儿死亡，也应该是重要的原因之一。

　　神阙禁针虽然已成定论，但是针刺神阙穴就肯定会出事吗？笔者一直带着这个疑问。难道神阙穴真是人体针刺中高压雷区？为了解开这个谜底，笔者翻阅了大量的古籍医书，从中寻找古人针刺神阙穴，并取得了十分良好的疗效的成功范例。金元《通玄指要赋》记载"以见越人治尸厥于维会，随手而苏；文伯泻死胎于阴交，应针而陨"。告诉我们的是，古时名医扁鹊（秦越人）治疗尸厥病时曾针刺患者神阙穴（维会），疗效极好极快（随手而苏）。尸厥类似现代医学中的癫痫、昏厥或一过性脑缺氧，神志不清等疾病，针刺神阙可起到立即复苏的作用。从这段记载里我们知道古人也有以神阙为进针点治疗的，为什么有人在神阙穴进行治疗则出事故，而有人治疗却疗效极好？扁鹊是谁？是古代名医，所以在神阙治疗时可以随手而苏，而一般大夫则屡出事故，这给我们两点提示：一就是神阙乃人身之要穴，既危险又有疗效。二就是一般医师知其然不知所以然就易出事，而大医家精通医术故可随手而苏。

　　笔者曾是一名西医整形外科医师，在长期的整形临床实践中，经常做一种叫腹壁整形手术，其方法就是将患者臃肿的腹部皮肤及皮肤下脂肪切除一部分，其余的皮肤按术前设计进行缝合，再造体形。这种手术能否实施，除了常规的手术禁忌证以外，很重要的一点是切除的皮肤中必须要包括脐上部分皮肤。换句话讲，就是脐部皮肤能否被切除是此手术的适应证之一。其步骤之一就是将患者的原脐眼挖出后，再将多余皮肤及皮下脂肪一并切除，缝合后在新的体形上再造一个新的肚脐。在手术的过程中，笔者十分注意观察肚脐的挖出和再造。多年的腹壁整形手术经验告诉我，在西医的人体解剖里并没有发现什么特别的危险之处。因此，认为只要操作得当，神阙穴是完全能够进行针刺的，而且疗效极佳。先人的告诫应该使我们提高警惕，不可掉以轻心，但人体的解剖知识使我们能够知道脐部是可以进行针刺，只不过操作时要细心谨慎。故在每次办班时，都一再强调，搞脐针治疗一定要按规矩操作，这样我们才能保证患者的安全，千万不要别出心裁，另搞一套。如果在治疗中一旦有医疗纠纷，患者只要投诉，我们必败无疑。因为到目前为止还没有一本权威医学书籍支持神阙穴可以进针，要得到医疗权威们的支持还需要一段时间，故我们必须保护好自己，也只有保护好自己才能更好地为患者服务，这是至关重要的。

（六）脐针与脐疗的关系

脐疗是通过人体脐部进行治疗的方法总称，脐针应该属于脐疗的新方法之一。脐自古以来只灸不针，现行的脐疗中最为多见的是灸脐、敷脐、填脐、贴脐、熨脐等方法，其主要是通过脐的特殊解剖部位使用药物利用湿热之气直接作用于脐部，通过局部皮肤的吸收、弥散，使药物入内，激发经气，借奇经八脉和十二经之循行，调整脏腑功能，使机体代谢旺盛，祛除疾病。

脐针是脐疗中最年轻的一员，它突破了"脐只灸不针"的理论禁锢，自 2003 年首次在国内亮相后就获得同道的极大关注与认可。为什么脐针疗法能这样引起大家的重视与认可？最关键的是临床疗效及其独特的理论，治疗中除具有脐疗的优点外，对急性病疗效更快，效果更好，更为方便，更为节俭。它也有不足之处，就是首次接触脐针治疗的患者难免有畏惧感，这是其一。其二，脐针在治疗中常有较为明显的疼痛，这是因为一个准确的反应点往往有其特殊的敏感度，这也是真正的针刺点。疼痛是脐针的特点，也是脐针的缺点，如何在不影响疗效的情况下来降低疼痛的确是应该引起重视的，只有提高手法才能真正解决这个问题。其三，脐针的理论比较复杂，只有将理论搞清楚了才能在治疗中举一反三，在脐针的培训中笔者是十分注重理的培训，只要将理掌握了，操作就很容易。在培训阶段应该熟悉脐针的进针原则、进针方位、取针、用针、留针等方法，做到心中朗然。用五行生克制化进行配伍及补泻，然后静心凝神辨证下针，要取得最大的临床疗效，行针者必须具备必要的中西医基础和易医知识，否则不但难以发挥脐针之作用，而且误人误己，危害大矣！

二、脐的胚胎发生与解剖

（一）脐的胚胎发生

精子和卵子结合成受精卵是生命的开始，在第二周胚泡植入过程中，内细胞群的细胞增殖分化，逐渐形成由两个胚层组成的二胚层胚盘，即由一层柱状细胞的上胚层和一层由立方细胞的下胚层。之后受精卵逐渐由上胚层发育分化形成内胚层、中胚层、外胚层。由这三个胚层演化成人体各组织器官。在胚层开始分化的同时，胚盘向羊膜腔内隆起，开始形成圆柱形胚体，随着胚体的发育，胚体腹侧的卷折缘越来越近，最终在胚体腹侧成脐处会聚。圆柱形胚体形成的结果是，胚体凸入羊膜腔，浸泡于羊水中；体蒂（将发育为脐带的主要成分）和卵黄囊于胚体腹侧中心合并，外包羊膜形成圆索状结构即原始脐带。脐带是连于胚胎脐部和胎盘之间的索状结构。脐带外包羊膜，内为间充质分化的黏液性结缔组织和脐动静脉，还有闭锁的卵黄囊和尿囊，出生前后即行闭锁。脐静脉只有一条，闭锁后成为肝圆韧带，而静脉导管在闭锁后成为静脉韧带。脐动脉有 2 条，它是髂内动脉的分支，在胚胎时期动脉较短，以后逐渐增长。其由髂内动脉发出后先在膀胱两侧向上行走，后沿腹前壁上行，经脐环穿出闭锁成脐内侧韧带。脐是胚胎发育时期腹壁的最晚闭合处，是腹前壁薄弱区。

受精卵发育的开始，脐的发育就与整个胚体的发育同步进行，人类的胚胎时期微缩了整个种族的发展。从无机物到有机物，从单细胞动物到多细胞动物，从无脊椎动物到有脊椎动物，经历了一次又一次的飞跃，才演变为人类。人类经过了原核生物、原肠动物、蠕形动物、脊索动物、鱼类、两栖类、爬行动物、猿类的漫长演变阶段。在胚胎时期，每一个小小的阶段都记录了整个古生物学发展的痕迹，这就是生物重演律，说明了人类与整个生物系统有同源关系。

"同源"包括种系进化的同源及胚胎发生同源两种。人体的器官在胚胎发育时期分别起源于三胚层，起源越近的出生后关系也越密切。三胚层包括内、中、外胚层。由此而衍生人体的全部组织和器官。

胚胎的外胚层将分化发育为中枢神经系统（如脑、脊髓以及松果体、神经垂体和视网膜等）、周围神经系统（如脑神经节、脊神经节、自主神经节及周围神经，并形成肾上腺髓质等结构）及皮肤的表皮及其附属器，和牙釉质、角膜上皮、晶状体、内耳膜迷路、腺垂体、口腔、鼻腔与肛门的上皮。

中胚层将分化发育为部分结缔组织、肌组织和血管、皮肤真皮、骨骼肌、脊柱、泌尿生殖系统的主要器官，和消化、呼吸系统的肌组织、血管、结缔组织，及心包腔、胸膜腔、腹膜腔。

内胚层将分化发育成消化管、消化腺、呼吸道和肺的上皮组织，以及中耳、甲状腺、甲状旁腺、胸腺、膀胱等器官的上皮组织。

比如，人体的消化系统和肝脏均起源于内胚层。生殖系统、肺、膀胱、血管以及淋巴组织则起源于中胚层。而骨骼、肾脏、乳腺、汗腺都起源于外胚层。在同一种胚层起源的脏器临床上有密切的内在联系，近年来生物医学界中最热门的三大技术如转基因技术、克隆技术和胚胎干细胞定向分化培养技术，无疑与这种同源理论有着密切的关系。

同源器官到了人类阶段虽然外形和功能已经有所不同了，但都存在着特殊的血缘关系和潜在的病理联系，这在医学上有重要的价值，在早期诊断、预测疾病乃至治疗上有独特的意义。

胚胎时期器官的"同源"关系，提示了人体脏器之间新的相关性理论依据，充实了中医的藏象内容，如肾上腺和性腺为同源器官，二者都发生于中胚层。肺与皮毛为种系进化的同源同功器官，因为有些动物的皮肤有呼吸的功能。内分泌与神经系统从生物系统演化史看是同源的，临床上常可见神经系统失调引起内分泌紊乱，内分泌紊乱又是导致神经系统疾患的因素。这提示我们，在人类青春期与更年期的两个阶段，因为人体内激素的变化最容易诱发神经方面的疾病，把握这两个时期的生理和心理卫生是十分重要的，这也是中医里的"治未病"。在同一个胚层发育的组织器官，在疾病里存在着一定的易感性，在病理方面也存在着因果关系，比如，乳腺与汗腺皆发生于外胚层，故患乳腺癌极易从皮肤上破溃。骨与肾也都发生于外胚层，故骨与肾就有其内在的联系，故中医就有肾主骨生髓之说。生殖与泌尿系统都发生于中胚层，它们在疾病上存在易感性，泌尿系统疾病能影响到生殖系统，而生殖系统疾病也同样能影响到泌尿系统。动物血液循环是从开管循环进化为闭管循环的，最早的开管系统中血液淋巴和组织液不分，故血液与淋巴为同功同源。而血管和淋巴管起于中胚层，为胚胎同源。肝与胃肠都发生于内胚层，在病理方面有因果关系。膀胱与肺都起于中胚层，为胚胎同源。脐在胚胎时期是胚体腹侧卷折缘形成的，它虽不是由三胚层发育而来，但它却与整个胚体息息相关，是生命的通道。从脐带内可见有闭锁的卵黄囊和尿囊，证明脐与人体各器官各系统都有十分密切的同源关系，故后人说"脐朝百脉"、"脐治百病"，不是没有根据的。

（二）脐的解剖

脐位于腹部前正中线上，从剑突至耻骨联合线的中点。因为脐在胚胎发育中为腹壁的最后闭合处，所以脐部皮肤深部没有皮下脂肪层，表皮角质层较薄，有致密的结缔组织，脐中央部呈瘢痕化。脐筋膜是腹内筋膜的一部分，脐部外皮与筋膜和腹膜直接相连。脐下两侧有腹壁动静脉及丰富的毛细血管网。第十肋间神经的前行支在此通过。脐部动脉壁具有特殊结构。脐部的屏障功能最弱，敏感度高，渗透力强，渗透性快，易于药物穿透弥散和吸收，传统脐疗法也就是根据这个特点进行治疗的。脐部凹陷、隐蔽，故更易藏污纳垢，不易清洗。因为脐部皮肤与腹膜的关系紧密，如粗暴地挖脐眼容易引起腹部疼痛，也易感染。

了解了脐部的解剖关系，我们就能在使用脐针治疗时趋吉避凶，脐壁相对而言组织比较多，比较厚，是我们进行脐针治疗的主要部位，脐谷与脐蕊是脐的底部，组织较少，与腹腔只一层之隔，只要下针稍有过深就有可能进入腹腔，伤及腹内脏器。

在大量的尸体解剖中，笔者发现正常成年人从肚脐到腹膜壁层大约是一个同身寸长度（大概是 2 厘米），对于初学脐针的同学，笔者要求各位在临床上使用 1 寸的针，并记住两个三分之一的概念就可以避免脐针对患者的伤害。第一，我们扎脐针选用的是脐壁的上三分之一部位进针；第二，进针后要留有三分之一的针在体外。对肚脐有缺陷的人就另当别论，比如患者存在脐疝的话就不能按照常规的针刺方法。

避免用针直刺脐蕊、脐谷是消除医疗事故的方法之一，因为进针的长度与临床疗效不成正比，临床风险有大大增加的可能，故严格地按照规定去做是完全可以避免神阙进针的损害，千万不要好高骛远，用长针直刺脐蕊、脐谷，到时候出了事故害人害己，切记切记！

三、脐的特点

脐针疗法为什么在这么短的时间里就能为同行所接纳与推崇，主要是临床治疗效果极佳和治疗范围极广，这取决于三个方面。其一，是脐针疗法的独特理论。它不同于任何一个针刺疗法的理论，它是易医理论，是易经的理论来指导医学，故称脐针疗法是易医学的入门之法。其二，是脐的特殊的胚胎发育和特殊的解剖关系。这使脐与人体内各脏腑有着密切的内在联系，故脐能治百病。其三，与脐在人体的特殊地位有极大的关系。脐在人体中占有特殊的位置，它既不同于五官九窍，又不同于四肢百骸。五官九窍是沟通人体内外的通道，是人体与大自然交通的出入口，是天人相应、内外相连的路径，故人们都比较看重五官九窍。而脐却是一个盲端，是人体体表唯一的一个盲端缺陷，也是人体唯一与母体连接的遗迹，也正因为它的唯一性，在养生保健、治病疗疾方面就有别的组织、器官所不能替代的地位，有其自己特殊的功能。

（一）脐是特殊的穴位信息点

生物全息律认为：生物的任何一个小的局部都包含了整体的宿影。任何一个在结构和功能上有相对完整性，并与周围的部分有相对明确边界的相对独立部分都是全息胚。人体存在着大全息元，大全息元中又有小全息元。虽然，每一个全息元都包含着整体的信息，但各全息元之间对整体信息的浓缩度又存在差异。越是大的全息元其含有的信息量就越大，我们提取的信息就越多，这也是易医学里的"察微知著"理论。

从全息律的角度来看我们人体，经络系统可以说是全身的信息流，而每一个穴位或多或少地都包含有整体的经络信息，每一个穴位都像是全身的一个窗口，透过这个窗口，我们可窥获整体的全息。

人体的穴位数以千计，它们各自分布排列在自己固定的位置上，如果将穴位看成是闪烁的星星，那么在人体表面我们就会发现群星璀璨。这些星星或明或暗，或大或小，都在向我们提供了机体的信息。与大自然的星空一样，满天的繁星不仅只是证明黑夜已经到来，人类应该休眠，更深层的含义则是天文学中的大量信息。宇宙大太极，人体小太极，从"天人相应"的角度就应该领悟到人体的穴位，就应该知道人体就是小天地，要读懂这个小天地的"书"，不能不下功夫来钻研它，探索它。

比如"人中穴"，在我还没有研究易医脐针时认为其名不实，"人中"应该是人体的中心，而人体的中心应该是"神阙"，只有"神阙"在人体的体表位置上才是真正的中心。但为什么"人中"另有其穴？这是由于古人在原始中医学里十分注重以易导医，"人中"一名就可略见一斑。我们从易经的角度来看"人中穴"的命名，就了解了古人取名的真正含义。古人认为"天为阳""地为阴"；"天主气""地主味"。"人中"穴上是鼻，下是嘴。鼻的功能是主呼吸，故象征"天"；嘴的功能是主摄食，故象征"地"；而天地之间是人，所以"人中"穴就这样产生了。另外，人体的九窍是人体与大自然相通的九个通道，其排列上六窍为双眼、双耳、双鼻孔，形成一个坤卦，下三窍口腔、前阴、后阴，形成一个乾卦，按人体九窍上下的自然排列，将这两个经卦与人体对应相叠就形成一个泰卦。泰，安泰，健康之意，地在上而天在下，为天地之交也，故天地之交为之泰。天地人为三才，人在天地间，故名"人中穴"。原来古人是以人体结构和易经的卦象来确定"人中"这个穴名的，并不是以人体体表的中心来定位，这说明了古人是多么注重人与大自然的内在联系，多么注重卦象与人体结构的关系，也说明了自先人以来，我们的中医是与易经息息相关的，是水乳相融的，笔者认为，传统原始的中医就是我们现在的易医。

如果按现代医学的观点来看，"人中穴"与生命中枢和内分泌系统关系密切，如天癸气竭，冲任不足，"人中"可见黑斑。"人中"黑色常为肾气将竭之状。古文献曰"人中黑者死"。"人中"也是现代医学中枢复苏的重要穴位，其深在的内涵就是"人中"能反映阴阳之交的状态，这就说明了为什么观"面王以下"能断有无子嗣，手掐"人中"能有复苏的作用，故曰"虽看一穴，能知生死"。

其实并非只是"人中穴"与人体的生命中枢、内分泌系统，泌尿系统，生殖系统有密切的关系，脐也有同样的功能，并比"人中"有着更广泛的内在联系。笔者在数年对脐的研究与探讨中认为，脐是人体一个标志和器官，脐是人体中最大的全息元之一，它保留了许多人体先天与后天的信息，只要我们仔细观察，反复体验，就能获取整体的信息，从而指导临床。

（二）脐是人体的正中点

如果将人体分为左右两半，这两半分离的人体基本上是对称的，而脐正在这条分离线上。这分离线的人体前部，在中医学里称为任脉。而分离线的人体后部被称为督脉。如果我们将人体上下相折叠，脐也恰在前折叠线上，中医称此为带脉。脐处于这个正中位置，与任、督、带脉相连接，又与冲脉相交会。任、督、冲合称为"一源三歧"，脐是任脉的要穴，任脉为阴脉之海，总领一身之阴经。脐是与诸经密切相关的重要部位。因而，也是关系一切病症的重要穴位，故脐可治百病。

脐是人体的正中点，中国文化的"中"和"正"有特殊意义，有重要地位。中国传统医学为什么称之为中医，大多数人认为中医指的是中国的医学，笔者不敢苟同。中医这个称呼至少含有三个内容：其一，中医的地域性，这里指的是中国特有的医学，所谓中国特有的医学就是说中医是用东方思维，在中国这块土地上出生、发展和壮大的传统医学，如果离开了中国这块土地就不可能出现中医。虽然在全世界各地都有中医诊所和医院，但他们都源于中国，他们都是按东方思维的治病原则来进行诊治的。其二，道出了中医的核心，那就是"中庸医学"。中国的先贤认为做任何事都必须是中庸，所谓的中庸就是既不能太过，也不能不及。中庸就是平衡，中医讲的就是阴阳平衡，这就是中医的真谛。"太过则抑之，不及则助之"，这也是中医的不二法门，故中医讲究"寒则热之，热则寒之，虚则补之，实则泻之"。其三，说出了中医的治疗原则，就是中医的整体观念。古人曰："上医者治国，中医者治人，下医者治病。"很明确地告诉我们，中医是一门治人的技术，它不仅治病，关键是治人，是治疗有病的人。治人就是整体调节，就不能头痛治头、脚痛治脚。如果将眼光局限于一个病上那就是下医了。比如我们治眼睛的疾病时就不能不考虑肝，因为"肝开窍于目"。对于老花眼我们就应该知道这是因为肾水不足，水不涵木所引起，所以要从补肾下手来养肝，来调节眼睛，治疗眼睛。如果遇到学生用眼过度引起眼疾，我们就要考虑是否与心有关，因为"久视伤血劳于心"。这也是中医与西医的不同之处，中医讲究的是"牵一发而动全身"，身体的任何一个部分出现问题都要注意是否是什么脏腑出现了病变，从而指导我们在治疗中应该采用什么方法，治疗什么脏腑。

中医对人体结构有着独特的理解，他们认为人体是一个有机的整体，是"上下相连，内外相通，左右相关，以中候中"，所以自古以来中医就存在上病下治、下病上治、左病右治、前病后治的方法。"有诸内必形于外"，说明脏腑的疾病可以在体表反映出来。同样，我们也可以从机体外表的变化来发现人体内部发生的病理改变。在中医临床上同样存在"四肢的病中央治，中央的病还是中央治"的治疗捷径。因为人体的中央就是一个"太极点"，只要在这个"太极点"上治疗就可以达到"四两拨千斤"的作用，就能轻而易举地将已经失调的阴阳给纠正过来。而"肚脐"就是人体的"太极点"，是治疗疾病的最佳位置。

（三）脐是人体的敏感点

脐乃神阙，为古代丹家所说的"玄关一窍"，即"气舍"，是气会聚之所。古代气功家也认为，人体有一个以脐为中心的太极图，直径三寸大小，中间有两个对抱相持的阴阳鱼，在此产生阴阳相感，气血升降出入，生机周流不息。医学气功是我国传统医学和养生学中的一朵奇葩，气功学对脐情有独钟。在气功的修炼中十分强调放松、入静与意守。气功术语气沉丹田、意守丹田、返观

17

内视，这些都与脐有着十分密切的关系。丹田一说实为道家修炼的术语，因为效果明显，以后逐渐被引用到了气功界和养生学中。"丹田"一说在气功界里有三丹田与五丹田之别，一般人们所说的丹田常泛指下丹田，其具体的部位是脐下一块区域，相当于中医腧穴学中所讲的气海、关元穴部位。但也有一些气功书中认为下丹田即是以脐为中心的一块区域，其实也不为错。气海乃中气之海，关元为元气之开关、关隘、关键之处，而脐又名为气舍，为中气之房舍，意守均可产生同样的效果。在气功书籍中常将两个肾区分别称为命门和肾门。命门属火，肾门为水。它们的定点与现代解剖学的肾区有所不同，是以脐为中心向后达腰部，在其两侧，这也是气功修炼的重要部位，这样脐在气功学中即是意守之位，也是定点之处。

（四）脐是先天与后天的连接点

脐是我们自母体出生唯一与母体相连的通道。脐带未断之前，子体尚属先天，并非一个完整的独立生命，它依然靠母体血液从脐带输入，将代谢产物再从脐带输出到母体。一旦脐带断离后，子体就由先天态转为后天态，这时一个新的、完整的生命才算真正降临在这个世界上。我们可以这样认为：脐是先天与后天的连接门户。通过对脐的观察，我们不但可以得知机体后天的情况，也可推测个体的先天素质，比如目前被认为最先进的产前诊断就是通过脐血穿刺而获得胎儿健康信息。现代医学也已证明在脐带中有大量的先天信息，如脐血中含有大量的胎血干细胞，将其提取输入，可利用干细胞分化的特性，治疗许多血液系统的疑难病症。

过去，临床上在治疗先天性疾病和遗传性疾病是一件十分棘手的事，疗效自然不佳。近年来因为分子生物学的兴起，临床上采用基因法来治疗这些疾病，看来似乎是一条光明大道。与西医相比，中医能否也用自己的特色来治疗这些先天性疾病和遗传性疾病呢？答案是肯定的。我们没有必要从分子、从基因的角度来与西医一争高低，我们是否可以利用脐的特殊地位，利用这个先天与后天的桥梁之地来做文章呢？应该是可以的。近几年，笔者已开始从这一方面着手，并获得一些突破。曾经治疗过一个患有先天性视神经萎缩的小女孩，经过一个疗程的治疗，患儿从开始双眼有光感，双眼的裸眼视力仅可在10厘米内见视力表里最大的字的状态，达到与正常人一样距离来看书，而且可以看到书里的页数编号。在加拿大温哥华也曾治疗一个先天性胰岛缺乏症的女孩，治疗一次血糖就降至正常，治疗一个疗程高血糖基本得以控制。从上述病例的治疗中我们得到以下体会：在治疗任何疾病时不要被病名给吓倒。笔者发现有许多医师在就诊时发现患者的疾病是先天性或是遗传病就自动放弃，因为在他们的大脑里这些病是不能治愈的，究其原因主要是因为过去所学的知识束缚了自己，这种先入为主的想法变成根深蒂固的观念，变成不可逾越的鸿沟，他忘记了医学是在发展的，过去的知识已经变为曾经，新的知识已经来临，所以作为一个医师要不断学习，要干到老学到老，不断接受新知识、新理念，并且要不断创新，君不闻："沉舟侧畔千帆过，病树前头万木春。"

易医脐针是独立的医学体系，无论它的理论和操作的方法都与现在的西医有着太多的不同，所以西医认为不能治愈的疾病，我们未必不能治愈，从易医理念出发，认为"天下没有不能治的疾病，所谓不治是不懂其理，不得其法"。懂得了这个道理，就敢于挑战任何疾病。病是什么？古人说"阴阳失衡之谓病"。中医讲阴阳、讲平衡。只要阴阳不平衡了，阴阳失调了，人体就会得病。刚失衡则刚得病，微失衡就是得微病而不是显病，不是显病未必医院就能查得出来，查不出来也未必没有病。大失衡就是大病，严重失衡就是重病，亡阴亡阳就是绝症，就要死亡。至于称什么病名那都是后人自己命名编造而已，是"仁者见仁，智者见智"。无论什么病其根本就是阴阳失衡，只要将阴阳调节好了，这个病也就好了，《内经》说"治病必求于本"，这个本就是阴阳！

（五）脐与循环系统的关系

从脐是胎儿的唯一供血器官来看，脐是人体非常重要而又特殊的一个部位。国外学者认为：脐有动、静脉，并形成一个广泛的动脉-毛细血管-静脉系统，这个血管系统的功能主要是在母体与胚胎或胎儿的血液之间执行物质交换，将带氧的血液输入到胎儿，又将不带氧的血液从胎儿带到胎盘，经胎盘带到母体。由此得出一个结论，脐与循环系统的关系先天就已形成，这也是西医里说的"脐血循环"。

出生后脐周分布丰富的脐周静脉丛，分别回流至上、下腔静脉和门静脉，通过对脐周腹壁血管的观察也可推断患者的肝脏情况。比如，肝硬化门脉高压的患者其脐周可见脐周静脉扩张。

（六）脐与消化系统的关系

脐又称"环谷"，是指脐与消化系统及下焦各脏器有关。因为，脐与腹膜直接相连，与大肠、小肠、肝脏、脾、胃、胰等中、下焦脏腑的距离很近，自古以来不少医家常通过脐部给药来治疗中、下焦脏腑的各种疾病。

脐位于阴脉之海的任脉上，其位凹陷似井，为阴中之阴，又称老阴，八卦为坤。坤——五行属土，先天数为八，与人体脏器脾相对应，与胃相表里，故坤主人体消化系统。可见脐与人体消化系统关系密切。至今，民间仍流传着摩腹与摩脐来加强消化系统功能的锻炼方法。

与摩腹相比，摩脐更加有效，但也更加容易出现副作用。因为每个人的脐都不一样，脐眼的大小、深浅，脐蕊的高低，脐壁脐谷的关系都不同。其二，因为脐部的敏感程度每个人差异较大，对摩脐刺激的耐受度也不同，所以摩腹与摩脐更适应自我操作，既可以仔细体会腹部和脐壁的敏感程度，又能寻找相应的敏感区，对慢性病的治疗很有好处。

（七）脐与呼吸系统的关系

古人认为"先天之呼吸在脐，后天之呼吸在肺"。胚胎学的研究也证明了人在出生前，呼吸功能是由脐带和胎盘共同承担的，并还执行着保护和营养胚体，排泄废物和产生激素的功能。

（八）脐与泌尿生殖系统的关系

李时珍曰："脐者，人之命蒂也。以其当心肾之中，前直神阙，后直命门，故谓之脐。一点真元，属之命门丹田。"脐为"命蒂"，肾为"坎"。"坎"，水之义也，肾属水脏，故曰坎。心为"离火"，心肾相交，水火既济。古人将脐看作是肾水与心火的天然混合区，也是气功修炼的关键部位。

脐属任脉，通督、冲、带脉。冲、任、督、带与生殖及经带胎产密切相关，故脐与泌尿生殖系统关系密切。临床上常通过脐来治疗阳痿、遗精、早泄及月经不调、痛经、崩漏、带下、滑胎、不孕等症。

脐位于人体的前正中线上，就是中医所说的任脉上，这条前正中线其上连接头，其下连接会阴部，在易医学里我们认为人体的上下是经，左右为纬，这个经比纬要重要。我们人体的神阙则在其中，这样在治疗上十分方便，在临床上如果我们的针朝上就有治疗人体上部的效果，如果我们针朝下扎就有治疗人体下部的作用，这个下部就是我们所说的泌尿生殖系统，就是说脐针在治疗泌尿生殖系统疾病时，其针是朝下扎的。主要是治疗妇科病、男科病，而且疗效十分可靠。

（九）脐与精神神经系统的关系

《素问》曰："两精相搏谓之神"，从根本上揭示了"神"产生的原始机制。脐为神阙已暗示了脐与心的关系，"神"指人之元神，心主神志。"阙"为中门，神阙就是心之神气通行的门户之合称。而中医所称的神志病实为现代医学的精神神经性疾病。

脐虽为退化组织，但肝圆韧带、静脉韧带、腹下韧带等与腹腔内重要脏器的解剖和功能直接相关，同时腹腔内丰富的血管网及自主神经纤维与脐有密切关系。由于脐与腹内脏器及神志的关系，以至于出现精神活动与腹内情况有关的学说。如早期西方医学家认为，人的心理活动就是膈下功能的体现，而子宫的游走可引起许多奇怪的症状。该理论虽被后人否定，但对腹部情况和精神疾病的关系、自主神经功能在精神疾病中的作用等研究并未停止，甚至有人指出，腹部疾病与精神分裂症有内在的联系。

易医学是以天地来论人体，我们知道地球的南北极是地球的两端，而赤道是其中央。那么人体的赤道是哪里？人体的中央是什么地方？笔者认为人体的赤道是带脉，人体的中央自然是脐，是神阙。可惜的是，多年来多数大夫都忘记了人体的赤道和人体的中央点，在临床上千万不要忘记这两个地方，它们是治疗许多疑难病症的枢纽，特别是搞手法的更应该注意。因为是中点，故神阙治疗心脑疾病、泌尿生殖系统疾病、妇科病以及男科病是有奇效的。也就是讲神阙治经病（无论是南还是北，是心还是肾）还是治纬病都是有奇效的，这是从"天人相应"里悟出来的。

讲到这里，我们重提前面的问题，人体中在同一条经线或纬线上的穴位有共同的作用，神阙在任脉上，任脉就是前正中线上，任脉与督脉相表里，而督脉是后正中线上，后正中线是脊柱，脊柱内则是中枢神经里的脊神经。又任督二脉呈南北走向为经，易医学里头为离，离为火，主神志，故针刺神阙能治疗神志病，故中医古籍里记载脐能救逆，能治疗尸厥，中医的神志病就是现代医学的精神神经疾病，所以脐能治昏迷、癫痫，可谓不虚，这再一次证明了神阙与人体精神神经系统的密切关系。

（十）脐与免疫系统的关系

脐朝百脉，谓此一穴而系全身，为元阴元阳系结的部位。《大宝论》曰：

"生由脐带，脐接丹田，是为气海，即为命门也。先天之命门者，由此而受；后天之命门，由此而栽也……所以，人之盛衰安危，皆系于此。以其为生气之源，而气强则强，气衰则病。"脐通百脉，调阴阳、补气血、温脾肾、行强壮、培补元气。医学研究认为脐疗可增强机体免疫力，抗氧化，抗衰老作用。提示临床对于免疫功能失调性疾病的治疗，可从脐部着手，不愧为一条新途径。

第三章

脐的外形学（齐氏脐诊法）

脐部粗看似乎每个人没有什么区别，其实千变万化，千姿百态，几乎很少有人相同。脐，人体最大的全息元，通过对脐的观察不仅可以了解患者的基本情况、先天素质、疾病的轻重、预后的好坏。脐眼的大小、脐孔的深浅、脐蕊的高低、脐壁有无倾斜都有许多不同。观脐诊病就是看脐部的这些变化来诊断疾病，了解患者的基本情况。为了便于学习，我们暂且将脐的几个部位进行命名，脐部中央朝外凸出的瘢痕状组织，称为**脐蕊**，脐孔的周缘壁称为**脐壁**，脐壁与脐蕊相连的皮肤凹陷称为**脐谷**，脐部的整体叫**脐眼**，脐部的内陷部位称**脐孔**。脐的外形既取决于先天的胎儿情况，又取决于后天的身体状况，还取决于先、后天之间的断脐的处理。从先天的角度来说，脐眼的大小取决于胎儿时期与母体相连接的脐带的粗细，脐带越粗，一般脐眼越大，子体先天足，个体强壮，所以看患者的脐眼大小可基本判定他的先天禀赋及身体素质。从后天的角度来看，脐孔的深浅则取决于皮下脂肪的多少，皮下脂肪越厚，则脐孔越深，这说明其营养状态好。但老年人，特别是中老年的妇女，因为卵巢功能的减退和皮下脂肪的松弛（特别是多产妇），使脐眼与脐孔密闭，形成一个闭合性腔隙，不仅在外形上少了许多魅力，更重要的是告诉我们她已经丧失了生育功能。脐的外形不仅与先天、后天有关，还与出生时助产士（古代的接生婆）对脐带处理有很大关系。从出生的时间来算，断脐以前为先天，断脐以后为后天，而在断脐的刹那则为先、后天的断离点，属于先、后天的中点，既不属于先天，也不属于后天。《医宗金鉴·幼科心法要诀》"断脐"云：婴儿初生，先用剪刀向火烘热，剪断脐带，次用火器绕脐带烙之，当以六寸为度（古尺六寸约为今尺三寸半余），不可过于短长，短则伤脏，长则损肌。断讫，又用烙脐饼子安灸脐上，以防风邪外入，随用胡粉散敷脐带间，用软绢新棉封裹之，以避尿湿风邪。

脐是小儿之根蒂，喜温恶凉，喜干恶湿，如断脐悉遵前法，则水湿风冷之气不至于入脐中。婴儿出生，脐带旧痕约5～7天脱落，自离断处至脐，每日干燥一寸，气往内收，气收至脐，每日一寸则刚好脐脱约为六寸。但今日医院的妇产科对我们祖先遗留下来的经验却不重视，剪脐带仅2厘米左右（仅为古人要求之一半），这样就使婴儿中极多出现脐外凸，甚至腹部胀气、脐痛、日夜啼哭或抽筋挛急，中医称之为"脐风"、"脐凸"，而西医谓为"脐疝"，民间则称"水肚脐"。许多出生不久的婴幼儿一到晚上就哭，民间俗称"百日关"，只有过了百日才停止哭泣。这是因为脐近三阴，夜晚属阴，阴气盛就肚子痛而哭，一哭肚脐就突出，这些都是因为肚脐剪太短或处理不当造成的。

剪脐太短，风寒湿气从肚脐直入三阴经，使许多孩子排便困难，便如羊粪成粒状。如风寒自肚脐入肠中，致使肠无力蠕动，可使大便下血，即中医所谓的"肠风便血"。肠有问题则影响到肺，因肺与大肠相表里，偶遇感冒则气行不畅，风寒外闭引起抽筋搐搦。

脐蕊的高低大小一般也取决于脐带的粗细，但也有因脐带曾感染过，瘢痕增大引起，要具体对待。有的人脐壁有一部分与脐旁皮肤呈倾斜状，就像山体滑坡，遇到这种患者，可以预知在倾斜部位所指方位预测其患有何种疾病。通常这种疾病是虚证。比如在脐孔6点处有倾斜，可以认为该人有肾虚，也可讲泌尿生殖系统功能低下，可能患有阳痿、早泄、性冷淡、性欲低下、肾功不全等类疾病，这在以后章节中详述。

一、常见的脐外形与疾病的关系

正常人脐位于人体正中，脐形圆整，轮廓宽余，肌肉厚实，脐眼较深，色泽明润，按之有弹力。应手如有根蒂之脐，为神气内守，元气充盛，说明身体健康无病。若脐的形态和位置发生改变，则可预示人体内脏可能有病变。因此，在脐针治疗时，先不必急于下针，在施术前应仔细观察脐的位置、形态、色泽变化，有无分泌物，有无赘生物，有无不良气味，有无血管充血、局部水肿，脐旁皮肤有无倾斜等，对这些情况作出一个对疾病和人体健康状况的判断，然后再行脐针治疗。

（一）大小

正常人的脐孔直径0.8～1.5厘米，如果直径超过2.0厘米，称之为大脐眼。直径小于 0.5 厘米称之为小脐眼。脐眼的大小一般来讲取决于胎儿时期与母体相连接的脐带的粗细，脐带越粗，脐带内的血管就越粗，子体的血供就越足，出生后的脐眼越大，子体先天足，个体强壮。反之脐眼越小，脐带内的血管就越细，子体的血供就越少，先天禀赋不足，个体羸弱。俗话说"脐大容杏，不富也贵"，说明了脐大的人身体健康，容易在事业上获得成功。所以从患者的脐眼大小可基本判定他的先天禀赋及身体素质。

除此之外，人体的脐孔有一个从小到大，又从大到小的过程，这是一个正常的过程。人们在孩童时期脐孔较小，随着年龄的增长，机体的发育，脐孔也逐渐增大，这表明身体发育与青春期内分泌激素的增加，维持数年，当人体进入中年以后随着机体的退化、衰老，激素的分泌减少，脐孔又从大渐渐变小，所以脐伴随着人类终生，又反映了人类终生的健康状况。

脐孔与体内激素分泌、机体的健康关系密切，男女比较而言，一般男性的脐孔比女性的要大，这是其一。其二，女性的脐孔其变化也比男性的大，这可能与女性一生中激素代谢的变化比较大有关，故在脐诊中女性信息的含量也比男性多。此外，脐孔的大小与每个人的形体大小也有关，身高体重者其肚脐一般来讲较大，身矮体轻者其肚脐较小。

（二）深浅

脐孔的深浅取决于皮下脂肪的多少，皮下脂肪越厚，则脐孔越深，这说明其营养状态好。皮下脂肪越薄，脐孔越浅，营养较少。如脐孔过深提示营养过剩，则应考虑脂肪肝、高血糖、高血脂、高血压、高血黏度、冠心病、糖尿病、痛风等。

（三）形状

1. 圆形　脐圆而下半部丰厚朝上，提示血压正常，内脏健康，肾功能强，精力充沛，为男性最佳脐形。

2. 椭圆　脐形椭圆为女性最佳，提示身体健康，卵巢功能良好。

3. 凸形　脐外凸者多见于婴幼儿，或见极少运动内脏张力减弱者，内脏器官下垂。脐外凸较多者多见有严重水肿，卵巢囊肿。此外，也是喘胀的险候，预兆肺、肾之气将绝。另外脐外凸应与脐疝鉴别。脐疝是人体发育时期，脐在闭合时发生的异常，或是经产妇在生育时脐下组织崩裂所留下的组织结构的异常。无论什么原因，其主要是脐部皮下组织发生缺损，故小肠在缺损处膨出，使脐部皮肤外突呈凸形，用手按之可以明显感觉手下是肠管，并可以触摸到崩裂的筋膜。遇到脐外凸者一定要注意鉴别是否是脐疝，如是脐疝则在做脐针治疗时千万注意避免针刺损伤的副作用，避开脐疝，避开肠管。

4. 凹形　脐陷于大腹是脾肾大虚之凶兆，多见于久泄、元气将脱，或见于暴吐之后。还有就是短期之内的快速脱水而引起的，临床上常见的是水样泻或霍乱的上吐下泻。脐突然下陷为正虚邪闭的凶兆，多见于小儿瘟疫染身、毒邪内逼之证，病情险恶，预后不佳。

5. 浅小形　此形人不论男女身体较弱，内分泌功能不正常，经常感到全身乏力，此为先天不足，后天气虚。此外提示精神神经系统脆弱，受刺激易诱发精神障碍。这类人易激动，有歇斯底里倾向。

6. 闭合形　脐眼与脐孔密闭，形成一个闭合性腔隙，多见于中老年妇女。原因是皮下脂肪松弛，提示卵巢功能减弱，激素的分泌减少，多见更年期之后的妇女。

7. 不规则形　不规则形的脐孔在临床上颇为多见，无论是什么原因引起（比如手术后的瘢痕牵拉），只要有不规则就有问题。不规则的脐孔在脐诊中比较复杂，要全面分析，首先要了解两个问题。其一，不规则脐孔朝脐缘外扩，这种情况我们视为太过。其二，不规则脐孔朝脐缘内延，我们则认为不及。其次还要知道脐孔外扩和内延的方位所属，就是说其内延和外扩的方位与人体什么脏器相应，从而知道是什么脏器的疾病。如坤艮两个方位的内延，临床上常为脾胃功能均不及，如果一定要按中医的虚实的关系来说明问题的话，可称为脾胃均虚，这种情况多见于隐性糖尿病（无三高症状）。又如震位外扩的患者我们认为这是肝气太过，患者易激动发怒，因为震与肝相应，外扩为太过，故可就此诊断。

任何太过和不及都是不健康的表现，前面讲过中医的核心就是中庸医学，中庸就是指不能太过也不能不及，中庸就是平衡，无论做事和行医都要遵守这个规矩，既不能太过也不要不及，要提倡平衡，无论是男女性别的平衡还是阴阳的平衡。在人体里平衡一旦被打破，疾病就会发生。

二、脐位异常与疾病的关系

正常健康人肚脐位置应置于正中位，如脐位发生移动，也间接地提示了体内的异常变化和疾病的发生。

（一）脐位上移

脐向上延长成三角形，是为气滞、气逆的反应，临床上为肺、胃之气上逆，或肝气升发太过，或肝气郁滞之象。或提示胃、胆囊、胰腺有病。或腹内有较大的肿瘤，因瘤体的位置牵拉引起脐位上移。

（二）脐位下移

多为肾虚、中气不足、内脏下垂、子宫脱出及脱肛。

（三）脐位右移

多为气虚，可见于高血压、左侧肢体瘫痪。并提示易患肝炎、十二指肠溃疡。

（四）脐位左移

多为血虚，见于各种贫血、寄生虫患者及右侧肢体瘫痪。也提示肠胃不佳、肠粘连、便秘。

三、脐部色泽与疾病的关系

脐部色泽的改变可提示机体内脏的病理变化，色泽又分全脐色和局部色两种，全脐色较易判定，而局部色则需根据脐八卦全息来判定相应的内脏器官的功能状态。在局部色的观察上要注意几个问题：其一，局部色的改变以脐孔为中心，离脐孔越远一般疾病越轻，而离脐孔越近则疾病越重。其二，局部色与正常的皮肤色相差越大表示疾病越重，越接近正常则表示疾病越轻。

（一）白色

提示功能低下。全脐色白多反映肺气虚、心阳不足、血虚，常与脐凹陷、少腹凉并存。局部色白则反映相应脏器的功能低下。

（二）赤色

提示热毒内蕴。全脐色赤多反映心火重，或心火下移小肠，热积腹中，毒溢于脐。可见口渴、便秘、心烦等症状。局部色赤为相应脏器的急性炎症。

（三）黑色

脐孔一般的浅黑色表示患者血里的酸性物质含量太高，提示这个患者食高脂肪、高蛋白的食物过多。如果黑色较深则预示病症凶险。全脐色黑为暴病将卒的恶兆和久病生机将绝之征，常与呼吸急促、神志昏迷等危象并存。脐周出现对称性黑色素沉着，并有角质增生应注意消化系统肿瘤，尤其是胃癌。

（四）黄色

提示湿热之邪内蕴或过食肥甘所致。临床可见痞满纳呆、大便不爽，可有高血脂、高血黏度、高血压等症状。

（五）青色

内有寒积、水饮或风寒内伏。如局部色青则提示相应的脏腑功能欠佳，或见痛症。一般来讲，有寒就有痛，寒则凝滞，凝滞则不通，不通则痛，故痛大都伴有寒。

（六）紫色

为内有瘀积之色，也可见腹内或盆腔内肿瘤，常伴有脐部瘀斑。多见于气滞血瘀的患者，特别是子宫肌瘤伴功能性出血的患者。

四、脐部附属物

（一）体毛

脐周有毛并与会阴相连提示精力旺盛，性欲强。如突生体毛并累及颜面和全身则应注意体内癌症。

（二）血管

脐周静脉曲张提示肝硬化门脉高压，常合并有脐周色泽黯黑。

（三）角化

脐周皮肤局部点状角化提示相应脏器有结石存在的可能。

（四）分泌物

脐孔有油性分泌物提示过食油腻。有水性分泌物则是提示脾脏有问题，是土不克水之故。

五、脐部纹理

人体的皮肤纹理特点每个人均不一样，大家熟知的是人体指纹几乎是没有重复的，即使是一卵双生者也不完全相同。它在胚胎的 3～4 个月时形成，且终生不变，并具有遗传性，其遗传方式可为多基因遗传。进行皮肤纹理分析，在临床医学上可作为遗传病的一个重要辅助诊断。

神阙穴是脐带结扎后的瘢痕，而瘢痕的形成与局部胶原纤维的合成与分解有关。早期以合成为主，中期合成与分解处于平衡状态，在后期则以分解占优势，瘢痕逐渐缩小并固定。瘢痕在缩小的过程中形成许多皱褶纹理，脐带切断结扎后的瘢痕纹理是可供观察的脐纹形态。脐纹的多少、大小、走向也许是随机的，而某些特殊方向上的脐纹明显可能形成一个特殊存在的牵拴或扭转的作用，这种作用通过脐的退化组织，传导到腹腔内重要脏器及错综复杂的自主神经丛和血管网，从而会影响精神病态的产生，而在外部留下一个可供人们观察的脐纹信息。胚胎的第 4～6 个月是中枢神经系统发育极为关键的时期，在此期间大脑皮质神经细胞发生活跃的迁移，神经元的功能也发生分化。因而，如果某些致病因子影响了该时期脑的分化发育过程，日后就有可能易于患精神分裂症，普通感染肯定会影响瘢痕的形态，那么这种感染是否影响脐纹形态尚待研究。虽然脐纹与肤纹形态的形成机制不尽相同，但同样具备肤纹的许多特征，如稳定性和个体差异性。因此对待某些遗传度较高的精神障碍，在临床研究中多考虑其脐纹变化，仍不失为一项有意义的工作。有报道精神分裂症患者较常人具有更高比率的脐纹指向特征可能对这一问题的解决初露端倪。

在临床上我们还发现，一个人在近期如果有一次比较大的情绪波动，或一场较大的思想冲突，就可以在脐周留下许多细小的脐周纹理，它的表现是呈同心圆走行，这种细小的脐周纹理需要大概一个月的时间才能消失，这些都说明脐部纹理与人体精神神经系统的密切关系。

六、两种脐诊法

脐部外形学是脐针疗法较为重要的内容，它不仅可以用于临床治疗，也可用于诊断疾病，笔者称其为脐诊法。这个脐诊不同于近代名医朱莘农先生的脐诊。朱氏脐诊是以手掌鱼际按切患者的脐部，一如切脉之举、按、推、寻，作轻、重、浅、深之按切，以体会脐动脉之动势。而齐氏脐诊则以观察患者脐部的皮肤色泽、脐孔大小、脐部外形、脐蕊皱褶等来判断患者的先天禀赋、疾病发生、转归与预后等。简言之，朱氏脐诊重在切按，为中医四诊中的切诊，而齐氏脐诊重在观看，属中医四诊的望诊。

脐孔虽小，却能窥探全身的健康情况。在脐诊中应该注意光线的变化，必要时还须使用放大镜进行观察。另外，在脐诊时腹部暴露要有一定的范围，最好上达肋缘，下抵髂前上棘，以便观察。望脐断病是一种技术，更是一种功夫，需要长期的实践，不断的总结，从而使自己望脐断病的技艺日趋完善。

第四章

脐针疗法的四大理论体系

易医脐针是新的脐疗方法，又是新的针刺技术。易医脐针的神奇疗效，其一取决于脐——这个人体特殊结构所处的特殊部位。其二取决于它独立的理论体系。认真学习它的理论，在临床上才能得心应手。脐针疗法貌似平淡却蕴藏丰富的传统医学和中国古文化的知识底蕴，这也正是脐针疗法好学难精之处！

从2005年开始，在国内中国中医科学院针灸研究所里举办"脐针疗法学习班"已经三年，共办了十二期。在这十二期学习班里有许多同学基本上每期必到，每期都认真地学习。很多没有听过课的人都觉得很难理解，为什么你们期期都来，难道不厌烦吗？或是齐老师有什么独特魅力，吸引这些同学（特别是外地的同学）不辞辛苦，一趟一趟地赴京听课？按原学习班规定：凡老学员再次复听一律免费，因为老同学越来越多，教室的容纳就成了问题，最后不得不采取复听缴半费，以控制老同学的返回率。经多次听课的同学反映，每次听课都有不同的收获，每次听课后都感觉又上了一个新台阶，都能解决以前不能解决的临床问题，而且每次老师讲课的内容都不尽相同。其实，并非是笔者的课讲得多么好，也不存在有什么独特魅力和技巧，同学们反复多次地听课有以下几个原因：第一，笔者讲的脐针疗法是易医学的内容，是易医学的入门之法，这些内容目前国内很少有人讲，所以内容新颖，很吸引人。第二，脐针疗法是一种实用的治疗技术，学了就能用，回去就能帮患者解决痛苦，回报很快。对疗效尚不尽人意就会带着疑问，回来是解惑的。第三，笔者讲课有一个原则，那就是从不保守，只要知道的都全盘托出。在很多人眼里这些都是临床至宝，告诉别人实在可惜，有不少学生都好意地劝诫笔者，不要都讲出来，这些是宝贝，是无法用金钱买到的，要留一手，这是中国的国情。我很感慨，中医就是因为对任何人都留一手，才把我们老祖宗的许多好东西都给埋入土中。你留一手，我留一手，中医怎么还能与其他医学竞争？第四，笔者是临床大夫，在讲课的同时也继续在总结、探索、升华。一旦有了新的体会，下一次课里一定讲出来，向同学介绍新的经验。而且讲课也是一个"温故而知新"的过程，越讲越精，越讲越通俗易懂，所以听课的人会觉得每次都有新的收获。

一、脐针疗法的理论之一——脐易学理论

易医脐针特点鲜明，用法至简，取法自然，奇用奇效。既不同于现代医学疗法，又不拘泥于传统针刺技术，它是将易学的思维和精髓溶于针刺技术中，是易学与针刺学的完美结合。这种易医思维不仅可以用于脐针，也可在任何一种针刺技术中体现，疗效同样很好。

将易学用于医学并非笔者的发明，自古以来，先人就指明"不学易不可为将相，不学易不能言大医"。历代医学家也都将易学作为指导医学的一部经典，不但医家如此，政治家、军事家、哲学家都将《易经》作为指导安邦治国、齐家修身的良师益友，故《易经》被称为"天下第一经"。

《周易》源于中国，是我国古文化中最璀璨的一颗明星。因为它古老，它深邃的内涵使后人望而却步，不少人穷毕生精力也难窥其真谛。像笔者这个年龄段的人，经十年浩劫，文化断层，更少有人钻研此道。吾自学医以来也曾多次寻师求教，但从未遇到高人指点，数年自学，只得其九牛一毛，但已为《易经》的博大精深而震撼，其独特的思维方式，其以象寓物的确让人有"柳暗花明又一村"的感觉。初用这种思维试用于体针治疗，收到很好的回报，进而又开始创立脐针疗法，疗效出人意料。在此谨请医学同仁，摒除己见，虚心学习《周易》，收获一定颇丰。

（一）易经的基本概念

在学习脐针疗法前先学习易经是必要的，因为脐针疗法是易医学的入门之法，是易经理论指导医学的方法，故易经知识与中医知识都是十分重要的，相比之下易经知识更为重要。但学《易经》首先要了解"易"的义理和《易经》成书的历程。关于《易经》古人有三古、三圣、三易之说。三古，即指《易经》产生、创作、传承和成书，历经了上古、中古和近古三个大的历史时期。这里的上古是指伏羲、女娲生活的新石器时期；中古是指夏、商、周（西周）三代时期；近古则指春秋战国（东周）距今约两千五百多年。

三圣，即指伏羲、周文王和孔子。伏羲和女娲是华胥氏的儿女，华胥氏是中华民族的始祖母；"华夏"一词即是根据这位祖母的姓和第一个王朝的名字（夏）合成的。华胥氏时期已进入新石器时期，已有结绳记事等文明初萌，后来，她的儿子伏羲发明了八卦，以另一种更为简明方便的符号代替了结绳记事符号，故有学者称"八卦"为中国文字的起源。可见"伏羲始作八卦"对华夏文明起源的伟大贡献，所以，称其为上古之圣。

中古之圣为周文王。周文王被商纣王因于羑里狱中七年，悉心演绎上古的八卦和《连山易》、《归藏易》，并在此基础上演绎出新的六十四卦，并为每一卦撰写了卦辞。其后他的儿子周公又为三百八十四爻撰写了爻辞。自此，卦形便有了文字，为《易经》的成书奠定了基础。

当孔子获悉《周易》时已经五十岁，其如获珍宝便一头钻进易经开始研习《周易》，对卦辞和爻辞作了进一步的诠释和发挥，撰写了几万言的解读文字，有解释卦辞和爻辞的"彖辞传"、"象辞传"和"文言"，有阐释易理的"系辞传"，有说明卦象、卦理的"说卦传"，说明卦序排列的"序卦传"和"杂卦传"。于是，《周易》便有了新的内容，卦辞和爻辞便称为"易经"，孔子的文字便称为"易传"，合称为《周易》，或名《易经》。所以，孔子是使《易经》承前启后的近古圣人。

三易，指《连山易》、《归藏易》和《周易》。

传说《连山易》为神农氏所创，神农氏即炎帝。神农氏将八卦每两卦一重，首次演绎为六十四卦。因炎帝又号连山氏，故以象征山的艮卦为首卦，取义为"山之出云，连绵不绝"，又因为夏代时所流行，故曰"夏道连连"。

《归藏易》为轩辕氏所创，轩辕氏即黄帝，又号归藏氏。黄帝演绎的六十四卦以坤卦为首卦，因坤卦象征地，地是万物的归宿和载体，故名《归藏易》，又因为殷商时所流行，故曰"殷道亲亲"（坤为母）。

《周易》为周文王在囚羑里时演绎的六十四卦，以乾卦为首卦，表明天地初开，万物始生，又以未济卦为末卦，表明一事的终末又是另一事的开始，周而复始，周行不止，故名《周易》。又因乾卦为天，天尊地卑，故曰"周道尊尊"。

因年代久远，据说《连山易》、《归藏易》已佚。

（二）易学的基本知识

1. 周易的产生

相传在远古时期，先圣伏羲氏常仰观日月星辰的天象变化，俯察山川泽壑的形态走向，观察飞禽走兽的皮毛文彩，领悟动植物所展现的千姿百态，从而体会其中的自然奥秘。他近取象于人的一身，远取象于宇宙万物，孜孜不倦地追求，将观察所得综合自己的体验，以融合、贯通神明的德性，参悟天地的化育，终于首创了八卦，以此类万物的情状。

由于八卦是古代先圣先贤从天地万物的形象与变化中总结出来，反映了宇宙的自然规律，它使人从中得到启示，从而教人决断一切疑惑的事物，用以趋吉避凶。易字，日月相随，阴阳相交；故易为先贤研究和探索天地日月阴阳变化的书。古之易有"归藏"、"连山"、"周易"三易。因"归藏"、"连山"二易早已失传，今之谓易则是《周易》，它由本经和经传两大部分组成。《周易》的出现被人们奉为经典，故称《易经》。《易经》分上下两经，共六十四卦，每卦六爻。每卦先列卦形，次列卦名，再列卦辞。每爻先列爻题，次列爻辞。卦辞和爻辞共四百五十条，四千九百多个字。后人传，卦辞是文王作，爻辞是周公所为。

2. 爻象

在中国古文化中，阴阳可称得上是基石。在阴阳的这个基石上筑建了中国文化的许多分支，中医就是其中之一。阴阳学说包罗万象，根深蒂固，而易经是纵论阴阳的经典之作，是四书五经之首，人称天下第一经。"是故易有太极。是生两仪，两仪生四象。四象生八卦"。按照古人的认识，宇宙即是太极，在此之前称为无极，两仪即为阴和阳，四象代表春夏秋冬四时和东南西北四方，八卦则是对时间、空间、万事万物的分类。所谓伏羲画八卦，实质就是伏羲创造了一套符号体系来表达上述认识，这套符号体系中最基本的符号就是爻象。爻象只有两种，即阴爻和阳爻，分别代表阴和阳。爻的含义是相交，表示阴和阳的相互交往和影响。

阴爻的符号为— —，阳爻的符号为—。

阴阳是一个极其伟大的发明，是先人对事物一分为二的思维，很简单地把世界的万事万物一分为二。

阴阳二爻从何而来？为什么只分为二爻？万物始生前的混沌之象是为太极，这种混沌状态大致分为"未见气"、"气之初"、"形之始"、"质之成"四个阶段。一旦由气而形，由形而质，逐渐形成时，混沌的太极便会一分为二，一者为天，一者为地。太极一分为二时，轻清之气上浮为天（大气层）；重浊之物下沉为地（地球）。如果按今日天文观点来描述，则是轻清之气扩散于外，形成一个庞大的大气层；重浊之物凝聚于内，形成一个带有磁场的地球

（所以六十四卦中的上、下卦又称为外卦和内卦）。天大于地，天有光明，地则晦暗。所以，上古作易者将天称为阳，而地称为阴，一阴、一阳，名为二仪。

爻在八卦中，既是一种基本符号，又象征天和地、阴和阳、明和暗、大和小、重和轻、刚和柔、尊和卑、动和静、男人和女人、生长和衰老等。阳代表的事物具有积极、进取、刚健、向上的特征。阴代表的事物具有消极、退守、柔顺、向下的特征。

发明阴爻和阳爻符号是一件非常不简单的事情，因为这是用两种极为简单，极为抽象的符号来表示宇宙万物的两种基本的分类，它可以代表天和地，也可以代表男人和女人，还可以代表一年分为两个半年，天下分为东南和西北两个方向，以及万事万物的动与静，并且仅由这两种符号的排列组合，演绎出整整一系列的符号体系，其中严密精巧的逻辑思维已达到很高水平。

3. 四象

有了阴阳便有了一分为二的思想，在一分为二的基础上再一分为二，便导致了四象的产生。

二爻相重生四象，阳爻与阳爻相重"⚌"为老阳；阴爻与阴爻相重"⚏"为老阴；老阳中的下爻变阴爻"⚎"为少阳；老阴中的下爻变阳爻"⚍"为少阴。这就是由阴爻和阳爻演化出老阴、少阴、老阳、少阳四象。我们看一下现今流行的太极图，两个阴阳鱼相抱，阳中有阴、阴中有阳，老阳中有少阴，老阴中有少阳，所以它不是真正意义上的太极图，它是四象图。

在我国古代的思想中，时间和空间是紧密联系在一起的，我们常说的"宇宙"一词，"宇"指的是上下左右，四面八方，即空间，"宙"指的是古往今来，即时间。因此，四象即代表春、夏、秋、冬四季，同时也代表东、南、西、北四个方向。

阴阳的划分其实质是将世界一分为二，将世界上的万事万物按阴阳相对分为两大类，而四象的概念则是将世界一分为四，将世界上的万事万物分为四大类，将相对的老阴、老阳和过渡的少阴、少阳按其阴阳的规律，把万事万物分门别类地归纳在它们的门下。自然四类的分法要比两类的分法更具体、更详细。

有了东、南、西、北四个方向，很自然又引出中央的概念，并由此形成五行思想，金、木、水、火、土成为宇宙的五大要素，东、南、西、北、中五个方位。五行是将世界上的万事万物一分为五，是五类分法。

五行并非是易经里的内容，在易经里也从来没有提到过五行，但五行和阴阳同是中华文化的基石，特别在中医里阴阳为体，五行为用，阴阳是通过五行的应用来体现的，应该说五行是阴阳在不同时间段的具体表现，故五行就是阴阳。五行在中医里是有着举足轻重的意义，特别是在易医学里更是有其特殊的地位。

4. 八卦

八卦符号是《易经》的本质、具体的表现，八卦是阴阳爻的三次组合，通过阴阳爻的这么三次重组，就变成了八个符号，这八个符号其实质是将世界的万事万物一分为八，按阴阳的规律将万事万物分为八类，自然也就比四象又进了一步，因为八卦是八种符号，并非文字，非常抽象，故又被世人称为无字天书。《易经》就是六十四卦，是两个八卦的重组，卦是它的核心，是它的基本。万物万象归于卦，万变万化归于卦。《易经》的全部理论就是理解万物、万象、万化与卦的对应关系。

由四象的老阴==、少阴==、老阳==、少阳==进一步演化便形成八个八卦符号：

乾 ☰ 兑 ☱ 离 ☲ 震 ☳

巽 ☴ 坎 ☵ 艮 ☶ 坤 ☷

它们的演变方式是采用阴中有阳、阳中有阴，每一步变化里都再分阴阳，这样就将两仪变为四象，由四象变为八卦了。

古人为了便于记忆，编了一首八卦取象歌："乾三连，坤六断，震仰盂，艮复碗，离中虚，坎中满，兑上缺，巽下断。"对八卦卦符的形象描述得很恰当。八卦由四象演进而来，原始的含义与方向和时间息息相关，它们表示东、南、西、北和东南、西南、东北、西北八个方位，以及冬至、夏至、春分、秋分、立冬、立春、立夏、立秋八个节气。

古人演八卦时，还有一种象征意义。爻在八卦中有两种功能，一是展示了天、地、人三位一体的空间，即上爻为天，下爻为地，中爻为人。又名天道、地道、人道，合称"三才之道"。二是展示了过去、现在、未来三世时间，即下爻代表事物的初端，中爻代表事物的发展过程，上爻为事物的结局。也就是说，每一卦都有一个空间和时间的概念，都是一个小千世界。

爻在六十四卦中同样有这两种功能。展示空间的，上两爻代表天道，下两爻代表地道，中间两爻代表人道；展示时间的，下两爻代表过去，中间两爻代表现在，上两爻代表未来。所以说每一卦既有空间的概念，又有时间的概念。

时间和空间的概念就是我们常说的"时空"概念，同时，时间又为"世"，空间又为"界"，八卦是八种世界，六十四卦是六十四种世界。而这种功能都具体表现在每一个爻位上。

爻位即爻在卦中所处的位置，六十四卦中的爻位有六个，最下一爻称为初爻，它代表事物的初萌；由初爻上数为二爻、三爻、四爻、五爻，代表事物发生、发展的经过；最上一爻称为上爻，代表事物的结局。

5. 卦形、卦象、卦德

乾卦象征天，天行健，自强不息。

坤卦象征地，地势坤，厚德载物。

震卦象征雷，因阴阳相交，能量释放震动而产生闪电和雷鸣，所以，震卦的卦德为动。

巽卦象征风，气流动为风，风无孔不入，故巽卦的卦德为入。

坎卦象征水，水外静内动，外柔内刚，外阴内阳，向低处倾泻可造成一些危险。

离卦象征火，火与水正相反，火不能单独存在，任何火光的显现都必须依附某种物体，故离卦的卦德为附，是离不开附着体的意思。

艮卦象征山，相对来说，山是屹立不动的，它和地一样，为重浊之物聚合而成。所以艮卦的卦德为止。

兑卦象征泽，因低洼而积水，水能润泽万物，万物生长而有喜悦。故兑卦的卦德为悦。

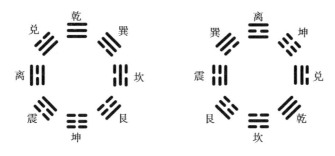

伏羲先天八卦图　　　　文王后天八卦图

原始的八卦与八个方位的配合关系，我们今天已经不太清楚了。比较流行的八卦方位排列有两种，一种称为伏羲八卦（又称先天八卦）方位，一种称为文王八卦（又称后天八卦）方位。

6. 先天八卦和后天八卦

关于先天八卦之说，有人认为是在宋朝时造出来的。在宋朝以前，只有八卦和六十四卦。宋朝学者根据《说卦》中的"天地定位，山泽通气，雷风相薄，水火不相射"而造出一个"先天八卦图"来。所以，乾南，坤北，离东，坎西，震东北，巽西南，艮西北，兑东南。

先天八卦图有四个特点：一是先天八卦图循环的过程有顺逆之分，即"由一至四，反时针方向，顺序为乾、兑、离、震四卦，乾象征天在最上方，亦即南方。由五至八，顺时针方向，顺序为巽、坎、艮、坤四卦。坤象地在最下方，亦即北方。二是卦划相对，乾三阳与坤六阴一对也，坎中满与离中虚一对也，震初爻与兑末阴一对也，艮末阳与巽初阴一对也。三是先天八卦主生，图中"震巽木为一气，乾金生坎水，艮土生兑金，离火生坤土"。四是在人事上，表现了老与老，少与少相对。老男与老妇相对，长男与长女相对，中男与中女相对，少男与少女相对。

先天卦数：乾一、兑二、离三、震四、巽五、坎六、艮七、坤八。

"文王八卦方位图，又称后天八卦方位，其八卦方位已见于《说卦》"。所谓后天八卦，实际上就按《说卦》中"帝出乎震，齐出乎巽，相见乎离，至役乎坤，说言乎兑，战乎乾，劳乎坎，成言乎艮"。

先天八卦是乾坤定南北，离坎定东西。后天八卦是坎离定南北，震兑定东西。故后天八卦数是：坎一，坤二，震三，巽四，中五，乾六，兑七，艮八，离九。

后天八卦"循环的过程似乎只体现了顺的过程，即模仿天左旋"，除坎离相对外，其他都是老少相对。

在脐针的使用上采用先天八卦数和后天八卦图。

7. 八卦取象

老子《道德经》言："道生一，一生二，二生三，三生万物。"八卦即三爻卦叫作经卦，也叫"小成之卦"。八卦之所以叫作卦，《易纬》解道："卦者，挂也。言悬挂物象以示于人，谓之卦。"东汉文学家许慎进一步解释道："天垂象，见吉凶，所以示人也，观看天文，以察时变，示神事也。"古人通过卦象反映天道运行的规律及显示事物的吉凶悔吝，这就是我们常讲的"天人感应"思想。

八卦以抽象的卦象来具体地拟象事物，均有所属所指，这些所属所指就是易医学所说的分方归类，八卦自然是分八方、分八类，我们必须牢牢掌握其基本取象，从而能依次类推八卦之万物象。

八卦基本取象如下：

八卦：乾、坤、震、巽、坎、离、艮、兑。

乾震坎艮为四阳卦，巽离坤兑为四阴卦。

八卦形象：乾三连、坤六断、震仰盂、艮复碗、离中虚、坎中满、兑上缺、巽下断。

八卦所属：乾属金为老父，坤属土为老母，坎属水为中男，离属火为中女，震属木为长男，巽属木为长女，艮属土为少男，兑属金为少女。

八卦诸身：乾为天为首，坤为地为腹，震为雷为足，巽为风为股，坎为水为耳，离为火为目，艮为山为手，兑为泽为口。

八卦性情：乾健坤顺，震动巽入，坎险离丽（附），艮止兑悦。

八卦动物象：乾马坤牛，震龙巽鸡，坎豕离雉，艮狗兑羊。

八卦物象：乾天，兑泽，离（日）火，震雷，巽风，坎（月）水，艮山，坤地。

八卦配属见下表：

八卦配属表

卦序	卦名	自然	季节	方位	动物	人	部位	属性	五行	气象	内脏	节气
1	乾	天	秋冬间	西北	马	父	首	健	金	晴	大肠	立冬
2	兑	泽	秋	西	羊	少女	口	悦	金	雨	肺	秋分
3	离	火	夏	南	雉	中女	目	附	火	晴	心小肠	夏至
4	震	雷	春	东	龙	长男	足	动	木	雷	肝	春分
5	巽	风	春夏间	东南	鸡	长女	股	入	木	风	胆	立夏
6	坎	水	冬	北	猪	中男	耳	陷	水	雨	肾膀胱	冬至
7	艮	山	冬春间	东北	狗	少男	手	止	土	雾	胃	立春
8	坤	地	夏秋间	西南	牛	母	腹	顺	土	云	脾	立秋

8. 六十四卦

将八卦两两相重，就形成了六十四卦。

六十四卦，每一卦都有它的卦名、卦画、卦象、卦德、卦辞，还有每一卦六个爻的爻辞，还有象辞、象辞。象辞和象辞都是对卦辞与爻辞的一种解释。

八卦是由阴阳爻的三次组合形成，六十四卦是两个八卦即阴阳爻六次组合形成，为了区别它们，古人将八卦称为八经卦（也称小成卦），六十四卦称为六十四别卦（也称大成卦）。

六十四别卦由上下两个八经卦组成，下八经卦又称内卦、后卦，古又称为贞；上八经卦又称外卦、前卦，古又称为悔。

六十四别卦由六个爻组成，从下至上分别称初爻、二爻、三爻、四爻、五爻、六爻或上爻。古人用上爻、五爻代表天，四爻、三爻代表人，二爻、初爻代表地。并利用这种关系来解释卦意。

上爻——发展顶峰（盛极必反）

五爻——功成业就（居安思危）

四爻——上升新台阶（审时度势）

三爻——功业有成（慎行防凶）

二爻——崭露头角（待机而动）

初爻——事物的初端（潜藏待机）

为什么是六爻呢？不只是从两个经卦组成六爻的，另外还有一个意思，现在白天十二个小时，全天是二十四个小时，古时是按时辰为单位的，白天是六个时辰，全天是十二个时辰，一个时辰是两个小时。六个时辰正好是一昼或一夜，因为每一个时辰都有记录，六个时辰正好是要划六道符号。

这卦的六个爻位有它的规定，阳爻用九来表示，阴爻用六来表示，从下向上的顺序来推。阳爻为什么用九，阴爻为什么用六？这是古人用生数一、三、五的三个奇数的总数的和来表示，一、三、五相加等于九，九又是奇数里的最大，为老阳之数。而阴爻是古人取生数的二、四这两个偶数的和来表示，二四相加等于六，故六为老阴之数，用六来表示阴爻。怎么称谓呢？最下面一个阳爻叫"初九"，最下面一个阴爻叫"初六"。最上面一个阳爻叫"上九"，最上面一个阴爻叫"上六"。从二爻到五爻是将九或六放在前面，如九二、九三、九四、九五或六二、六三、六四、六五。初、三、五为奇数，奇数的爻位是阳爻的爻位；二、四、上为偶数，偶数的爻位是阴位。如果卦中奇数的爻位正好是阳爻的话，就叫当位，如果是阴爻占了奇数的爻位那就是不当位了，因为这个位置不应是阴爻的位置，所以就不当。一般在卦中称当位为吉，称不当位为咎。但不是绝对的。

古代人称呼皇帝为九五至尊，这是什么意思？九五是阳爻占阳位（当位），又是外卦的中爻，说明的是功成业就。如果到达上爻就成了物极必反，盛极必衰的境地。说起九五的数，九既是数的最大，也是阳数的最大；五既是生数的最大，也是生数与成数的分界数，所以九五是大吉之数，故也是皇帝专用之数。再看五月初五是端午，九月初九是重阳，为什么在中国的纪历里这两个日子单独列出？要多加思考。

有的爻与爻之间，是遥相呼应的，怎样呼应呢？它是指上卦与下卦之间的呼应，如初爻与第四爻，第四爻是上卦的初爻，它们正好是遥相呼应。其他二爻与五爻、三爻与上爻都是遥相呼应的。但有个条件，这个条件必须是一阴一阳才相应，叫做比应；如果两爻同为阳，或同为阴，则不相应，叫做敌应。普通的观念认为这是同性相斥、异性相吸，其实，是阴气与阳气必须相交的自然法则。

六十四别卦每卦都有一个总的卦意，可得六十四种解释，每一爻又有具体的意义，又得出三百八十六种意义，再加上各种爻与爻之间的关系，以及互体之经卦、连互之别卦以及变卦等，相互交错，包罗万象。如果不被阴爻、阳爻、八经卦、六十四别卦这些符号所迷惑的话，那么可以发现，它们的种种变化不过都是一串串的二进制数码，在电子计算机的运行过程中，同样也是一串串二进制数码的变化，它们之间的相似确实令人感到困惑和惊讶，因为前者的实质是将万事万物数码化，以数码的形象来预测事物的发展，而后者的实质也是将事物用数码来表示，并通过数码的运算（最终结果也是数码的形象变化）来判断事物的状况。

如果我们规定阴爻－－为0，阳爻—为1，自下而上计数（在《周易》里，均为自下而上计数，被称之为逆数），它们之间的对应关系如下：

乾	兑	离	震	巽	坎	艮	坤
111	110	101	100	011	010	001	000
7	6	5	4	3	2	1	0

因此，八经卦相当于三位的二进制数字，这样，六十四别卦就相当于六位的二进制数字。以家人卦为例：

风火家人　　　　011101　　　　　　　　29

由二进制数字转化为十进制数字的公式如下：

$$011101 = 0 \times 2^5 + 1 \times 2^4 + 1 \times 2^3 + 1 \times 2^2 + 0 \times 2^1 + 1 \times 2^0$$
$$= 0 + 16 + 8 + 4 + 0 + 1$$
$$= 29$$

因为六十四别卦，在脐针疗法初级班学习中并不是主要的学习内容，初学脐针主要是掌握八经卦，只要掌握了八卦应该说对六十四卦也就基本掌握了。

9.《周易》的四大要点

理、象、数、占是《周易》的四大要点，因为不是专学易学，只作简单叙述，对它的基本概念作一个大概了解。

（1）理：即易理，《易经》中的哲理，探讨宇宙人生的能变、所变与不变之原因。易理是十分重要的，通晓易理才能将易医结合起来，才能在临床上有所作为。"理是同理，法无定法"，懂得了易理，法由心生。在学习易医学时首先是将理弄清楚，也只有将理弄清楚了，才能触类旁通。很多同学在学习中医时对什么药治什么病十分感兴趣，对民间偏方特别热情，收集了许多这种方子，靠这种死记硬背的方法来学习，这是一种很笨的学习方法，世界上的疾病多得不能胜数，你能记得过来吗？这是学"法"，是低级的学习法，因为法无定法，只要将理掌握了，就能举一反三，这叫"万法归宗"。懂得了理，遇到新的疾病、从无见过的疾病、疑难病也就可以从理上分析，演化出治疗的方案，定出治疗的原则，这叫"法由心生"。《内经》说："阴阳不测谓之神，神用无方谓之圣。"说的是当一名所谓的"圣医"，不是一个方一个方地去学习，去死记硬背，只要掌握它的规律，任何方都能生化出来。《内经》为医书之祖，它有多少方？整本书也只不过十三个方，而且现在后人也不大用，但它依然被后人奉为圭旨，当然刚开始学习时还是需要多背一些古典经方。

（2）象：《易经》中用卦象、爻象来表现事物的物象，表现世界生成发育的万有理象，从中寻求其变化的原则。象数构系是中国古代文化的一个重要的组成部分，有象就有数，有数可见象。象数构系也是中医的一个组成部分，否定了象数也就否定了中医。物有物象，卦有卦象，凡物均成象，有象就能定阴阳，有了阴阳就能行变化，就能进行治疗。因为凡成象的物都是属"形"和"器"的范畴，只要是器就有它的时间寿命，到了这个时间它就会解体，就会气化。人也如此，所以没有什么人能够长生不老，这是因为大家都没有逃出器的范畴。

（3）数：河洛理数，是现象界的数理，推演它的变化而知人事与万物的前因后果。这个数并非是数学界里所指的实数，它常是虚数与实数混绕结合，实实虚虚，虚虚实实，这在中国古文化里叫"数术学"，是易医学里的一个比较大的内容，在易医临床治疗里起到至关重要的作用。数术也是遵照"分方归类"的易医原则，数随方变，有多少方就有多少数，比如以阴阳二方分，其数就是以奇偶来定阴阳。以三才分，其数就是以"道生一，一生二，二生三，三生万物"的原则来定。如四分法就取"四象"来分，其中一代表老阳，二代表少阴，三代表少阳，四代表老阴。如五分法就取河图数，就是"天一生水，地六成之。地二生火，天七成之。天三生木，地八成之。地四生金，天九成之。天五生土，地十成之"来行变化。这里的数常非实数，而是虚数，它代表着一个甚至几个物象，比如"天一生水，地六成之"，其中的一、六并非是具体的数，而是表示水的这一大类物质，比如这一大类就代表北方、代表寒冷、代表黑色、代表人体的肾脏、膀胱、代表人体的生殖系统、代表耳朵等。分方归类是根据需要将世界上的万事万物分别进行归纳，然后进行临床应用。

（4）占：易占是用易学理论为依据的占卜预测方法。占是易经的具体应用，是一种极其复杂的思维方式和运算方式，在易医学中占有比较重要的地位。2007年曾两次到河南安阳参观了殷墟甲骨文发现地，看到绝大多数的甲骨文主要记载了占卜的内容。

10.《易经》的四大原则

简易、不易、变易、交易是《易经》的四大原则。

（1）**简易**：宇宙间天地自然法则本来就是简朴平易的。说的是易道大至宇宙宏观世界，小至尘埃微观世界的高度概括性和可行性，说明了易学易知，易从不神秘。任何事物都有其根，这个根就是事物的原始起点，只要把握了这个根，就能很快地了解事物的本质，就像一颗大树虽然它枝叶茂盛、形态各异，但它的根是关键，只要顺根而上，顺干而上，就能十分清楚地了解这棵树的来龙去脉了。世界上的人多达几十亿但只有两类，男人与女人，这就是简易。"大道至简"，越是简单的东西越有生命力，因为世界上的东西其原理是简单的，就像中医虽然分支繁杂但其原理就是阴阳，把握了阴阳就把握了中医。

《易经》所表述的象都是宇宙万物的现象。乾卦为天，坤卦为地，震卦为雷，巽卦为风；所阐述的理也是宇宙万物变化的法则，如震为雷，雷为动，巽为风，风为无所不入；其易数更为简易，《易经》中只讲一位数"一"，而其余诸数都是由"一"递增而来的。其计算方法只有两种，即加法和减法，因为万物的变化不是增加就是减少。

《易经》中的八卦和六十四卦演绎出了宇宙、社会和人生的无穷变化，而表现这些变化的仅仅是两个简单的符号：阳爻"——"和阴爻"— —"，就像今天的计算机中的脉冲二进位"01"，科学家用"0"、"1"两个符号，演变出无穷的信息数据。这正是越是简易越有变化的功能，越是复杂的变化，其法则越是简易，这就是"大道至简"！

（2）**不易**：易是变，不易就是不变。不易是指永恒的自然法则是不变的，宇宙的规律是不变的。自然的万事万物虽然错综复杂，但总是处在相对稳定的状态中，这是事物内部阴阳处于相对稳定状态中，这叫平衡。平衡是一个很重要的法则，大自然如此，人体亦如此。一旦这个平衡发生变更，大自然就会自动地进行调节，使其重新回归平衡。人体同样是这样，人体的阴阳平衡一旦失调，人就会患病，故中医认为"阴阳失衡之谓病"。在失衡的初期，人体会通过自身调节系统来进行自我调节，如果阴阳失衡超出了自身调节能力范围，就必须利用外界的力量来进行纠正，这就是用医之道。医生利用药物、手法、针灸等方法来使其失衡的阴阳重新达到平衡。大自然的调节也是有限度的，一旦超过了这个限度，大自然本身就无法调节了，这样整个自然环境就进入了恶性循环，比如大自然对空气的污染净化、对海水的净化等。懂得了这个道理就会善待大自然，善待大自然其实就是善待人类自己，善待我们的子孙后代。

前面已经讲过，"形而下者为器"，凡为器者均有破损的一天，就有气化的一日，故世界上凡有形之物均不可能永远不坏，就像人不能长生一样，这是宇宙的规律，大自然的法则，是不易。易道揭示的是宇宙万事万物运动变化的矛盾对立和统一，说明了宇宙万事万物发展过程中的可识性和稳定性，易为变，不易即不变，在不易里有相对稳定的不变和永恒法则的不变。如作卦中的阴爻和阳爻象征自然现象中白昼与黑夜、山的背阴面与山的向阳面、月的阴晴与圆缺、人的男与女、动物的雌与雄等。同时还说明自然界万事万物的变化是不以人的意志为转移的，如道分阴阳，阴阳既对立又统一，因为统一所以有发展，因为对立所以物极必反，盛极必衰。受这"不易"哲理的启示，古圣贤们便归纳出人间的"无为法"，即顺其自然法则的便有所为，违逆自然法则的便要有所不为，故凡行大事者都要"有所为，有所不为"，这也是"顺天则昌，逆天则亡"。有所为是自强不息的创新精神，有所不为是居安思危的忧患意识。

（3）**变易**：易，变也。易经就是变经，易医学就是动态医学，脐针的治疗也是强调一个"变"字，在变中做文章。《系辞传》曰："易之为书也不可远，为道也屡迁，变动不居，周流六虚，上下无常，刚柔相易，不可为典要，唯变所适。"言明变是《周易》一书的根本宗旨。"易穷则变，变则通，通则久"意思是当事物发展到穷困地步时，就应促其变化以求通达，只有通了以后方可长久，即"往来不穷谓之通"。天地自然的万事万物，以及人事随时处在交互变化之中，永无休止。变就能动，动中有变，故中国话说"变动、变动"，有变才能动。任何事物当它内部阴阳双方在矛盾斗争中由量变发展到一定极值时，必然会出现质变，"物极一变"。但是这种变的法则，是有其必然的准则可循，并非乱变。它展现的是宇宙万事万物的千变万化，无一定式的运动性和变化性，体现了宇宙永恒运动的本质。变是绝对的，不变是相对的。因为易经八卦本身就是从自然现象的变化中演绎出来的；其次，大自然的万事万物变化是有一定规律的，这种规律称为"道"，一切的变化都应遵守道，这叫遵天意。我们人类也应在行为上守道，应顺天意，俗话说"得道多助，失道寡助"就是这个意思。

（4）交易：在大多数的探讨、研究、解释易经的书里，对易经的原则只是说三条，即简易、变易、不易。为什么要加上交易这一条呢？因为在易医学的理论和临床上交易是一大原则，在治疗疾病时千万不能忘记"交易"，故将交易放入易经的原则中，这就成为四大原则。

何谓"交易"？就是阴阳相交。易经里的爻其本意就是"相交"的意思，交易本身就是易经的原则之一。《象辞传》解释泰卦（上坤下乾）时说："天地交而万物通。"解释否卦（上乾下坤）时又说："天地不交而万物不通。"而解释咸卦时说："天地感而万物化生，圣人感人心而天下和平。观其所感则天地万物之情可见矣。"这个"感"就有交通之义。即天与地交通万物才能化生；圣人与百姓之心交通，天下才能和平。《系辞传》又进一步说："天地氤氲，万物化醇。男女构精，万物化生。"将交易不但用在人类也用于天地，认为只有相交世界的万事万物才能发展，才能壮大。因为《易经》是圣人取法于天地而得，故"易与天地准，故能弥纶天地之道"，《周易》与天地等同，包括天地变化的法则，而天地又为万物之本源。人作为万物之灵，同样是天地交易的产物，因此，人事应当效法天地之道，千万不可违背。《文言传》提出："夫大人者，与天地合其德，与日月合其明，与四时合其序，与鬼神合其吉凶。先天而天弗违，后天而奉天时，天且弗违，而况于人乎？况于鬼神乎？"告诉我们应掌握天地之德，四时之序，依此行事便可无忧。

易医临床上要多注意"交易"，中医最基本的就是阴阳五行，入学之初老师就说阴阳，谈五行，治疗疾病时要用阴阳。怎样用阴阳？是许多同学甚感困惑的事，阴阳好讲，但难用，这是大家的体会。阴阳怎么用？最简单的方法就是凡阴用阳，凡阳用阴。具体地说就是多阴者用阳，多阳者用阴。如果在易医治疗里使用了交易，就会发现你的治疗效果就会比别人好，为什么？这是你懂得了阴阳的交易。

二、脐针疗法的理论之二——脐中医基础理论

在脐针推广普及的三年里，世界各地已经有十多个国家及数百名大夫掌握了脐针的治疗方法，根据疗效的反馈，许多同学在临床上得心应手，但也有一部分同学在治疗上达不到很好的疗效，这是为什么？经过反复地了解与分析，发现易经的基础和中医的水平是主要的原因。很多同学学了十几年的中医，对中医的基础十分了解，但是不会用，比如说"治病必求于本"，这个本就是阴阳。这个道理都清楚，但在临床上如何使用这个阴阳？又觉得无从下手了。这种情况的出现反映了目前我国的中医教育方式，在中医药大学里往往搞基础的不懂临床，搞临床的又没有时间来教基础，这样下来就形成基础与临床脱节的局面，中基讲得头头是道，但一上临床就目瞪口呆。脐针虽然属于易医学范畴，但是最原始、最古老的中医，与现有的中医是同源同根，在许多方面是息息相关，难分彼此的，中医的底子好了，在易医和脐针的使用上也就能事半功倍。比如用脐针治疗头痛时，其思维只停留在用脐洛书全息一种方法上，取不到应有的疗效时不会转换思维，用中医经络的知识将头痛的症状落于脏腑上，这就影响了疗效。头痛在中医里可因其部位不同，其脏腑的归属也不同，比如巅顶痛属于督脉或足太阳膀胱经，而前额痛就属于足阳明胃经，如果是偏头痛可能就属于足少阳胆经了，作为脐针医师就应该根据中医的经络知识结合脐针理论，将病痛落实在脏腑上，在治疗巅顶头痛时除了扎脐洛书全息外，还可以扎脐部的离位（督脉）或扎水火既济（膀胱经）。治前额痛就可以扎艮位与坤位，治偏头痛可以扎巽位与震位，这样治疗效果就要好得多，当然头痛还与许多经有关，如阳维、阳跷、肝经、肾经等。所以作为一个好的脐针大夫没有扎实的中医基础知识是不可能成为"大医"的。

一个好的脐针大夫除了熟练地掌握脐针的几个理论外（特别是脐易学理论）还必须掌握必要的中医基本理论，这样才能在变化莫测的疾病中保持头脑清醒，不会被疾病的表面现象所迷惑。

传统的中医理论基础内容广泛，在这些理论里对我们最有益、最有用的就是藏象学说、经络走行及病机，现在复习一下这些基础知识。

（一）藏象学说

"藏象学说"是中医理论体系中的中心环节之一，是中医推究生理机制的

指导理论，是在这个理论基础上探讨病理机制问题。所谓的"藏"就是指藏府，"象"就是指功能反映于外的征象。故中医的"藏象学说"是一种基于内在的形质（藏府），联系其外在的表现的征迹（藏象），从而据"象"以推论藏府功能变化的理论与方法，这也就是易医学里经常说的"有诸内必形于外，有诸外必应于内"的理论。又因为"阴阳五行"是中国古文化的基石，中医是中国文化的一大分支，阴阳五行在中医里的运用首先体现在中医的"藏象学说"里，故中医的"藏象学说"实质就是"阴阳五行"理论的人体生理观。

　　脏腑包括五脏与五腑（因为在脐针治疗中没有使用"三焦"，故笔者将其省略），五脏者心、肝、脾、肺、肾也，五腑者小肠、胆、胃、大肠、膀胱是也。虽然中医里的脏腑在西医的眼中都属于人体的器官，都是解剖里的脏器，但因为中西的思维不同，西医眼中的脏器没有什么根本的不同，而中医眼里却大不相同，中国古人将这些脏器划分为五脏六腑和奇恒之府。古人认为"藏"的功能机制主要表现为"藏而不泻"；"府"的功能机制主要表现为"泻而不藏"。《素问·五脏别论》说："所谓五脏者，藏精气（神）而不泻也。""藏"的功能机制是"满而不能实"，"府"的功能机制是"实而不能满"，因此很清楚地知道"藏"是主封藏、主静，而"府"是主通达、主动，故前者属阴后者属阳。奇恒之府者，脑、髓、骨、脉、胆、女子胞是也。《内经》说："此六者，地气之所生也，皆藏于阴而象于地，故藏而不泻，名曰奇恒之府。"说明了奇恒之府虽为"府"，但却有"藏而不泻"的作用。因为根据"凡病皆源于脏，凡病皆落于脏"的易医原则，又"五行应五脏"，故对于五脏、六腑及奇恒之府，我们将重点放在这个"脏"上，而五脏的功能、作用，就显得更为重要。

1. 心

位于胸内，外包心包，它的主要生理功能有以下几点：

（1）**心主血脉，"其华在面"**：心主血脉是指心脏和血脉之间的关系，主要表现在输送营养、气血循环的相互联系的作用上，使来自胃中经化生以后的精微集中到心，由心散到脉，而百脉又朝宗到肺，然后再把精气散布于周身皮毛。既体现了心有推动血液在脉管内运行的作用，又体现了大小循环作用的概念。《素问·六节脏象论》云："心者……其华在面，其充在血脉。"《痿论》说："心主身之血脉。"心主血脉包括两个方面，其一是主血，其二是主脉。全身的血都在脉中运行，依赖心脏的搏动而输送到全身，发挥其濡养的作用。《素问·五脏生成》说："诸血者，皆属于心。"脉为血之府，《灵枢·决气》

说："壅遏营气，令无所避，是谓脉。"心脏之所以能够推动血液的运行是赖于心气的作用，《素问·平人气象论》所谓"心藏血脉之气"，就是指的这种气。人体的心气旺衰可以从脉搏的变化及面部色泽反映出来，心气旺，血脉充，则脉搏和缓有力，面色红而有光泽，即所谓的"其华在面"；心气衰，心血少，脉虚而细弱，面色白而无华。

《素问·五脏生成》又说："心之合，脉也；其荣，色也；其主，肾也。"一段中对于"其主，肾也"这一句，从五行生克的道理上来讲，因心属火，受水之制，所以肾为其主了。也说明了心与肾的关系是十分密切的，在脐针治疗中我们取针"水火既济"针法主要就是治疗心肾的疾病，也是调节心肾之间关系的一种很好的方法，是常用的针法之一。

但凡事不能不及也不能太过，如果一个老人面色红润，并非是健康的征兆。本来老年人，脏器功能已经开始衰退，心功能同样衰退，其面色应该不是红润，这是正常的。但这个老人却红光满面，不懂的人往往会认为他身体健康，其实不然，这可能是高血压的征兆，是脑出血的前期，这是心气太过，面华太过。

（2）**心主神志**：心主血脉大家比较容易理解，西医也比较接受，因为西医的解剖同样可以证明心血管系统的存在，并且与中医无异。但大多数的西医对"心主神志"不甚了了。心主神志就是心主神明，或说心藏神。这个"神"有广义和狭义之分；广义的神是指整个人体生命活动的外在表现，比如人体的形象、言语、应答、肢体活动等。而狭义的神则是指人的精神活动、意识、思维等。

心主血脉与心主神志是不可分割的，血液是神志活动的物质基础。因为心具有主血脉的生理功能，所以才有主神志的功能，《灵枢·本神》云："心藏脉，脉舍神。"现代医学也认为；在人体中大脑所消耗的血氧占人体全身的百分之六十，也就是说人体的血液供给大脑是占全身血液的大部分，大脑是干什么的？是精神活动的场所，虽然中医和西医在主神志归属方面不同，但在血脉和神志不可分割这一点上是相同的。心的气血充盈，则神志清晰，思考敏捷，精神充沛。如果心血不足，常可导致心神的病变，出现失眠、多梦、健忘、神志不宁等症。如果血热扰心还可以见到谵妄、昏迷、不省人事等。

（3）**心为主宰，"君主之官"也**：《素问·灵兰秘典论》云："心者，君主之官也，神明出焉。"《灵枢·邪客》说："心者，五脏六腑之大主也，精神之所舍也。"何谓君主之官,就是主宰着人体的一切活动,所以五脏六腑的活动、四肢百骸的运动、思维情志的变化等都是在心的支配下来发挥各自的功能。《淮南子》说:"心者,五脏之主也,所以制使四支,流行血气。"

中医的病机十九条是《内经》里对疾病的归纳,是十分重要的辨病根据;在这十九条里,其中五脏各有一条,上下各有一条,风寒湿各有一条,但火与热相加共计九条。如果把五脏的心和火与热的九条相加的话,那么在十九条的病机里,属心、火、热的就占了大部分。为什么我们将心与热、与火连在一起,因为在《易经》里它们都属一个分方归类里,它们的内在都是阳在不同方面的最大释放阶段。心是在人体内器官里阳的释放的最大器官,心脏一天十二个时辰不停地做工,不断地搏动,不断地射血来供给机体的所需。火是指在天这个层次来讲,而热是指在地的层次来讲,都是指阳在释放的最大阶段。

(4)**心开窍于舌**:心位于胸中,心经的别络上行于舌,故心的气血也上通于舌。《千金方·心脏脉论》说:"舌者,心之官,故心气通于舌。"如果心有病变可从舌体上反映出来。如心血不足则舌质淡白,心火上炎则舌尖红或舌体糜烂,心血瘀阻则舌质紫黯或出现瘀点、瘀斑,热入心包或痰迷心窍,则见舌强语謇。心的生理和病理变化都能影响到舌,故有"心开窍于舌"与"舌为心之苗"的说法。但笔者对于这个"心开窍于舌"有自己的看法,既然说开窍,就应该知道这个"窍"的含义,"窍"其实就是洞穴的意思,我们可以参考其他四脏的开窍关系,肺开窍于鼻、脾开窍于口、肝开窍于目、肾开窍于耳和二阴,为什么是心的开窍在不是窍的舌呢?刘力红先生在《思考中医》一书中解释说这是心为君主之官的佐证,有一定道理,但笔者认为"心开窍于目"(与肝相同)比较合适。中医说"久视伤血劳于心"已经说明这个目与心的关系。俗话讲"眼睛是心灵的窗户"都是指目与心的关系。另外从心经的走行及心经的络脉和心经的别络的走行都可以看出心与眼的关系,比如手少阴心经经脉自心脏发出的干线有三条,其中第二条由心脏发出分左右两支,上行沿食道两侧经咽喉,穿过上腭到达眼眶内,分布于眼球后方通入脑的脉络,在此与脑发生联系;《灵枢·经脉》曰:"心手少阴之脉,起于心中,出属心系,下膈络小肠;其支者,从心系上挟咽,系目系。"又如手少阴心经的络脉的第二支沿手少阴心经上行,经过肘关节前面尺侧,肱二头肌后侧至腋下,在锁骨下方进入胸中,分布于心脏。从心脏起沿食道两侧上行到咽喉两侧,分支分布于舌。其主干线上到眼眶内,分布于眼球后方通入脑内的脉络,在此与脑发生联系。手少阴心经分布于目系，因此，手少阴心经的络脉在此与手少阴心经相会合，并分支又与手太阳小肠经相合。

手少阴心经的络脉，是一条特殊的络脉分布，同别络一样分布于内脏及头上的器官，形成手少阴心经分布到心、眼睛和脑的并联线路，并与手太阳经吻合，成为别络的并联线路。《灵枢·经脉》曰："手少阴之别，名曰通里，去腕一寸半，别而上行，循经入于心中，系舌本，属目系……别走太阳也。"

手少阴心经别络起于腋下，胸大肌与背阔肌之间的手少阴心经。沿手少阴心经上行入胸内，分布于心脏。在心脏分支沿动脉两侧上行，在喉咙两侧，外出于面部，斜行向上至眼内角，在此与其表里经手太阳小肠经相衔接，构成"六合"中的第四合，形成表里经经气相互交流的通路。《灵枢·经别》云："手少阴之正，别于渊腋两筋之间，属于心，上走喉咙，出于面，合目内眦，此为四合也。"从上述几点出发可见心开窍于目是有道理的。

中医的心实际上在很多方面包含了西医解剖学的脑的功能，脑的功能是什么？是思考、思维，按中医的理论来讲是主神志，是中枢神经系统的主要功能。中医是重功能，西医是重器官。一个脑出血的患者出现肢体瘫痪，常伴有舌活动的受限，舌体活动的不便，讲话则口齿不清。西医讲脑病，而中医讲心有疾了。

（5）**心与小肠相表里**：心为脏，小肠为腑。小肠上接胃，下接大肠。而小肠的主要生理功能，一是主受盛和出化物，小肠的受盛功能主要体现在两个方面：一是说明小肠是接受胃已初步消化的食物的盛器；二是指经胃初步消化的食物在小肠里停留较长的时间，以利于进一步的消化与吸收。故《素问·灵兰秘典论》说："小肠者，受盛之官，化物出焉。"

二是泌别清浊，其主要体现在三个方面：其一，将经过小肠消化后的食物分为水谷精微和食物残渣。其二，将水谷精微吸收，把食物残渣输送大肠。其三，在小肠内吸收大量的水液，故又称"小肠主液"。

三是为水道，也称通调水道。《灵枢·经水》说："手太阳外合淮水，内属于小肠，而水道出焉。"而膀胱的作用也是主通水道，在经络的联系上说足太阳膀胱与足少阴肾互为表里，肾对于水道的通调起到主要的作用，小肠也参与其间。隋·巢元方论小便之来由说：膀胱与肾为表里，都主行水，水入小肠，下行至膀胱，然后由尿道排出。说明小肠是水道的上源。

心的经脉属心而络小肠，而小肠的经脉属小肠而络心，二者通过经脉的相互络属构成了表里关系。在人体内这两个脏腑互相影响，如心有实火可移于小肠，引起尿少、尿热、尿赤、尿痛等。反之，小肠有热也可循经上炎于心，可见心烦、舌赤、口舌生疮等。

2. 心的主要病症

心的主要病症有下列几点：

（1）有关精神方面的病症：因为心藏神，凡因精神因素对人体干扰的都可以是伤及"心神"。在精神因素方面也是有两种情况，即太过与不及，这个太过和不及都是不健康的表现，比如健康的人往往是精神愉悦，而身体不佳则常是悲观消沉的。临床上我们经常可以见到由于心藏神，神太过，常表现为"大笑不止"或"偷笑不休"的阳象病症，也可见因神不足而出现的"悲伤不胜"的阴象病症。《素问·调经论》曰："心藏神……神有余则笑不休，神不足则悲。"《灵枢·本神》说："心，怵惕思虑则伤神，神伤则恐惧自失，破䐃脱肉，毛悴色夭，死于冬。"所以人的心气是有一个度的，凡太过和不及都是不健康的。

（2）出血或血不流：凡有关人体血的问题都应该属于心的范畴，对于出血的病理机制大凡属于"阳气内动"，而阳气之所以内动又往往与精神刺激有关，所以《素问·痿论》有说："悲哀太甚则胞络绝，胞络绝则阳气内动，发则心下崩，数溲血也。"

至于血不流主要是说血循环不良引起的病症，《内经》中明确指出了血不流的原因，其一是为心气减弱或衰竭，其二是为心脉阻滞不通。它认为由于"脉不通"则"血不流"，因血管不通畅而血流停止，表现为毛色不润泽，面黑像漆，人瘦似柴，标志着"血先死"的征兆。

（3）身热，色赤，及"诸痛痒疮，皆属于心"：身热者谓皮肤发热也，色赤者皮肤发红也，都是热象，其脉可以表现为"心脉太过"。心属离，为夏，为火，为热，所以这一切都与心有关。《内经》所说"夏脉太过，则令人身热而肤痛"，又概括性地说："火热受邪，心病生焉。"这些都好理解，都体现了热、赤与心的关系。"诸痛痒疮，皆属于心"是《内经》里关于病机十九条的其中一条，对于西医就不大好理解了。中医就是这么一回事，中医就认为凡人体的疼痛、发痒、生疮都是来自于心的毛病，都落于心，其实是将一切可引起炎症（红、肿、热、痛、功能障碍）、作痒的、疮疡的疾病都属于心，说明了这些症状和血液、血管、血流的关系。初学中医和西学中的大夫十分不理解这个病机，认为太不科学了，但是在临床上一用就觉得中医的伟大，凡疼痛、发痒和生疮从心上治疗，速度快，疗效好。虽然诸痛痒疮皆属于心，但其中痛和疮为实证，而痒则是虚证，在下针时要注意补泻的关系。

（4）**胸周痛满及心痛**：民间所说的心痛其实并非是真正的心痛，是通指心区的疼痛感，就像《素问·标本病传论》所说："心病，先心痛，一日而咳，三日胁支痛。"但真正的心痛就不是如此，心痛很剧烈，手脚发冷，一发作就有死亡的危险，在《灵枢·厥病》里是这样描述的："真心痛，手足青至节，心痛甚，旦发夕死，夕发旦死。"心有病，除胸中痛外并可以牵连心脏上下周围作痛，还可以牵引到腰部，还引起嗌干、口渴欲饮、胁痛、臑臂内后侧痛等。

（5）**心肾不交**：所谓的"心肾不交"是指有许多病症，由于"心"与"肾"的功能失去了本来的"互相为用"的作用，具体表现是一系列与"神"有关的症候群，比如失眠、健忘、心神浮越、精神散乱、怔忡不安等，其主要表现是不及，是"虚"的范畴。孙思邈在《千金要方》里说："夫心者火也，肾者水也，水火相济。"朱丹溪在《格致余论》里说："人之有生，心为之火，居上；肾为之水，居下；水能升而火能降，一升一降，无有穷已，故生意在焉。"而周慎斋在此基础上加以发挥，认为肾水之中有真阳，上升而生心中之火；心火之中有真阴，下降而生肾中之水；而所谓的真阴真阳就是指心肾之中的真气；因此得出一个结论：欲补心必先实肾，欲补肾必先宁心，这就是"交心肾"的治疗原则。后人将心和肾看做人身两个重要的生命根源，心肾代表了水火，水火代表了阴阳，阴阳代表了真气。心不只是火，它也含有真阴；肾不只是水，它也含有真阳，故心肾相交，水火既济就形成了一个重要的治疗方法。

3. 小肠的病症

在脐针疗法里，小肠的疾病与心的疾病都是在离位进行治疗，这个后天八卦的离位既代表了心，同时也代表了与它表里关系的小肠，在易医学里如果既有脏的病又有腑的病，我们按照"凡病源于脏，凡病落于脏"的原则，先治脏，特别是在水火两位（即心肾）在易医学里是没有表里位，故只取坎离。为了在今后更容易进行辨证，我将腑与脏的病症联在一起学习，这样更加实用。

（1）**口糜**：是指一种口唇糜烂的病症，也是生在口中的一种疮疡。其病理与小肠的实热有关。《素问·气厥论》云："膀胱移热于小肠，隔肠不便，上为口糜。"《中藏经》曰："小肠实则伤热，热则口生疮。"在经络关系上讲，小肠之脉络心，循咽下膈而属小肠。小肠之下叫阑门，有济泌别汁，渗入膀胱的作用。现在，膀胱之热反移行于小肠，以致不能下渗，所以湿与热随经气上逆，出现口糜的病症。但以后许多医书里所说的口糜则多指心、肺、胃三经的蕴热上乘，发生满口生疮或生于上腭而呈细白星点状之症。

（2）**下重，便血，痔**：下重，指里急后重的症状；便血，是指大便出血；这两种症状都与小肠有寒有关。《金匮要略》说："小肠有寒者，其人下重便血。"《中藏经》也说："虚则伤寒，寒则泄脓血，或泄黑水，其根在小肠。"所以下血之症不一定都属实热。

痔，乃肛门病，隋·巢元方《诸病源候论》描述了五种痔疮的形症，认为是经脉流溢，渗漏肠间，冲发下部所致。《中藏经》提出小肠之热，久不能泄，可以渐渐酿成痔疾的说法。《金匮要略》说："小肠……有热者，必痔。"

（3）**与经脉有关的病症**：与手太阳小肠经有关的病症中，是动诸病则有：咽痛，颔肿，肩及臑部有似拔似折的感觉。所生诸病有：耳聋，目黄，颊部肿胀，自颈至颔连及肩、臑、肘、臂的外侧都痛。以上主要是根据经脉所过，及其所络所属，而指出了有关小肠经脉所主的病症。

4. 肺

位于胸中，其主要的生理功能有下述几条：

（1）**肺主气，司呼吸**：肺主气，"肺者，气之本"。首先，应该知道什么是气，知道了气，也就比较好理解肺的功能了。气是什么？《素问·六节脏象论》说："黄帝问曰：愿闻何谓气？请夫子发蒙解惑焉。岐伯曰：此上帝所秘，先师传之也。帝曰：请遂闻之。岐伯曰：五日谓之候，三候谓之气，六气谓之时，四时谓之岁，而各从其主治焉。"从上文我们可以知道什么是气。五日一候，三候为一气，也就是十五天，十五天的周期就叫气，原来气指的就是节气，是我们所说的农历的二十四个节气，从气的概念中知道了天地变化的基本节律就是气，就是农历的节气，也就是天地在十五天有一个变化，在这个节律上人也要有一个类似的同步变化，这个变化跟上了，天人就合一了。那么在人体内负责这个基本节律变化层次上的天人同步就是靠肺，所以"肺者，气之本也"。《内经》也说了，天气通于肺，就是说的这件事。但中医所说的气不仅指天气，呼吸之气，而包括了身体内的各种气，如真气、元气、经脉之气等，所以《内经》又说，诸气皆属于肺。

所以，肺主气至少有三个方面：第一，是主人体与大自然气候变化进行同步的基本节律，这在上面我们已经讲了。第二，是主人体呼吸之气。第三，是主人体的一身之气。

呼吸是维持人体生命活动基本形式之一。肺主呼吸之气，是指肺是体内外气体交换的场所。人体通过肺，吸入自然界的清气，呼出体内的浊气，实现了体内外气体交换的过程。通过肺的呼浊吸清、吐故纳新，促进气的生成，调节体内气的升降出入，保证了人体新陈代谢的正常进行。

肺主一身之气是由于肺与宗气的生成密切相关。中医认为：宗气是水谷之精气与肺所吸入之气相结合而成，积于胸中，上出喉咙以司呼吸，又通过心脉而布散全身，以温煦四肢百骸和维持它们的正常生理功能活动，故肺起到了主持一身之气的作用。

肺的呼吸运动，即是气的升降出入运动，肺的节律的一呼一吸，对全身之气的升降出入运动起着重要的调节作用。肺主气的功能正常，则气道通畅，呼吸均匀和调。如果肺气不足，不仅会引起肺呼吸功能的减弱，而且也会影响宗气的生成，造成呼吸无力，或少气不足以息，语音低微，身倦乏力等气虚不足的症状。

（2）"**肺主治节**"：什么是治节？这个概念出于《素问·灵兰秘典论》，节与气是相呼应的。前面已经讲过三候为一气，一个月有两个气；一个叫节气，一个叫中气，所以统称为二十四节气。这样我们就搞清了节与气是十分相近的概念。治节就是治这个"节"。这个"节"怎么治？这个问题困扰了很多人。无法理解这个问题，似乎古人在说一个与疾病无关的事。其实不然，"人与天地相应"，前面已经讲了一年有二十四个节气，这个节是与人体的关节相对应的。我们看人体有六对大关节（即腕关节、肘关节、肩关节、踝关节、膝关节、髋关节），即十二个关节，这正与大自然的十二个月相对应。而每个关节都有两个关节面正与二十四节气相对应，这个节气的"节"与人体关节的"节"有着很密切的联系，凡因气候关系引起的人体关节病变都可以从"肺"上治疗，这就是"肺主治节"的奥秘。

（3）**肺主宣发，外合皮毛**："宣发"是指肺气向上的升宣和向外周的布散；肺主宣发的生理作用体现在三个方面：一是通过肺的气化，排出体内的浊气。二是将脾所转输的津液和水谷精微，布散到全身，外达于皮毛，即《灵枢·决气》说："上焦开发，宣五谷味，熏肤、充身、泽毛，若雾露之溉，是谓气。"这里所说的上焦开发主要是指肺的宣发作用。三是宣发卫气，调节腠理之开合，将代谢后的津液化为汗液排出体外。皮毛位于体表，是人体外御屏障，而皮毛是由肺输布的卫气与津液所温养，故《素问·阴阳应象大论》有"肺生皮毛"之说。肺主呼吸，而皮肤之汗毛孔也有散气以调节呼吸的作用，故《素问·生气通天论》称汗孔为"气门"，皮毛也有宣肺气的作用。外邪侵袭常由皮毛而犯肺，出现恶寒、发热、鼻塞、咳嗽、气喘等肺气不宣的症候。《素问·咳论》说："皮毛者肺之合也。皮毛先受邪气，邪气以从其合也。"指出了这种症候的病理特点。肺气虚弱，不能宣发卫气津液于皮毛，不仅可以使皮毛憔悴枯槁，还可以引起卫外功能的不足而易患感冒。由于卫气与肺气的宣发有关，卫气司汗孔的开合，所以肺卫气虚，肌表不固，则常自汗出；而肺卫闭实，毛窍郁闭，又常见无汗的症状。

（4）**肺主肃降，通调水道**："肃降"即清肃下降的意思。肺居胸中，位于上焦，其气以清肃下降为顺。肃降是肺气向下的通降和使呼吸道保持洁净的作用。肺主肃降的生理作用体现在三个方面：一是吸入自然界的清气。二是由于肺位最高，为华盖之脏，故将肺吸入的清气和由脾转输至肺的津液和水谷清微向下布散。三是肃清肺和呼吸道内的异物，以保持呼吸道的洁净。若肺失清肃，气不得降，即可以出现胸闷、咳嗽、喘息等肺气上逆的病变。肺气的不断肃降使上焦的水液不断下输于膀胱，而保持小便的通利。故有"肺主行水"、"肺为水之上源"的说法。若肺失肃降，不能通调水道使水液下输膀胱，则会发生痰饮、小便不利、尿少、水肿等水液输布障碍的病变。

（5）**肺朝百脉**：肺朝百脉是指全身的血液都通过经脉而聚会于肺，通过肺的呼吸进行气体交换，然后再输送到全身。《素问·经脉别论》说："食气入胃，浊气归心，淫精于脉，脉气流经，经气归于肺，肺朝百脉，输精于皮毛。"肺朝百脉其实就是西医里的小循环，人体的血都流经肺部，在这里与大自然的气体进行交换，呼出二氧化碳，吸入氧气，使人体内的静脉血变成动脉血，再由心脏进行体内的大循环，将这些带有氧气的动脉血射到全身各处。如果肺的功能不好，就直接影响气体交换和血液循环，造成人体缺氧。

（6）**肺开窍于鼻，主涕，知香臭**：鼻是呼吸的出入通道，故称"鼻为肺窍"。鼻的通气和嗅觉功能主要依靠于肺气的作用。肺气和，呼吸利，嗅觉才灵敏。故《灵枢·脉度》说："肺气通于鼻，肺和则鼻能知臭香矣。"正因为鼻是肺窍，也是邪气侵犯肺脏的道路，故温热邪气侵犯肺卫，多由口鼻而入。

如外邪袭肺，肺气不宣，常见鼻塞流涕，嗅觉不灵；肺热壅盛，则常见喘促而鼻翼煽动。

喉咙也是呼吸气体出入的门户和发音的器官，又是肺经通过的地方，故喉的通气与发音直接受到肺气的影响。所以肺有病变时，常可以引起声音嘶哑及喉痹等喉咙部位的病变。

（7）**肺与大肠相表里**：肺属脏属阴，大肠属腑属阳。大肠上接小肠，大小肠交接处为阑门，下端为肛门。大肠的主要生理功能是传化糟粕。大肠接受经过小肠泌别清浊后所剩下的食物残渣，再吸收其中多余的水液，形成粪便经肛门排出体外，故《素问·灵兰秘典论》说："大肠者，传导之官，变化出焉。"

肺与大肠也是通过经脉的络属而构成表里关系。肺气的肃降有助于大肠传导功能的发挥；大肠的传导功能正常则有助于肺的肃降。它们之间是相互影响，若大肠实热腑气不通，则可影响肺的肃降而产生胸满，喘咳等。如肺失清肃津液不能下达，可见大便困难；肺气虚弱，气虚推动无力，则大便艰涩而不行，称为"气虚便秘"。若气虚不能固摄，清浊混杂而下可见大便溏泄。

（8）**处魄，开窍于后阴**：魄和魂为阴阳相对的，也是指主宰生命的东西，其实质是关系人体神经活动方面的。由于肺是魄之所处，喜乐无极，于是就伤魄（火克金），说明了我们祖先很早就知道人的精神神经活动与人体的肺脏有一定的关系，所以在临床上治疗这类患者不仅要考虑心，也要考虑肺。

自古以来中医认为肺开窍于鼻，这不错，但笔者又给加了一条"肺开窍于后阴"，为什么？前面已经讲过肺与大肠相表里，说明肺与大肠的关系十分密切，这是因为肺与大肠在经脉的络属相连的关系。我们又知道肺藏魄，而后阴（肛门）又称魄门，道出了肺与后阴的关系。如果发现一个患有精神神经疾病的人出现神志方面问题，随处大便，提示这个疾病的病变是在肺脏，而不是在心，那你在脐针治疗里就应该取兑和乾位，就不能取离了。

有人说肾开窍于二阴，笔者认为确切地说，肾开窍于前阴。因为人在受到惊吓时大多数是表现为小便失禁，而少有大便失禁的。故前阴属肾，后阴属肺。当然这是笔者一家之说。

5. 肺的病症

（1）**"诸气膹郁，皆属于肺"**：《素问·五脏生成》说："诸气者，皆属于肺。"而《素问·至真要大论》说："诸气膹郁，皆属于肺。"前面讲的是肺的生理，后面讲的是肺的病理。在肺的生理中其主要是肺脏的宣发和肃降，是相辅相成的两个方面，在生理上是相互协调的，在病理上也是相互影响的。宣降正常，则肺气出入通畅，呼吸调匀。如果功能失调，就会发生"肺气不宣"或"肺失肃降"的病变，而出现咳嗽、喘息、胸闷胁胀等症。

（2）**喘，咳，胁满**：喘，是指急促的呼吸，是气喘的征象；咳，是指咳嗽症状。《素问·五脏生成》曰："咳嗽上气，厥在胸中，过在手阳明、太阴。"因为"诸气皆属于肺"，故凡咳嗽，上气（即气喘），是胸中气逆，病在手阳明和手太阴两经。咳、喘有虚实之分，实则喘咳逆，以致肩背痛等，虚则为少气（气短）不能报息（即呼吸气短不能接续）等症。

胁满，是指胸胁有满闷的自感症状，是因肺的壅实所致，《素问·大奇论》说："肺之壅，喘而两胠满。"或是因喘咳而发展为胸胁支撑感、窒息感和疼痛感等，一般为肺实之症。《灵枢·本神》说："肺气……实则喘喝，胸盈仰息。"这里的胸盈就是指胸胁闷满的症状。

（3）**肺消，鬲消**："肺消"和"鬲消"都是指多饮多尿之症，但肺消是由于心之寒移于肺而成，故认为是寒郁化热所致；而鬲（鬲即膈）消是心之热移行于肺，热熏蒸膈间而成，两者寒热不同。故《素问·气厥论》说："心移寒于肺，肺消。肺消者，饮一溲二，死不治。"又说："心移热于肺，传为鬲消。"

肺与大肠，一脏一腑，是为表里关系，在脐针治疗里，脏病可以治腑，同样腑病可以治脏，脏腑不能分开，故我们应该对大肠的病症十分了解，这样在治疗时既可以从脏，也可以从腑。

6. 大肠的病症

（1）**癥瘕，沉**：癥，与伏同；瘕，就是假物而聚的意思。癥瘕是一种热结大肠，致大便不通的症状，病因是小肠之热移行于大肠所致，《素问·气厥论》说："小肠移热于大肠，为癥瘕，为沉。"大肠热，则津液枯竭，因而糟粕结聚，大便不通。沉，就是痔，是肠痔症（即内痔），是大肠热结所致。

（2）**肠痛，肠鸣，泄利，下血**：肠痛，是指腹部的尖锐性疼痛；肠鸣，是指肠蠕动加强而发出的声音。出现这种肠鸣腹痛，或当脐痛，而又有泄下的一系列症状时，一般认为是重感于寒所致。《灵枢·邪气脏腑病形》曰："大肠病者，肠中切痛而鸣濯濯，冬日重感于寒，即泄，当脐而痛。"但泄利又有寒热的区别，如肠中热则泄下之物作黄色如糜状；肠中寒则泄下物为杂有很多未消化之食物，并伴有肠鸣。

下血，属大肠，认为有两种原因：一是因热极而便血，二是因风中大肠而下血，《中藏经》曰："大肠者……热极则便血，又风中大肠则下血。"故下血与风和热有关。

（3）咳，喘：咳喘乃肺之主症，因肺与大肠相表里，肺有咳，大肠也有咳，但有虚实之分，如大肠虚，则咳喘之外咽中似有物梗阻感，气机不利等；如为实热咳喘，虽咽中同样有梗阻感，但尚有肠腹胀满，面赤，身热等实象。虽虚实不同但均指出了咳喘的基本原因在大肠，故治咳喘不能专主在肺，也要考虑大肠的原因。

（4）与经脉有关的病症：有齿痛，颈部肿大，目黄，口干，鼻塞流涕，鼻衄，喉痹，肩部前面，上臑外侧有疼痛，以及大指、次指不能动作等，这些都是大肠经脉所经过之处出现的诸种病候。

7. 脾

脾位于中焦，它的主要生理功能有以下几点：

（1）**脾为仓廪，主运化，输布精气**：脾和胃在十二官中均属"仓廪之官"，是五味化生之源。但脾与胃又有所不同，《素问·经脉别论》说："饮入于胃，游溢于脾，脾气散精，上归于肺。"说饮食物入胃后，下入小肠，化生的精气经脾的作用达到"散精"的功能，故有"脾居中央，灌溉四旁"的说法。主运化是指脾有主管消化饮食和运输水谷精微的功能。其运化功能分为运化水谷和运化水液两个方面。运化水谷即是对饮食物的消化和吸收。依赖脾之运化将水谷化为精微；依赖脾之转输、散精，将水谷精微布散到全身。故《素问·厥论》说"脾主为胃行其津液者也"。运化水液，是指对水液的吸收、转输和布散作用。对被吸收的多余水分能及时地转输至肺和肾，通过他们的气化功能使其变为汗和尿并排出体外。因此，脾气健运就能防止水液在体内发生不正常的停滞，故能防止湿、痰、饮等病理产物的生成。

（2）**脾主升清**：脾的运化功能是以升清为主。所谓的"升清"是指水谷精微等营养物质的吸收和上输于心、肺，通过心肺的作用化生气血，以营养全身。如果脾气不升或下陷，则可引起头目眩晕、久泻脱肛或内脏下垂等。

（3）**脾主统血**：统有统摄、控制的意思。《血证论·脏腑病机论》云："经云脾统血，血之运行上下，全赖于脾，脾阳虚，则不能统血。"在脾的统血作用中既包括了脾气固摄血液，使之循行于经脉之内而不致外溢，也包括了脾通过运化水谷精微化生血液的功能，因为血液能否正常地运行，既取决于脾气的固摄作用，也与血液本身是否健全有关。《难经·四十二难》说"脾裹血，温五脏"，就是指脾有统血的功能。如果脾气虚衰，失去统摄的功能，血液将失其正轨出现种种出血病症，如便血、崩漏、肌衄、紫斑等。

（4）脾主肌肉，主四肢：《素问·痿论》说："脾主身之肌肉。"是由于脾具有运化的功能，将水谷精微输送到全身肌肉中去，使其发达健壮，如《素问集注·五脏生成篇》的注解所谓："脾主运化水谷之精，以生养肌肉，故主肉。"又云："脾之合，肉也；其荣，唇也。"《素问·阴阳应象大论》曰："脾生肉……在体为肉，在脏为脾。"都说明了脾与肌肉的关系，而四肢的运动必依赖肌肉的力量，所以脾的运化功能的好坏往往关系肌肉的健衰。

《素问·太阴阳明论》曰："四肢皆禀气于胃而不得至经，必因于脾乃得禀也。今脾病不能为胃行津液，四肢不得禀水谷气。气日以衰，脉道不利，筋骨肌肉，皆无气以生，故不用焉。"人体的四肢同样需要脾气的输送营养，营养足则四肢强健，脾失健运则清阳不布，营养不足，故肌肉痿软，四肢倦怠无力。

（5）脾开窍于口，其华在唇：《灵枢·脉度》云："脾气通于口，脾和则口能知五谷矣。"又《图书编·脾脏说》云："食不消，脾不转；不欲食者，脾中有不化之食也；食不下者，脾寒也；好食甘甜者，脾不足也。"以上都说明口与脾的功能是统一协调的，"口为脾之官"，"脾开窍于口"是有一定道理的。

《素问·五脏生成》说："脾之合肉也，其荣唇也。"《素问集注》为之注解说："脾乃仓廪之官，主运化水谷之精，以生养肌肉，故合肉；脾开窍于口，故荣在唇。"说明脾的精气之所以能够反映于唇这个部位，是和它的主肌肉、气通于口分不开的。故脾能健运，则气血充足，口唇红润光泽；脾不健运，则血气虚少，口唇淡白不泽。

（6）脾乃后天之本：古人认为"先天之本在于肾，后天之本在于脾"，人出生之后其营养物质赖于脾胃的消化吸收，脾之升清胃之降浊，人体的强壮与否也与脾的功能密切相关，故脾气健运则身体健康，脾失健运则身体羸弱。

（7）脾乃气血生化之源：饮食水谷是人出生以后所依赖的营养物质主要来源，也是生成气、血的主要物质基础，在人体内饮食水谷的运化是由脾所主管，脾健则消化吸收好，气血生化就好，否则吸收和生化就差。

（8）脾藏营，裹血，舍意：脾中藏纳营气，"营"者，既有营养物之意，又有"主血"的功能，故《难经》中明白地指出："主裹血，温五脏，主藏意。"所以中医里又有"肝藏血，脾统血"的概括性论断。

由于脾是"藏营，舍意"，这个"意"是指一种思维活动，所以忧愁不解可伤及脾中之意，故因忧愁引起的一系列精神失常如忧闷、昏乱均与脾有关。

（9）脾与胃相表里：胃位于膈下，上接食道，下通小肠。胃的主要生理功能有二，其一是主受纳、腐熟水谷；其二是胃主通降，以降为和。饮食入口经过食管，容纳于胃，故称胃为"水谷之海"。容纳于胃中的水谷经过胃的腐熟之后，下传于小肠，其精微经脾之运化而营养全身，故胃必须和脾的运化功能配合才能使水谷化为精微，以化生气血津液供养全身，所以合称脾胃为"后天之本"。饮食入胃经腐熟后必须下行入小肠进行进一步的消化吸收，故曰胃主通降，以降为和。

脾与胃通过经脉相互络属而构成表里关系。胃主受纳，脾主运化，其之间的关系是"脾为胃行其津液"，共同完成食物的消化吸收及其精微的输布。《灵枢·五味》提出"五脏六腑皆禀气于胃"的论断，同时由于营气出于中焦，中焦亦并于胃中，因此胃同样亦能输布精微而灌溉五脏，和"脾气散精"的作用相互协同而发挥其功能，故称脾胃乃后天之本。脾胃之间既有十分密切的关系，又是一对矛盾体的两个方面，脾主升，胃主降，脾升则水谷精微得以输布；胃降则水谷及其糟粕才得以下行。脾属湿，胃属燥，脾喜燥恶湿，胃喜润恶燥，两脏燥湿相济，阴阳相合，才能完成食物的传化过程。

8. 脾的病症

（1）**"诸湿肿满，皆属于脾"**：这里的肿满是指由于水湿停滞所造成的水肿和胀满症状。脾的主要功能是运化水谷精微、消化饮食及运化水液。如果脾不健运就会引起水湿潴留的各种病变，或凝聚为痰饮，或溢于肌肤为水肿，或流注肠道为泄泻。《内经》将有关由于水湿所造成的肿满归属于脾病的范畴，认为一切水胀湿病都与脾有关。

（2）**身重，小便闭，四肢不用**：身重是指患者自觉身体重滞，是水湿停滞的具体表现，其过程是从身体痛开始；继而自觉身体重，而发展为胀，最后至于小便不通的危象，这种过程的起因皆归于脾。

四肢不用是指四肢痿弱无力的症状，这是由于脾病而不能布敷津液，四肢不能禀受水谷之气所致。另一方面则是因情志所伤，《灵枢·本神》说："脾，忧愁而不解，则伤意，意伤则乱，四肢不举。"所以对四肢痿弱也应考虑到七情的影响。

（3）**与消化有关的病症**：消化方面的许多病症都与脾胃有关，如腹闷满而胀，以至向膈部支撑及于胁部，有气上逆而致眩冒。又如脾虚之症为腹满，肠鸣，飧泄，食不化。又如厥气上逆，因而肠中切痛，上吐下泻的症状也与脾有关。故脾病的范畴在很大程度上是属于消化系统方面的病症。

（4）**与经脉有关的病症**：据《灵枢·经脉》中足太阴脾经所提到的症状有舌本强，舌本痛，呕吐，胃脘痛，腹部气胀，嗳气，自觉身体重滞，还有溏瘕泄（指泄下稀便中有便块），水闭（指小便不通）及黄疸等症，虽涉及病症比较复杂，但总不外与脾脏或脾经所络属的经脉有关。

9. 胃的病症

前面已经讲过胃的主要作用是受纳水谷，为水谷之海，与脾共属仓廪之官，输精微，溉五脏，转味而入出，化糟粕。

（1）**食不下**：食不下指不能下咽食物，或是咽膈不通之故，或胃脘阻梗，当是胃病或食道病变。中医所说膈气即指此，大都为食道癌、食道狭窄等病。

（2）**消谷善饥**：消谷善饥是指一种吃得多，易饥饿，但人体仍然很瘦的病症。善饥症状中医认为是"胃中热"之故，所以有"胃热杀谷"的说法；这种症状是一种"虚"象所表现的一种状态，所谓"中虚求食"，在辨证上要注意。

（3）**腹部䐜胀**：䐜即高起之意，是说由于消化失常而引起的腹胀症。由于胃热则消化强，易饥；若胃寒则消化弱，弱则停滞而为䐜胀。《素问·标本病传论》曰："胃病胀满。"又《灵枢·师传》说："胃中寒，则腹胀。"故临床上因胃中寒而发生的腹部胀满症是很多的。

（4）**胃脘痛，气逆而哕，流涎**：胃脘痛是指生于胃内的痛（或包括胃癌在内），属内痛的一种，认为是热聚于胃口而不行所致。

哕即呃逆，为膈肌痉挛所致，为胃气逆所造成，寒气是其主因。

流涎是一个症状，认为与肠寄生虫有关。《灵枢·口问》认为："胃中有热则虫动，虫动则胃缓，胃缓则廉泉开，故涎下。"一般多见于小儿。

（5）**与经脉有关的病症**：主要是与热病有关的症候，如温淫（热病）汗出，鼻塞，鼻出血等，以及口角歪斜，唇部发疹，颈肿，喉痹等热病的兼症，此外还有腹水症和阳明经脉所经过的部位等处的肿痛等。

10. 肝

肝位于胁部，其主要的生理功能有下述几点：

（1）**肝主疏泄**：是指肝具有疏散宣泄的功能。其疏泄的功能主要关系人体气机的调畅。所谓"气机"是泛指气的运动变化，是对人体脏腑功能活动基本形式的概括。机体的脏腑、经络、器官等活动全赖于气的升降出入运动。肝的生理特点是主升、主动，这对于气机的疏通、畅达、升发，是一个重要的因素。

肝主疏泄功能主要表现在疏通气血津液、促进脾胃消化和调畅精神情志三个方面。

1）**情志方面**：情志活动属于心主神明的生理功能，但也与肝的疏泄功能密切相关，这是因为人的正常精神情志活动是以气机调畅，气血平和为基本条件的。肝主疏泄，调畅气机，可使血行畅通，对保持心情开朗舒畅起到重要的作用。而肝失疏泄，则多有情志异常的表现。

2）**消化方面**：脾胃的运化功能是否正常的一个极重要的环节是脾的升清与胃的降浊之间是否协调平衡，而肝的疏泄功能又和脾胃的升降密切相关。肝之疏泄有助于脾胃的运化，并与胆汁的分泌与排泄有关。胆与肝相连，胆汁是肝之余气积聚而成，胆汁的分泌与排泄实际上也是肝主疏泄功能的一个方面。《血证论》曰："木之性主于疏泄，食气入胃，全赖肝木之气以疏泄之，而水谷乃化，设肝不能疏泄水谷，渗泻中满之证，在所不免。"如果肝失疏泄可影响脾胃的消化和胆汁的分泌与排泄，而出现消化不良的病变。如肝失疏泄可出现胸胁胀痛、急躁易怒等肝气抑郁的症状外，还见胃气不降的嗳气呕恶和脾气不升的腹胀腹泻等症状。前者称为"肝木犯胃"，后者叫做"肝脾不和"。

3）**疏通气血津液**：肝主疏泄，调畅气机，还有通利三焦、疏通水道的作用。若肝失疏泄则气机不畅，瘀血阻滞，经脉不利以致水液不行，常可引起水肿、腹水等病症。《金匮要略》所说"肝水者，其腹大不能自转侧，胁下腹痛"就是指的这种病证。

（2）**主谋虑，主精明**：肝为将军之官，主谋虑。所以肝的许多地方是指思维方面。又肝藏魂，情志悲哀过度即可伤魂，魂伤表现为失去应有的精明理智，发生狂妄的症状。

（3）**肝主藏血**：肝是人体内含血最多的脏器，故称肝为血海。肝藏血是指肝脏具有贮藏血液和调节血量的生理功能。《素问·五脏生成》曰："肝藏血，心行之，人动则血运于诸经，人静则血归于肝脏，何者？肝主血海故也。"说明肝脏在人体活动时，机体的血液需求量增加，肝脏就排出其储藏的血液供机体使用，当休息和睡眠时机体对血液的需求减少，大量的血液则归于肝脏，藏之肝脏。所以《素问·五脏生成》说："故人卧血归于肝。"肝的贮藏血液与调节血量的功能还体现在女子的月经来潮，在肝血不足或肝不藏血时，即可引起月经量少，甚者闭经，或月经量多，甚者崩漏。

肝主藏血，又主疏泄。因血液的运行有赖于气的推动；而疏泄功能正常则气机条达舒畅，血亦因之流通无阻，所以肝的疏泄与藏血之间有着密切的联系。血的运行不仅需要心、肺之气的推动和脾气的统摄，还需要肝疏泄功能的协助才能保持气机的调畅而使血行不致瘀滞。《血证论》所谓"肝属木，木气冲和条达，不致遏郁，则血脉得畅"，就是这个道理。若肝失疏泄，则肝郁气滞、气机不畅，则血也随之而瘀，可见胸胁刺痛，经行不畅有血块，甚或闭经、癥瘕。若大怒伤肝，肝气上逆，血随气涌，可见面红目赤，呕血衄血等。

（4）肝主筋，主运动，"其华在爪"：《素问·痿论》说："肝主身之筋膜。"筋膜是一种联络关节、肌肉，专司运动的组织结构。肝之所以能主筋膜，主要由于筋膜有赖于肝血的滋养。只有肝血充盈，才能"淫气于筋"，使筋膜得到濡养而维持正常的运动。《素问·上古天真论》指出，一个正常的男子大约到56岁，一个正常的妇人大约到49岁，就显现出衰老的表现，首先是表现出运动不灵活，这是由于肝气衰，筋不能动之故，这是运动属于筋，而筋又属于肝的道理。故肝血的盛衰能影响筋的运动，"爪为筋之余"，故也能影响爪甲的枯荣。肝血足，筋强力壮，爪甲坚韧；肝血虚，筋弱无力，爪甲多软而薄，枯而色夭，甚至变形或脆裂。故《素问·五脏生成》说："肝之合，筋也；其荣，爪也……多食辛，则筋急而爪枯。"

（5）肝开窍于目：目与五脏六腑都有内在的联系，但主要是肝。因肝主藏血，其经脉又上连于目系。《素问·五脏生成》说："肝受血而能视。"《灵枢·脉度》说："肝气通于目，肝和则目能辨五色矣。"故视觉的好坏主要依赖肝血的濡养，反之肝功能的好坏也往往可以反映于目，比如肝血不足则夜盲或视物不明；肝阴不足，则两目干涩；肝经风热，可见目赤痒痛；肝阳上亢，则头目眩晕；肝风内动，可见目斜上吊等。

（6）肝又开窍于前阴，与乳头相连：当然这又是笔者自己加的，为什么说肝又开窍于前阴，这是因为肝经的走行所定，肝经绕前阴而行，故本人认为前阴与肝关系密切。我们可以从肝病患者得知，一旦得了肝病很多人的性欲就丧失，这是其一。第二，从肝与宗筋的关系我们再次证明了肝与前阴，与人体的生殖功能的密切关系。

肝与乳头相连是指肝经有一支穿过横膈分布于胸腔胁肋区，并穿过胸腔分布于乳头。元代医学家朱丹溪在《丹溪心法》一书中说："乳房阳明胃所经，乳头厥阴肝所属。"而在临床上许多乳患，如乳痈、乳岩其病因历来认为与肝气郁结、胃热壅滞所致。

（7）肝与胆相表里：胆附于肝，内藏"精汁"，故《灵枢·本输》称它为"中精之府"。古称精汁即胆汁，味苦色黄，来源于肝，受肝之余气而成疏泄下行，注入肠中以助消化。胆的主要生理功能有两个，其一是贮藏和排泄胆汁；其二是主决断。胆汁的化生和排泄是由肝的疏泄功能控制和调节的，胆汁直接有助于食物的消化，故为六腑之一；又因胆本身并无传化食物的生理功能，且藏精汁，与胃肠等腑有别，故又属奇恒之府。

《素问·灵兰秘典论》曰："胆者，中正之官，决断出焉。"胆主决断是指胆有判断事物作出决定的功能。能防御和消除不良刺激的影响来调节和控制人体气血的正常运行，并决断人的勇怯。

胆附于肝，有经脉互为络属而构成表里关系。胆汁的正常排泄和发挥作用依靠肝的疏泄功能，肝失疏泄会影响胆汁的分泌和排泄；反之，胆汁排泄不畅也直接影响肝的疏泄。此外，肝主谋虑，胆主决断，在人体的情志方面也是有密切关系的。

11. 肝的病症

（1）"诸风掉眩，皆属于肝"：掉为震掉；眩乃晕眩。中医认为眩晕的病症是足少阳胆经和足厥阴肝经病变之故，并可由经脉而入肝脏。而震掉是运动方面的症状，因肝主筋，若肝血不足，血不养筋，即可出现手足震颤，肢体麻木，屈伸不利。若热邪劫伤津血，血不养筋，可见四肢抽搐，甚则牙关紧闭，角弓反张等，称为"肝风内动"。故《素问·至真要大论》说"诸风掉眩，皆属于肝"，"诸暴强直，皆属于风"。

眩晕是一个脑症状，原因不一，许多疾病都可有眩晕，中医认为是肝阳上亢、肝火旺的表现。

（2）狂言，惊骇：狂言乃高热出现的神昏乱语，比"谵语"更盛，往往伴有惊厥，属于阳亢的范畴，这也与肝有关。

惊骇属于情志，虽不属运动，但情志可引起运动症状。凡人惊骇则手足震颤，故小儿的惊痫抽搐称为惊风。《素问·金匮真言论》云："东方青色，入通于肝……其病发惊骇……是以知病之在筋也。"又肝藏魂，如肝气壅满，则使神魂不安，故发为惊骇。

（3）悲，善怒，善恐：悲、怒、恐，都属于情志方面的表现，是对外界刺激的反应。这些都可以造成人体脏器的损害，而身体衰弱者也常易悲、怒、恐惧。高血压患者易怒，我们称其为"肝火旺"。遇事易怒者则为实，易恐者则为虚，《灵枢·本神》说："肝气虚则恐，实则怒。"

（4）筋挛：肝藏血，寒则血凝泣；肝主筋，故筋挛。《内经》说，凡因寒，多致收缩，故筋挛也属肝的病症。因此足厥阴肝经经气绝时所表现的症状为筋急、舌卷、阴囊缩等多种筋挛的情况。

（5）胁满痛：胁满是指胁部胀满或满闷的感觉；满痛是指胀满性的疼痛；这些都与肝有关。因为肝脉属肝络胆，散布于胁肋。胁下痛、两肱满为肝病主症之一。《千金要方》说："肝实热，病苦心下坚满，常两胁痛，息忿忿如怒状。"又："肝虚寒，病苦胁下坚，寒热腹满，不欲饮食，腹胀，恛恛不乐。"是为辨证的依据。

（6）有关生殖、泌尿系统的疾病：如宗筋痿、白淫、狐疝、遗溺、闭癃、囊缩、挺长与暴痒等都与肝经有关。

宗筋痿就是我们现在所说的阳痿；白淫是指白浊、白带之病，这些都是与房事太过有关。《素问·痿论》说："思想无穷，所愿不得，意淫于外，入房太甚，宗筋弛纵，发为筋痿，及为白淫。故《下经》曰，筋痿者，生于肝使内也。"

狐疝是指睾丸偏肿，时上时下；遗溺即遗尿症；闭癃是指小便不通利症；这些也都与肝经有关，因为足厥阴肝经之脉循股阴，入毛中，过阴器，在其"是动所生"的病候中就包括了这些病症。

囊缩是指阴囊上缩；挺长与暴痒是指阴茎兴奋和突然发痒；喜溺是指时时欲小便；这些都与肝经有关。囊缩是肝经经气绝的一种表现。而挺长与暴痒《内经》在论十五别络中提到，认为挺长属实而暴痒属虚。喜溺是指病症于危急状态下的小便频数症，故说："甚则舌卷、卵上缩而终矣。"

12. 胆的病症

（1）食㑊：这里的"食"即善食，指消谷善饥；㑊是指四肢无力，意思是吃得多反而全身无力，此病虽在胃却是胃移热于胆所致，《素问·气厥论》说："胃移热于胆，亦曰食㑊。"

（2）胆胀：《灵枢·胀论》中有胆胀的名称，是以胁下胀痛为主症，并有口中发苦以及欲长息等，指明这是属胆的病变所致。这里所指的胀并非水肿症，主要是气机不利，脏腑功能失常的胀。

（3）与精神有关的症状：患者时欲太息，自觉心下动荡，充满恐惧情状，怀疑有人害己，自觉咽中有物阻塞，时时唾口水等现象，有如我们现在临床上见的"癔病"，这些都与胆有关。

（4）与经脉有关的病症：是动诸病有：口苦，善太息，心部胁部疼痛，以致身体不能转侧；病势严重的则面色晦暗，全身枯槁，足外反热。所生诸病有：头痛，颔痛，目锐眦痛，缺盆中肿痛，胁下肿，马刀侠瘿，汗出振寒，胸、胁、肋、髀、膝外至胫、绝骨外踝及诸节皆痛，小趾和次趾功能上有障碍，这些都与胆经有关。

13. 肾

肾位于腰部，左右各一，其主要功能和病理如下：

（1）**肾藏精，主生长、发育与生殖**：肾藏精，精是什么？《素问·金匮真言论》曰："夫精者，身之本也。"故精是构成人体的基本物质，也是人体各种功能活动的物质基础。精有先天和后天的区分，先天之精禀受于父母，即《灵枢·经脉》所说"人始生，先成精"。后天之精来源于饮食，由脾胃化生。先天之精与后天之精虽来源有异，但均同归于肾，二者相互依存，相互为用，相辅相成，在肾中密切结合而组成肾中精气。而肾中精气的主要生理效应是促进机体的生长、发育和逐步具备的生殖能力。而肾藏精主要是指肾脏能将这个人体之本聚集和储藏起来，为精气在体内充分发挥其应有的生理效应创造良好的条件，不使精气无故流失，从而影响机体的生长、发育和生殖能力。所以《素问·六节脏象论》说："肾者主蛰，封藏之本，精之处也。"

肾精能化气，其所化之气称为"肾气"。一个人的发育成长到衰老的过程其实是一个肾气的实、盛、平均、衰弱的变化过程，《内经》认为女子七岁肾气实，男子八岁肾气盛，这些肾气实与盛体现在恒齿的更换，女子的月经来潮，男子的生殖功能成熟，这叫"天癸至"，说明肾气已盛的表现。而人体的衰老也是肾气虚衰，比如生殖能力的消失等。肾精化生肾气是由肾阳蒸化肾阴而产生，肾阴肾阳又都以肾所藏的精微物质为基础，所以肾的精气包含着肾阴与肾阳两个方面。肾阴又叫"元阴"、"真阴"，是人体阴液的根本，对各脏腑组织起着滋养的作用。肾阳又叫"元阳"、"真阳"，是人体阳气的根本，对各脏腑组织起着温煦的作用。肾中阴阳犹如水火一样内寄于肾，故前人又有"肾为水火之宅"之说。

（2）**肾主水，合三焦**：主要是指肾中精气的气化功能，对于体内津液的输布和排泄，维持体内津液代谢和平衡方面起着极为重要的调节作用。《素问·逆调论》曰："肾者水脏，主津液。"在正常生理情况下，津液的代谢是通过胃的摄入、脾的运化和转输、肺的宣散和肃降、肾的蒸腾气化，以三焦为通道输送到全身；经过代谢后的津液则化为汗液、尿液和气排出体外。但在这个人体的生理过程中，肾则是起到最主要的作用，故说肾主水液。《素问·水热穴论》说："肾者，胃之关也，关门不利，故聚水而从其类也。上下溢于皮肤，故为胕肿。胕肿者，聚水而生病也。"

（3）**肾主纳气**：《难经·四难》中说："呼出心与肺，吸入肾与肝。"肾主纳气是指肾有摄纳肺所吸入的清气，防止呼吸表浅的作用，从而保证体内气体交换的正常进行。人体的呼吸功能虽为肺所主，但必须依赖于肾的纳气作用，肾主纳气是肾的闭藏作用在呼吸运动中的具体表现。

（4）**肾主骨、生髓，"其华在发"**：《素问·宣明五气》曰："肾主骨。"《素问·阴阳应象大论》曰："肾生骨髓。"肾主藏精，精能生髓，髓居骨中，骨赖髓以充养，肾精充足则骨髓的生化有源，骨骼就得到髓的充分滋养而坚固有力。若肾精虚少，骨髓的化源不足，不能营养骨骼就会出现骨骼软弱无力或发育不良。若肾为邪气所伤，以致肾精不足，而骨髓空虚，会出现腰膝酸软，甚至脚痿不能行动，故《素问·痿论》说："肾气热，则腰脊不举，骨枯而髓减，发为骨痿。"

"齿为骨之余"，肾既能生髓主骨，也就能影响牙齿，肾精充足则牙齿坚固，肾精不足则牙齿松动和脱落。

髓有骨髓和脊髓之分，脊髓上通于脑，脑为髓聚而成，所以脑又称为"髓海"。

"发为血之余"，毛发的滋养来源于血，精与血是互为资生的，精足则血旺，发的营养虽来源于血但其生机则根于肾气。《素问·上古天真论》曰"女子七岁，肾气盛，齿更发长"，"丈夫八岁肾气实，发长齿更"。故发为肾之外候，肾气在于内，而其气发露于外，首先表现在人体的毛发上，也就是说，肾气旺盛，头发就荣华；肾气衰弱，头发就枯萎，故发的生长与脱落、润泽与枯槁均与肾气盛衰有关。《素问·五脏生成》说："肾之合骨也，其荣发也。"就是这个道理。

（5）**肾开窍于前阴，开窍于耳**：中医基础里说肾开窍于二阴，这个二阴指前阴外生殖器和后阴肛门。但笔者认为可以商榷，肾应该说是开窍于前阴，因为人在受到惊吓之时往往有小便失禁的症状，但少有大便失禁的表现。"恐伤肾"，伤肾的具体表现就是尿失禁。在前面已经讲过，这个后阴属于肺，因为肺藏魄，肛门则叫魄门。故说肾开窍于前阴，并非是二阴。前阴有排尿和生殖的作用，而生殖与传宗接代都与人体的肾的气化有密切的关系。如果肾的气化功能好，小便就正常，生殖功能也就好。如果肾阳不足或肾阴亏损可出现尿频、遗尿或少尿、尿闭等症状，按我们现在说就是患有前列腺肥大、膀胱括约肌松弛及肾功能不全症。

《灵枢·脉度》云："肾气通于耳，肾和则耳能闻五音矣。"耳的听觉功能依赖于肾的精气充养。肾主藏精，肾的精气充足则耳的听力才能灵敏，如果肾精不足可出现耳鸣或听力减退。

（6）**肾与膀胱相表里**：膀胱位于下腹部，其主要的生理功能是贮尿和排尿。尿液为津液所化，在肾的气化作用下生成尿液，下输于膀胱。《素问·灵兰秘典论》中说："膀胱者，州都之官，津液藏焉，气化则能出矣。"膀胱的贮尿和排尿功能全赖于肾的气化功能。所谓膀胱气化实际上隶属于肾的蒸腾气化。故《素问·宣明五气》中说："膀胱不利为癃，不约为遗尿。"

肾与膀胱通过经脉互为络属构成表里关系，肾气足则膀胱开合有度，从而维持人体水液的正常代谢。肾气不足，气化失常固摄无权，则膀胱开合失度，即可出现小便不利或失禁、遗尿、尿频等。

（7）**出伎巧，藏志**：肾在十二官中被喻之为"作强之官"。作，就是工作，强于工作就叫"作强"，按现代语言的解释就是对工作能力的负荷强弱。肾藏精，精力充沛则工作负荷就强，伎巧就由此而出。

志，就是意志，是思维过程中所产生的。《内经》说："肾藏精，精舍志。"又说："肾藏志。"这告诉我们"志"的确立与人体的精有密切关系。

14. 肾的病症

（1）**肾，虚则厥，实则胀**：这里的厥是指四肢厥冷，因为肾是生气之源，肾气虚则手足发冷。这里的胀是指水肿症，由于肾是胃之关门，肾气实则关门不利，聚而成水。而所谓的虚实是指肾的作用太过或不及导致的疾病。

（2）**骨痿**：痿则是多种痿弱无力的症状，而这里所说的骨痿是指腰脊不举、足不任身的运动障碍。痿的成因是由于热，热舍于肾，使骨枯髓减形成此病。而肾气所以热的原因在《内经·痿论》中说："有所远行，劳倦，逢大热而渴，渴则阳气内伐，内伐则热舍于肾；肾者，水藏也，今水不胜火，则骨枯而髓虚，故足不任身，发为骨痿。"

（3）**"诸寒收引，皆属于肾"**：阳气虚衰，则气化功能减退，阳不化阴，而导致阴寒产物积聚，如水湿、痰饮之类。故《素问·至真要大论》云："诸病水液，澄澈清冷，皆属于寒。"临床上多见尿频清长，涕唾痰涎稀薄清冷，或大便泄泻，或水肿等，多由阳气不足，蒸化无权，津液不能化气所致。而肾阳为人身阳气之根，能温煦全身脏腑组织，如肾阳虚衰，则温煦失职，最易表现虚寒之象。

（4）**为水病**：水病是泛指多种水肿症。《素问·水热穴论》说："肾者，胃之关也，关门不利，故聚水而从其类也；上下溢于皮肤，故为胕肿，胕肿者，聚水而生病也。"又说："勇而劳甚则肾汗出，肾汗出，逢于风，内不得入于脏腑，外不得越于皮肤，客于玄府，行于皮里，传为胕肿，本之于肾，名曰风水。"观上述之论，我们知道水肿是因"寒"、"风"引起，但其本在肾。

（5）**精神病症**：足少阴肾经经气不足时可出现无端的恐惧，心中惕惕然的自觉症状，时而盛怒，时而对刚才所说瞬间即忘，有时自觉腰脊强，精神失常，意志不定，这些症状似现在的神经衰弱，都与"肾之虚"有关。

（6）**与经脉有关的病症**：足少阴经是动诸症中有：饥不欲食，面如漆（黑色）柴（瘦），咳唾有血，喘而欲坐起，目光蒙昧，自觉心如悬；若气不足者，则善恐，惕惕然似乎有人将捉他。所生诸症中有：口热舌干，咽肿，上气，嗌干及痛，烦心，心痛，黄疸，脊股内后廉痛，痿厥，嗜卧，足下热而痛等，症状比较复杂。少阴经气绝的症状则表现为面黑，腹胀，上不得食，下则二便闭塞等。

15. 膀胱的病症

（1）**癃闭，溺血**：癃与淋字通，是指小便淋漓之状，有闭而不通、废而不用的意思。癃闭溺血是指血淋症。《素问·气厥论》说："胞移热于膀胱，则癃溺血。"认为此病是膀胱热所致，而膀胱之热则是由"胞"之热移行而来，但这个"胞"又是何物？用女子胞来解释似乎不通，因为癃闭并非女子独有，查《医学大辞典》则认为是小腹内血海较为可靠。

（2）**遗溺，小便涩，小便频数，小便闭等症**：遗溺是指小便失禁的遗尿症，当属于膀胱，为膀胱不能约束所致。小便涩是指小便不通畅、小便困难之症，是因膀胱热所致。小便频数则为膀胱寒之症。小便闭是小便点滴不通之症，是因为膀胱有实热。由于尿闭则水液潴留，就引起腹胀、腹水等，除外还有头眩、头痛、烦闷、气逆、脊背强不可俯仰等，好像与现代的尿中毒前兆症状相似。

（3）**与经脉有关的病症**：足太阳膀胱经是动诸病有：冲头痛，目似脱，项如拔，脊痛，腰似折，髀不可曲，腘如结，踹如裂等。所生诸病有：痔，疟，狂，癫疾，头、囟、项痛，目黄，泪出，背、腰、腘、踹、脚皆痛等。单从症状上看似乎是筋病，很难联系到膀胱本腑之病，而且在《灵枢·经脉》原文中说："是主筋所生病。"对膀胱与筋的关系是应该好好地研究，历来就有不同的解释，如头痛症，病在太阳之气；痔、疟诸症，因太阳为诸阳之气而养筋，故主筋所生之病为痔；经络之气沉而内薄则为疟；若其气厥逆于下则为癫、狂；至于囟、项、目、腰、背、腘、踹诸症，皆经脉所循行之部分而为病。

（二）先、后天经气学说

很多同道问，为什么脐针治疗效果那么好？有时简直可以说是神奇，不可思议？为什么用其他针法效果不好时，改用脐针常常会起到起死回生、柳暗花明的作用？为什么在许多被中西医认为无法治愈的病例里，使用脐针后出现另一番天地？对于这些问题笔者经过多年的探索、验证，终于提出了先天经炁与后天经气学说。

1. 先天经炁学说

所谓的先天经炁分为两个部分，其一是炁，其二是经。笔者认为：先天之炁源于人体的胚胎时期，在人体胚胎发育之时这个炁就与供给胚胎的血液一起由母体传入，它们的通道就是子体与母体相连的脐带，通过脐带的输入，子体的先天之炁就运行在胚体里，随着胚胎的成长这个先天之炁也越来越足，伴随着胚胎直至这个胎儿的发育成熟。

先天之经是先天之炁的运行轨道，先天之炁是由脐带传入，而先天之经也是始于脐带，并成网状向胚体放散，如果较为通俗地形容，胚体的经是网，而脐带与胚体的接缘处就是网的纲，故脐带不仅是胎儿的血液供给通道，也是胎儿先天之炁的输入管道，并在这里向子体传播、弥散。

笔者经常在想为什么胎儿在母体内生长发育满280天才能出生？是什么因素使其知道该出来了？很多人都会认为是时间，只有等到这个时间胎儿就会自动地离开母体。但又是什么原因使这个时间能变成一个机体可以循行的指标？西医可能会认为是母体内的激素，而笔者则认为是这个先天之炁。"气"是中国文化中很独特的一个物质，也是外国人十分难以理解的一个部分，但它却是中医里，甚至是中国文化里一个十分重要的基石。

受精卵在母体宫腔内着床，接受母体的血液营养，开始生长发育的同时，这个新的生命也在接受母体随血液而去的元气，这个元气也就成为子体的先天之炁。这个先天之炁是如此的娇小，如此的弱不禁风，但随着子体的生长发育，这个先天之炁在不断地壮大，不断地积聚，直到这个子体在母体里呆到近280天，此时子体内的炁已"功德圆满"，这也是胎儿要来到这个世界上的内动力，很自然这个婴儿就出生了。所以说是胎儿体内的先天之炁遵照大自然的时间规律，使子体脱离母体来到世界上的。因为这个炁是先天带来的，是与母体有十分密切关系的，故妊娠妇女在怀孕期间应该心平气和，以免因情绪因素使自己的气机紊乱，动了胎气，使子体的先天之炁运行错乱，造成胎儿早产。

在胎儿还未出生时，子体的气就是先天之炁，它行于先天之经里，这个先天之经在胎儿体内呈网状结构，覆盖全身，其根底在脐。但子体出生以后，子体与母体脱离时，这个主导胎儿的先天之炁就由主导地位转变为辅助地位，并渐渐地被抑制，而处于"冬眠"状态，潜伏在人体的、以脐为中心的下腹部，就是人们常说的"下丹田"。与人体的松果体、胸腺一样，在婴儿出生以后这些器官逐渐地萎缩、逐渐地休眠。这个休眠期的时间长短不一，大多数人的先天之炁是处于终身的休眠状态，只是少数的人因为外界的刺激可以激活这个休眠的先天之炁，比如练功中意守脐中或下丹田来刺激它，经过长期的刺激，使先天之炁被激活，产生了巨大的生命动力。另外就是一些患有慢性消耗性疾病的患者，在长期的疾病状态中，机体的供需发生矛盾，从而激活了这个先天之炁，使其以解燃眉之急，比如癌症患者，白血病患者等。但大多数的患者是无法激活这个先天之炁的，有许多患者在还没有激活先天之炁前就因疾病而死亡了，特别是急性病患者更是如此。

因为先天之炁藏于脐中，我们只要用手按之就可以知道其先天之炁的情况如何，如果先天之炁充足，我们手下可以感觉到有弹性，像按一个充满气的气球，如果这个人的先天之炁已经消耗殆尽，那我们手下就像按到一个水井上一样，手下虚空，如果碰到这种情况说明这个人已经十分危险了，一般说很难活过一周时间。如果一个人先天之炁充足，无论他患有什么疾病，都可以进行治疗，而且都有被治愈的可能，因为脐针疗法就是通过针刺来快速地激活患者的先天之炁，快速地提高患者的生命动力来治疗其已患的疾病。

2. 后天经气学说

我们平常所说的经络，其实是后天之经气，它是人体出生后才被激活的一种后天之气。我们有没有想过，为什么十二经起源于手太阴肺经？这里说明了两个问题，其一，因为胎儿在出生时的第一声啼哭，这一声的啼哭不仅启动了婴儿的肺呼吸，也启动了婴儿的后天经气的运行，继而这个后天经气随着婴儿的发育、生长而逐渐强大起来，并呈主导之势。其二，"肺主一身之气"，而人体的后天之经络里运行的是后天之气，这个气与人体的肺关系极为密切，是受肺的控制和调节的，又因为"肺主皮毛"，故人体经络与人体的皮肤是唇齿相依，人体病变的最初阶段是在气这个层次上的，它的表现就是局部的"气滞"，而落脏就是肺，是肺出了问题而不能使经络里的气处于正常的运行，所以在易经八卦里就有"山泽通气"之法来治疗因气滞引起的疾病。

从后天经气主导人体的一身之气开始，人们的生活、工作、活动等一切生命的运动都是动用这个后天之气，从出生之始到更年期，都是如此。一般说到更年期以后，这个后天之气基本上所剩无几了，以后的光阴一则是靠我们后天锻炼获得的生命力来维持，另一方面就是靠激活我们的先天之炁来延长自己的寿命。前者是普通人生命活动的一般规律，后者是修道之士的生命规律。

可以从更年期来临的时间上确知自己的后天之气的多少与盛衰，如果一个人在年轻时生一场大病，他就很可能提前动用完自己的后天之气，为了维持生命，就必须动用人体内的原储存——人体的先天之炁（只见于慢性消耗性疾病的患者），这样就激活了这个蛰伏多年的炁，提前介入生命的运行。所以这个先天之炁极像中医里所说的"精"，应该说中医里的"精"就是这个先天之炁，它是人体的能源，是胎儿时期带过来的，是先天具有的。

在脐针治疗疾病的适应证里只有两个注意事项：其一，当患者来治疗时，其生命是否能够延续一个月以上。其二，这个疾病是否能够从易医的角度来指导入手的方法。那么如何知道这个患者可以生存一个月以上呢？最简便的方法就是测这个患者的先天之炁的情况。可以用手指在患者的肚脐上按压，如果这个患者的肚脐在你的手下有很好的弹性，说明这个患者的先天之炁还是比较多，比较充足，我们就可以治疗。你指下的肚脐感觉是软趴趴的，说明这个患者的先天之炁比较少，治疗效果就要大打折扣。如果你的手下没有任何弹性，特别是手底空空，说明患者先天之炁已经殆尽，将不久于人世了，就没有必要再进行治疗，因为先天之炁并非是在短期之内可以补过来的。

脐针疗法是用针法来激活患者的先天之炁，在后天之气还没有消耗殆尽之前就介入治疗，有许多危重患者、慢性患者他们的后天之气已经寥寥无几，已经无法靠这些可怜的后天之气来调动、祛除疾病了，这时是"该出手时就出手"的时候了，用先天之炁来治疗疾病，是目前最新的方法，也是疗效最好的方法之一。脐针治疗走的是先天经炁的路子，不像其他针法走的是后天经气的路子，自然疗效就不一样。

先天之炁在人体出生后就蛰伏在脐部为中心的区域，这个区域也就是真正的，道家修炼所谓的"下丹田"。因为脐是一个十分特殊的部位，它不仅是人体出生时脐带遗留的痕迹，而且是先天之炁保存和蛰伏的地方，只要激活了它，它就会顺着先天之经流行，由经到网，从而覆盖全身，对疾病的部位进行冲击、进行治疗。人们修炼气功很大一部分就是练这丹田之气，就是激活这个先天之炁，将后天之气通过特殊的训练方式变为先天之炁，这就是练后天返先天，说白了就是将后天之气通过修炼转变为先天之炁，以保证延年益寿。

（三）经络走行

经络学说是中医理论的一个重要组成部分。而这个经络其实是笔者所说的后天经络，它是后天之气的运行轨道，与前面所说的先天经炁是两个完全不同的经络系统。先天之经里走的是先天之炁，后天经络里走的是后天之气，而传统的针刺学里记载的基本都是有关后天之经的内容，就是现在所说的经络学说。中医书中记载经络其主要的作用是运行气血，联系全身脏腑和体表的相互关系，形成了一个内外相通、上下相连、左右相关、以中候中的，各脏腑、各器官、各部分都紧密相连的统一体。使人体无论在任何一个局部发生病变都能在其他部位表现出来，这就是"有诸内必形于外"，"有诸外必应于内"理论的物质基础。

1. 人体内的五个网络系统

在人体里网络全身的有五个系统，分别是神经网络系统、血管网络系统、淋巴网络系统和人体的经络系统里的先天之经网络与后天之经网络。神经系统主要是由神经纤维网络全身，血管系统则由血管网络全身，淋巴系统主要是由淋巴管网络全身（虽然它们在以后都汇入血管网络），而经络系统是由看不见的经络网络人体内外。神经系统、血管系统和淋巴系统在人体的解剖学里是可以用肉眼观察到的，而且是西医学的基础，因为中医的经络系统无法在解剖里找到，故西医是不予以承认，但却是中医的基础。经络虽然无法在解剖里看到，但是应该说的确存在的。在血管系统里流行的是血液，在经络系统里运行的是气，这就是人体里气血运行的通道，血液必须在管道里流行，无论是动脉、静脉，还是毛细血管。但这个气可以不在管道里运行，它只在组织层中潜行，在组织里气的运行的主通道就是经络。血管和经络这两个系统既分又合，所谓的分是指其运行的通道是分开的，所谓的合则是指其互相之间的联系是密切的，因为中医里就有"气为血之帅，血为气之母"之说，其病理关系是"气行则血行，气滞则血凝"，气不通了，血也就不流动了。人体疾病的发生最先是在气的层次上发生的，然后再进入血的层次里，知道这个理念是十分重要的，治疗任何疾病的最初阶段首先考虑使用针刺法，在人体的经络系统里对人体的气场（人体气的层次上）进行调整应该是最有疗效的，这是上医（我则称其为善医）　善医则治未病，不善医者治重病。千万不要等到病入膏肓时才想起针刺治疗，那样疗效就差多了。

因为经络并不是管道系统，只是气在人体组织里潜行的通道，所以在人体里想寻找这个经络通道，想用人体解剖方法来证实经络的存在是不可能的，也是一个极大的误区。那怎样才能得知经络的运行线路和规律？只有采用我国传统的方法来得知，那就是用入静的方法，用"返观内视"的方法来体察人体的经络系统，来体察人体之气在人体内运行的规律。如果将其用线路表示出来，那就是我们现在的经络图。

人体的病变首先是在气的这个层次上的，这个病变的表现是"气滞"，而"气滞"所给我们的症状就是疼痛，"不通则痛，痛则不通"，这个所谓的通与不通就是指在经络里、在气的这个层次里，只要找准了不通的经络，一针下去就可以将这个"气滞"的经络给疏通了，疼痛也就消失了。

也因为经络是气在人体组织里的潜行通道，并随着大自然的气候变化而进行相应的变化和调整，经络的大体走行没变，但其深浅却时时在变。这样在人体组织里就存在着解剖与经络气行的一定关系，在人体结构上，凡在屈曲部位，其经络气行就会受到体位的影响，在这些部位经络气行就相对困难一些，特别是当肢体屈曲的时候，经络气行就处于半通或不通的状态，就会使从这里经过的后天之气受阻，造成因经络受阻而带来的脏腑疾病，故古人有训：心肺有疾沉于两肘，肝脏有疾沉于两腋，脾脏有疾沉于两髀（即胯），肾脏有疾沉于腘窝。这都是因为人体解剖与人体经络气行的关系，所造成的疾病产生的。

经脉自古有十二经脉和奇经八脉之分，在中医学里占有十分重要的地位。在十二经脉里共分阴阳两大类，阴经与六脏（包括心包）相连，阳经与六腑相连。十二经脉加上奇经八脉里的任脉、督脉总称十四经，是经络系统中最主要的。为什么十二经只加任督两脉呢？《十四经发挥》云："十二经所列次第，并以流注之序为先后，附以任督二奇者，以其有专穴也，总之为十四经云。"原来奇经八脉里只有任督二脉有自己直接连属的穴位，而其他六奇经的穴位都依附于十二经中，并无单独连属的穴位。

其实人体的经络在大的线路上基本一致，但可以根据时间、温度、人体的动静等发生一定的经行改变，这种改变是以人体之气潜行深浅的改变为主，而体现在"天地人"的这种关系上，就是"天人相应"的基本规律。大家都知道针刺手法是要根据四季变化而变化，夏天针浅（针刺皮下），冬天取深（针刺达骨膜）。为什么要根据天时变化而变化？这是人体之气的主通道，是依天时的改变而变化其运行的深浅。在针灸临床，我们讲究"得气"，怎样才能"得气"？就是要将针扎在这个潜行通道上，故行内有言"宁给一寸金，不给一句话"，"针刺关键在深浅"的话语。

根据天地的变化来治疗人体疾病在中医学里也是屡见不鲜的。比如近代名医郑二先生利用月亮盈缺来治疗妇科病就是其中一例。郑二先生根据月亮变化来调治妇科病，他采用上弦调经，温养补益；下弦安胎，固摄安保；月望逐瘀，理活通消；月朔止带，除湿健脾补肾等。中医与西医不同，中医就是一门"究天人之际，通健病之变，循生生之道，谋天人合德"的医学。

2. 人体十四经之走行

根据易医学的理论"凡病源于脏，凡病落于脏"，只要搞清了十四经的走行，就能将人体体表的任何一个局部病变，落实于属于什么脏的病变，并从落脏来进行治疗。

督脉：《素问·骨空论》："督脉者，起于少腹以下骨中央，女子入系廷孔，其孔，溺孔之端也。"

任脉：《素问·骨空论》："任脉者，起于中级之下，以上毛际，循腹里，上关元，至咽喉，上颐，循面入目。"

手太阴肺经：《灵枢·经脉》："肺手太阴之脉，起于中焦，下络大肠，还循胃口，上膈，属肺，从肺系横出腋下，下循臑内，行少阴心主之前，下肘中，循臂内上骨下廉，入寸口，上鱼，循鱼际，出大指之端；其支者，从腕后直出次指内廉，出其端。"

手阳明大肠经：《灵枢·经脉》："大肠手阳明之脉，起于大指次指之端，循指上廉，出合谷两骨之间，上入两筋之中，循臂上廉，入肘外廉，上臑外前廉，上肩，出髃骨之前廉，上出于柱骨之会上，下入缺盆，络肺，下膈，属大肠；其支者，从缺盆上颈，贯颊，入下齿中，还出挟口，交人中，左之右，右之左，上挟鼻孔。"

足阳明胃经：《灵枢·经脉》："胃足阳明之脉，起于鼻之交頞中，旁纳太阳之脉，下循鼻外，入上齿中，还出挟口，环唇，下交承浆，却循颐后下廉，出大迎，循颊车，上耳前，过客主人，循发际，至额颅；其支者，从大迎前下人迎，循喉咙，入缺盆，下膈，属胃，络脾；其直者，从缺盆下乳内廉，下挟脐，入气街中；其支者，起于胃口，下循腹里，下至气街中，而合以下髀关，抵伏兔，下膝膑中，下循胫外廉，下足跗，入中趾内间；其支者，下廉三寸而别下，入中趾外间；其支者，别跗上，入大趾间，出其端。"

足太阴脾经：《灵枢·经脉》："脾足太阴之脉，起于大趾之端，循趾内侧白肉际，过核骨后，上内踝前廉，上踹内，循胫骨后，交出厥阴之前，上膝股内前廉，入腹，属脾，络胃，上膈，挟咽，连舌本，散舌下；其支者，复从胃，别上膈，注心中。"

手少阴心经：《灵枢·经脉》："心手少阴之脉，起于心中，出属心系，下膈，络小肠；其支者，从心系，上挟咽，系目系；其直者，复从心系却上肺，下出腋下，循臑内后廉，行手太阴心主之后，下肘内，循臂内后廉，抵掌后锐骨之端，入掌内后廉；循小指之内，出其端。"

手太阳小肠经：《灵枢·经脉》："小肠手太阳之脉，起于小指之端，循手外侧，上腕，出踝中，直上循臂骨下廉，出肘内侧两筋之间，上循臑外后廉，出肩解，绕肩胛，交肩上，入缺盆，络心，循咽，下膈，抵胃，属小肠；其支者，从缺盆循颈上颊，至目锐眦，却入耳中；其支者，别颊上顿，抵鼻，至目内眦，斜络于颧。"

足太阳膀胱经：《灵枢·经脉》："膀胱足太阳之脉，起于目内眦，上额，交巅；其支者，从巅至耳上角；其直者，从巅入络脑，还出别下项，循肩髆，内挟脊，抵腰中，入循膂，络肾，属膀胱；其支者，从腰中下挟脊，贯臀；入腘中；其支者，从髆膊内左右，别下贯胛，挟脊，内过髀枢，循髀外，从后廉，下合腘中，以下贯踹内，出外踝之后，循京骨，至小趾外侧。"

足少阴肾经：《灵枢·经脉》："肾足少阴之脉，起于小趾之下，斜走足心，出于然谷之下，循内踝之后，别入跟中，以上踹内，出腘内廉，上股内后廉，贯脊，属肾，络膀胱；其直者，从肾上贯肝、膈、入肺中，循喉咙，挟舌本；其支者，从肺出，络心，注胸中。"

手厥阴心包经：《灵枢·经脉》："心主手厥阴心包络之脉，起于胸中，出属心包络，下膈，历络三焦；其支者，循胸出胁，下腋三寸，上抵腋下，循臑内，行太阴、少阴之间，入肘中，下臂，行两筋之间，入掌中，循中指，出其端；其支者，别掌中，循小指次指出其端。"

手少阳三焦经：《灵枢·经脉》："三焦手少阳之脉，起于小指次指之端，上出两指之间，循手表腕，出臂外两骨之间，上贯肘，循臑外上肩，而交出足少阳之后，入缺盆，布膻中，散络心包，下膈，循属三焦；其支者，从膻中，上出缺盆，上项，系耳后，直上出耳上角，以屈下颊至顿；其支者，从耳后入耳中，出走耳前，过客主人，前交颊，至目锐眦。"

足少阳胆经：《灵枢·经脉》："胆足少阳之脉，起于目锐眦，上抵头角，下耳后，循颈，行手少阳之前，至肩上，却交出手少阳之后，入缺盆；其支者，从耳后入耳中，出走耳前，至目锐眦后；其支者，别锐眦，下大迎，合于手少阳，抵于顿，下加颊车，下颈，合缺盆，以下胸中，贯膈，络肝、属胆，循胁里，出气街，绕毛际，横入髀厌中；其直者，从缺盆下腋，循胸，过季胁，下合髀厌中，以下循髀阳，出膝外廉，下外辅骨之前，直下抵绝骨之端，下出外踝之前，循足跗上，入小指次指之间；其支者，别跗上，入大指之间，循大指岐骨内，出其端，还贯爪甲，出三毛。"

足厥阴肝经：《灵枢·经脉》："肝足厥阴之脉，起于大指丛毛之际，上循足跗上廉；去内踝一寸，上踝八寸，交出太阴之后，上腘内廉，循股阴，入毛中，环阴器，抵小腹，挟胃，属肝，络胆，上贯膈，布胁肋，循喉咙之后，上入颃颡，连目系，上出额，与督脉会于巅；其支者，从目系下颊里，环唇内；其支者，复从肝别贯膈，上注肺。"

归纳与总结：

（1）**阴阳关系**：十四经中自分阴阳，其中督脉为阳，任脉属阴。除了任督外，十二经另分手三阴和手三阳，足三阴和足三阳，其中阴经属脏络腑，阳经属腑络脏。十二经脉分别络属于相应的脏腑，构成了脏腑阴阳的表里相合关系。

（2）**走向规律**：《灵枢·逆顺肥瘦》："手之三阴，从脏走手；手之三阳，从手走头；足之三阳，从头走足；足之三阴，从足走腹。"构成了一个"阴阳相贯，如环无端"的循环经路。

（3）**循行次序**：①十四经脉的循行流注通路：手太阴肺经传注于任脉，从膺、颈部上行到口、鼻，通连督脉，经巅顶向下循背脊，绕过阴部，又连接任脉，上行到胸腹再与手太阴肺经衔接，构成了一个循环通路。②十二经脉的循行次序：起源出于中焦（脾胃），先到手太阴肺经，由肺经传注到手阳明大肠经，再传至足阳明胃经，以后依次传注到足太阴脾经，手少阴心经，手太阳小肠经，足太阳膀胱经，足少阴肾经，手厥阴心包络经，手少阳三焦经，足少阳胆经，足厥阴肝经，最后由肝经再流注到手太阴肺经，构成了十二经脉循行通路。

十二经脉的体表分布如下：

头部：阳明经行于面部，太阳经行于面颊、头顶及头后部，少阳经行于头侧部；

躯干：少阴、阳明、太阴经以自内向外的顺序分布于躯干的前面，太阳经分布于后面，少阳，厥阴经分布躯干的侧面；

四肢：太阴、厥阴、少阴经以由前往后的顺序分布于内侧面，阳明、少阳、太阳经也以上述顺序分布于外侧面。

按现代医学术语来讲手太阴肺经在手前面的桡骨侧，而手阳明大肠经在手后面的桡骨侧。手厥阴心包经在手前面的中间，而手少阳三焦经在手后面的中间。手少阴心经在手前面的尺骨侧，而手太阳小肠经在手后面的尺骨侧。足太阴脾经在足前面的胫骨侧，而足阳明胃经在足前面的腓骨侧。足厥阴肝经在足的内侧面的中间，而足少阳胆经在足外侧面的中间。足少阴肾经在足内侧面的后侧，而足太阳膀胱经在足后侧面。

三、脐针疗法的理论之三——脐全息理论

（一）全息的基本概念

《易经》蕴藏着丰富的全息概念，所谓全息，就是每一个小的局部都包含着一个大的整体信息，这个整体是时空的整体，这个局部也是时空的局部。任何一个事物都可以从它的一个点看到它的整体，从它的一个断层面看到它发展的未来，这就是全息，这也是全息预测，是《易经》预测的原理。对疾病预测是如此，对人体预测也是如此。中医认为人体"内外相通、上下相连、左右相关、以中候中"。只要仔细地进行观察，许多疾病完全可以在最初阶段发现其萌芽，并可以发现疾病的发展趋势。"望而知之谓之神"，就是仔细观察人体的局部细小的变化，从而推断人体器官或系统的病变。当然不仅只是知道疾病，还包括许多诸如人体的情绪变化，精神状态等，其本质就是全息理论"观其一点而知全身"。

1980 年张颖清先生发现手第二掌骨的全息穴位分布，明确提出生物全息律，认为生物的任何一个小的局部都包含了整体的缩影，又提出"全息胚"和"泛胚论"等概念。张先生认为全息胚是生物体上，处于向新整体发育的某个阶段的胚胎。全息胚在生物体是呈全息分布着，任何一个在结构和功能上有相对完整性，并与其周围的部分有相对明确边界的相对独立部分都是全息胚，真正的全息胚是能够发育成新整体。而"泛胚论"是指生物体的每一个全息胚都具有发育成整体的全息，在一定的条件下即可发育成新的个体。也就是说，每一个体细胞中都含有整体的全部遗传信息，在一定的条件下，都可发育成为一个完整的个体。

易经太极图、八卦图都是宇宙全息缩影图，浓缩着宇宙重要的基本规律，如宇宙阴阳运动互根规律，阴阳消长转化规律及阴阳平衡规律，是宇宙运动规

律的全息缩影。《易·系辞》所说："夫易广矣，大矣，以言乎远则不御，以言乎迩则静而正，以言乎天地之间则备矣。"《易经》太极八卦理论，宏观、微观无所不包，低级、高级无所不纳，简单、复杂无所不备，实为"广矣、大矣"。

《周易》太极八卦理论是阴阳全息理论，表示阴阳相互运动的征象。在自然界里任何一个物体都存在太极八卦的阴阳全息，它们之间既是相通又可以互相影响，这就是"物物一太极"的理论。人之所以与自然界息息相关，与天地相通，其理论就是"同声相应，同气相求"，这个气就是阴阳五行之气，而这个阴阳五行之气就是全息，只要掌握了事物的阴阳五行的变化，就可以预知、预测及预治。人体存在着大全息元，大全息元中又有小全息元，虽然每一个全息元中都包含着整体的信息，但各个全息元之间对整体信息的浓缩度却有差别，信息含量越大则越能反映整体的情况，自古以来中医对脉、舌十分重视和依赖，凭"三寸之脉"、"五寸之舌"就能把握全身阴阳变化，可见脉和舌都是信息含量很大的全息元。然而，笔者经数年研究发现脐也是人体最大的全息元，它对人体先天和后天信息的含量可以说超过了脉和舌。那么，数千年来为什么极少有人使用呢？这可能和中国传统的风俗有关，在诊病治疗时脱衣解带既不方便又不雅观，而且大有"男女授受不亲"之嫌。

脐乃神阙也，任脉中之要穴。既是人体解剖的一个结构，又是人体中唯一看得见和摸得着的穴位，无疑是人体中最大的穴位信息元。

全息的理论既符合自然界，也符合人体，因为"天人相应"。在医学中全息律的应用比比皆是，特别是在传统医学中更是如此，比如鼻针运用的是鼻全息，耳针运用的是耳全息，体针运用的是经络全息，而易医脐针运用的是若干个全息的规律，其中最常用的是脐洛书全息、脐内八卦全息、脐外八卦全息及脐十二地支全息。在脐针的应用中是四图共参，就是四个全息图根据临床需要进行合参，这也是脐针与其他针法不同的一个方面。

八卦全息律一直都被中医高手所看好和应用，比如子午流注针刺法。子午流注是先人根据人体经络气血与天地相应的理论推演而成的一种按时间选择针灸穴位的治疗方法，是对人体生物节律（生物钟）的早期认识和应用。据《子午流注针经》介绍，"流注八穴"（又称交经八穴或八脉交会八穴）意思是四肢有八个输穴通向奇经八脉，主治有关八脉的病症，古人将这八个穴位与八卦、九宫、干支配合起来，形成灵龟八法和飞腾八法，在针灸界被广泛应用。其次，还有中医眼科按八卦分方位，形成眼科八廓来诊断和治疗疾病。此外，中医里的体有八虚，气有八正，治有八法，方有八阵，以及八纲辨证学说等都与八卦全息律息息相关。

在所有的动植物全息里，含信息率最高的是植物的种子和动物的受精卵，它们含有整体的信息，不仅如此，它们还含有生物进化的全部信息。比如，成年女性妊娠时，受精卵在宫内的发育是重复人类进化的整个过程，短短的十个月不仅重复了人类数以千万年的进化过程，更重要的是它含有丰富的家族血缘关系的体力、智力等的遗传全息。

（二）脐洛书全息律

脐洛书全息律是笔者应用洛书的数字排列关系，将其纳入脐部，进行临床治疗和诊断的一种新的人体全息方法。这种方法在临床应用上主要针对运动系统疾病、体表性疾病和疼痛性疾病，疗效甚佳，特别是对疼痛性疾病更是一针见效，立竿见影。是脐针疗法常用的方法之一。

1. 河图与洛书

许多文人都认为先天八卦和后天八卦是中国古文化的源头，然而与河图洛书相比，更有人认为先天八卦源于河图，后天八卦则源于洛书。

据言《河图洛书》出自宋·刘牧的《易数勾隐图》。《河图洛书》是两种数字图像的合称。关于《河图洛书》的来源，相传河图为龙马负图，洛书为神龟背图。据传曰：伏羲时，有龙马出于河，身有文如八卦，伏羲取法之，以画八卦；夏禹时，有神龟出于洛水，背上有文字，禹取法之，以作书。《系辞传》曰："河出图，洛出书，圣人则之。"说明伏羲八卦出自河图洛书。此中，河指黄河，洛系洛水。

河图由黑白圈点组成，系一幅数字图像，这些数字的排列顺序是：河图："伏羲氏王天下，龙马负图出河。其数一六居下，二七居上，三八居左，四九居右，五十居中。伏羲则之，以画八卦。"

洛书："大禹治水，神龟负图出洛，文刊于背。其数戴九履一，左三右七，二四为肩，六八为足，五居于中。禹因以第之，以成九畴。"

河图与洛书的数字体系是相互关联的，河图总数为五十五，洛书总数为四十五，二数之和为一百。河洛皆以五数居中央，以奇数统偶数，以阳统阴，方圆相藏，奇偶相合。故有："河图以天地合五方，乃大衍之数，洛书以阴阳合五行，称生成之数"之说。故曰："河图洛书相为经纬，八卦九章相为表里。"

2. 脐洛书全息

在脐针理论基础和脐易学理论里，已经讲了关于河图与洛书，解释了为什么说河洛是中华文化的源头。在脐针中我们暂且将河图搁至一边，先看一下洛书并进行分析。洛书曰："其数戴九履一，左三右七，二四为肩，六八为足（实为股），五居于中。"如果将洛书结合人体看一下，"戴九履一"，"戴"指的是头上。"履"表示为鞋，即从头到脚。人体左边最外侧为左手臂，右边是右手臂，左右手臂到头之间是肩，"二四为肩"。左下为左股（左腿），右下为右股（右腿），"六八为股"，而"三七"就是腰。在洛书里这个"戴九履一"就将人体的上下给标出来了，这是人体的经线，是纵轴，如果将其与天地合论，这就是人体的天地，是头与足。而"左三右七"将人体的腰给定论了，这个"三七"就是人体的横轴，是带脉，是地球的赤道。将"戴九履一"与"左三右七"合在一起，我们可以看到这就是人体的东南西北，就是人体的四正位。如果我们将脐中——即脐蕊再定出来，这就是人体的东南西北中或称上下左右中。它的寓意就是人体的五个方位，就是人体的五行，也就是人体的阴阳气血流行的图序。这个图序既合了河图之原意（河图的其数一六居下，二七居上，三八居左，四九居右，五十居中），又展现了洛书之初衷。洛书的初衷是什么？洛书展示的是人体的奥秘，只不过这个奥秘是用数字来表示的，使人很难了解而已。如果把"二四为肩"与"六八为足"联系起来，那么就使人体以脐为中心的五方变成了九宫，如果不记中央的话这就是一个实实在在的八卦图，它不仅有四正位，也有了四隅位。不仅有了头脚腰，也有了四肢或肩与股，形成了完整的人体。脐洛书全息就是把这个投影纳入脐部，根据这个全息规律来判断疾病和治疗疾病。脐洛书全息图是笔者用了近 4 年时间参悟出来的，并在临床上予以证实的一个人体全息图，为什么这个图是一个胎儿坐的形式，而不是站的姿势，这也是反复验证的结果，这种结果出来以后不到半年时间，正好《健康报》报道了一篇关于医学科学院跟踪胎儿的一系列图片，发现胎儿在母体宫腔内生长发育过程中都是以这种打坐的形式，这个姿势与笔者发明的洛书全息中的姿势完全一样，这说明了脐洛书全息律与人体胚胎发育信息完全一致，既证明了脐洛书全息律的科学性，也为我国先人的聪明才智，更为我国古文化的高深拍案叫绝。

（三）脐八卦全息律

八卦是易经的主体部分，它的组合规律及衍化规律普遍存在于宇宙物质结构之中，历代医家不少人用八卦原理来阐述人体生理病理等现象，创立了独特的治疗疾病和诊断疾病的方法，所谓"易肇医之端，医蕴易之秘"。八卦又分为先天八卦与后天八卦两种，而笔者所用的脐八卦全息则是采用后天八卦。

八卦原意用八个符号（乾☰兑☱离☲震☳巽☴坎☵艮☶坤☷）来表示八个不同的方位，不同的节气。因为八卦与五行、五行与人体脏腑有密切的联系，故八卦与人体脏腑有对应的医学联系。从易医学的"分方归类"出发，阴阳是人体的"二分法"，五行是人体的"五分法"，而八卦则是人体的"八分法"。无论是"二分法"、"五分法"还是"八分法"，其根本还是人体的阴阳，故古人曰"治病必求于本"，这个"本"就是阴阳。人体也是一个大八卦结构，它本身存在着两个八卦系统，即外八卦与内八卦。因为外八卦与内八卦与人体局部和脏腑对应关系的不同，所以在使用脐针治疗时常常是几个脐全息图共参，而最常用的共参图里就包含了脐的内、外八卦图。无论是内八卦还是外八卦，都是以后天八卦为基础，它的八卦排列顺序是一样的，唯独卦象与人体对应关系的不同而已。在脐八卦全息里将人体脐部视为一个后天八卦图，根据这个图来观察脐部的变化，再进行人体疾病的判断与治疗。

脐针治疗的后天八卦全息图中又分脐内八卦全息与脐外八卦全息，因为它们所对应的人体关系不同故分别述之。

1. 脐外八卦全息

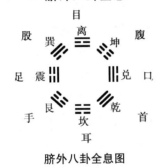

脐外八卦全息图

后天八卦外八卦与人体结构相对应的关系，源于《易·说卦》："乾为首，坤为腹，震为足，巽为股，坎为耳，离为目，艮为手，兑为口。"为什么乾对应首？因为在易经八卦里乾代表天，天最高，故与人体的头相对应。坤代表地，地在易经里是"受纳"，是"厚德载物"，与人体的消化系统极为相似，而人体的消化系统都居于腹内，故坤与人体的腹部相对应。其他震为动，与人体的足一样多动，故震与足相对应。巽为风，为春初，为动物的发情期，故以巽对应股，以应生殖。又巽为胆，与肝相表里，而肝经环阴器而行，也与生殖有关。坎为北，为水，在人体与泌尿系统、与肾对应，肾开窍于耳，故坎与耳对应。离为火，在人体脏器中与心相对应。眼睛是心灵的窗户，虽然中医认为"肝开窍于目"，但本人认为"心也开窍于目"，所以易经就将离与目联系在一起。艮为山，为止，止为不动，而人体的手用来抓东西的，只要抓住了就不能动了，故与人体的手相对应。兑为口，为说，说是要用口的，故兑对应口。另外，兑为沼泽，与人体的肺对应。而沼泽地又称为"湿地"，是城市的"绿肺"，你看我们的祖先多么伟大，在数百年以前就已经将这个"绿肺"的真正含义给定出来了，告诉我们后人要重视这个"湿地"，重视这个"沼泽"，因为它在净化城市方面可以起到十分重要的作用。

后天八卦外八卦的对应关系是从人体的结构方面着眼，根据这个外八卦全息律，人体这些部位发生病变，就可以针刺脐部这些病变相对应的部位，达到治疗的目的。另外，在望脐诊病上，发现脐部周围皮肤有异常，也可以推断其相应的部位有潜在的病变可能。

2. 脐内八卦全息

后天八卦脐内八卦全息图与人体脏腑有着相对应的关系，因为脐针是易医学的入门之法，根据易医学里"凡病源于脏，凡病落于脏"的原则，就是说任何疾病都可以从脏上着手进行治疗，故在脐针治疗中虽然有众多的脐全息图，但这个后天八卦脐内八卦全息是脐针治疗中应用最多的一

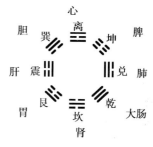

脐内八卦全息图

种方法。内八卦与人体脏腑之间对应关系是源于八卦与五行、五行与人体脏腑的对应关系。其关系如下：

乾为阳金应大肠，兑为阴金应肺（包括呼吸系统），离为火应心与小肠（心血管系统），震为阳木应肝，巽为阴木应胆，坎为水以应肾与膀胱（包括泌尿生殖系统），艮为阳土应胃，坤为阴土应脾。

内、外八卦的不同之处是：内八卦对应人体脏腑，外八卦对应人体体表结构。内八卦较外八卦定位更加准确。内八卦存在着中医脏腑的表里关系，比如，肝与胆相表里，脾与胃相表里，心与小肠相表里，肺与大肠相表里，肾与膀胱相表里。在治疗上可根据相对应的部位，也可根据这种表里关系进行针刺。如离位，方位在南，五行属火，在脏为心，在腑为小肠，五官属目，定点在脐之上部（时钟 12 点处），如该处有变化可提示心血管系统、小肠或眼部疾病。其他依此类推。

脐八卦全息在临床上用于人体脏腑病变较为准确，其有两个方面的意义。其一，在脐周如发现异常变化可提示脏腑潜在病变。其二，在治疗已知的疾病可在脐周相应的部位实施针术，故可应用这个全息规律指导临床。

在脐针治疗中，使用的是先天八卦数与后天八卦图，这就使后天八卦图显得格外的重要。关于后天八卦与人体脏器的对应关系，在近年出版的书籍里有许多版本，其中与笔者所作的"脐针疗法"不同，较为流行的基本有两种。

其一，是震位对应胆，而巽位对应肝。这种说法的基本立论是：震属阳，胆为腑属阳，故相对应。巽属阴，肝为脏属阴，故与其相对应。听起来似乎很有道理，其实不然，因为他只着眼于局部，如果按这种说法那就很难解释由"河图"演化来的"五行图"的真正含义。"河图"演化来的"五行图"是真正的五行（五脏）图，而在易医学里就有"五行应五脏"的原则，这个原则告诉我们五行是对应人体五脏的，而不是对应四脏和一腑。它应该是上南下北、左东右西、中土，与其对应的是上火下水、左木右金、中土。与人体脏器对应的是五脏，是上心下肾、左肝右肺、中脾。而与后天八卦相对应的就是上离下坎、左震右兑，这就是我们所说的"四正位"，"四正位"的真正含义就是五行与五脏的关系。如果将震变为胆，岂不成了笑话。

第二，与临床不符。在治疗胆道结石、胆绞痛的患者时，我们可以十分明显地看到在患者脐部的巽位处有一条隆起，这个隆起是一个十分剧烈的疼痛反应点，只要在这个反应点上扎一针，胆绞痛就立即缓解。如果你换了扎震位，虽然也有止痛的效果（肝与胆相表里），但这种止痛疗效就差得多，而且止痛速度也绝无巽位治疗来得快。

第二种版本是巽为肝胆，震为三焦与心包，这是用于后天八卦与人体十四经（十二经加任、督两脉）关系的对应，这样的分法更有些牵强附会，如果说肝与心包还有一些联系，因为肝为"将军之官"，是保护心这个"君主之官"的，心包也是"替心受过"，也是保护这个君主之官的。但三焦就很难说清楚了，三焦一经通全身，应该说将三焦列入十二正经里笔者觉得有些不妥，可能因为笔者的水平问题，至于祖先当初为什么这样排列至今笔者还没有考虑明白。

无论后天八卦与人体脏腑相对应的关系怎样排列，最主要的一点就是与临床相符合，如果不符合的话，那么这个对应关系就没有存在的意义。"四正位"是说明五脏与五行的关系，"四隅位"则是说明人体内消化系统的关系，这两个关系是不变的。在人体脏腑的关系里，脏是比腑要更重要。在后天八卦里震比巽更重要，将震与肝对应要比巽与肝对应更加合理。

四、脐针疗法的理论之四——脐时间医学理论

（一）时间医学概念

时间医学是现代医学中的一门新兴的医学分支，是研究不同时间与疾病的

发生、诊断、治疗、预防等之间的关系，研究人体生命活动与大自然的关系，从宏观上探索人的各种生命形式与宇宙运动所形成的年、月、日等时间节律的反馈调节机制学说。揭示了人体的时间节律与疾病过程有着密切的关系，使能更好地认识疾病的发生和发展规律，有利于提高临床诊断及治疗、预防水平。

时间医学是在近代时间生物学的基础上发展起来的。据报道最早研究时间生物学的文献是始于1729年，由法国学者De Mairan从观察植物叶片昼夜活动的规律发现的，他发现将植物放在暗室里，其叶子也存在白天挺张而夜晚蔫萎的活动节律，此后又有人观察到花、鸟、虫、草等动、植物的活动都存在一定的节律，这种情况就像体内有一个控制人体生命活动的时钟，即所谓的"生物钟"。于是许多人都投入到研究生物节律的领域里，并在1937年正式成立国际生物节律研究会，从此"时间生物学"就应运而生了。

除了动植物外，人体是否也存在这种生命活动节律呢？医学研究证明，人体健康状况也具有一定的周期性节律变化，并称之为人体生物钟节律。而时间生物学引入现代医学后，逐步发展和丰富了时间医学的内容，并取得了可喜的成就。

1. 生物钟

研究发现人的体力、智力、情绪具有周期性的节律变化，而生物体内控制这种生物节律的机制则是生物钟。每个人从出生之日起身体状况就以23天为周期进行循环变化。其中每周期的前11天为健康最佳期，后半期为健康衰退期。重要的是每个周期的第12天和第13天，身体处于变化的临界状态，此时各系统、组织、器官很不协调，疾病发生率上升，尤以第12天为著。生物钟的规律给我们提示了预防和养生的理论根据。

2005年7月在北京中科院心理所召开的"脑、心理与行为的遗传机制"国际研讨会上，来自美国的两位华裔学者丁健明先生和孙中生先生分别报告，人类已发现12个与生物钟相关的基因，生物钟不但影响人的身心健康，而且可以在治疗疾病中发挥重要的作用。这种生物节律是由遗传和环境相互作用形成的。国外研究发现，生物钟靠光调节，是从视网膜的一个独立通道直达下丘脑，它不同于视觉通道。因此，提示我们对先天失明的患者不要轻易摘除眼球，因为他们的眼球仍具有生物功能。

2. 人体节律性

人体的节律性活动有许多种，至目前为止已知至少100多种，但最常见的有下列几种：

（1）六十年节律：这个节律很长，但却十分重要，中国古代的纪历是以天干地支纪历法，即十天干与十二地支相重来纪历的。很多人认为这仅是一种纪历的方法，其实这是一种人与天地节律相吻合的计算公式，在这个六十年节律里可以了解人的节律性，也知道了天地的节律，并由此对人体所产生的影响。六十年一个轮回，六十年一个重复，古人称其为"六十甲子"。

六十甲子表的五行纳音，到底是根据什么原则定的，古人虽有所论述，但一无根据，又没讲清，因此十分深奥难解，变化无穷的"六十甲子表"对于我国学术界仍然是一个谜。但有一点是十分明确的，那就是中国文化、中国传统医学乃至我们先人所追求的"天人合一"的最高境界都是以阴阳变化为原理，五行生克制化为法则。

我们的先人发明了天干地支作为阴阳五行在大自然和人体上的各种信息的具体标志，这样就能够了解人体阴阳五行之气和大自然阴阳五行之气的分布、结构、排列组合及五行生克的时间和对人类的命运影响。因此，六十甲子表既是人体阴阳五行之气，又是时间、空间方位的信息标志。因为人的生命短暂，一般人的生命都不超过两个甲子，故一个甲子的轮回就基本包涵了人的一生，所以它既是人身体好坏，又是人命运顺逆的信息标志；既是人体阴阳五行之气旺衰，又是阴阳五行发生生克制化的信息标志。

（2）年节律：地球围绕太阳旋转一周为一年，在旋转的同时产生了春夏秋冬四季，并随着四季的变化出现了温、热、凉、寒的温度差异和光照长短的节律变化。比如夏天最热，冬天最冷，又如夏至这一天白天最长夜晚最短，冬至这一天白天最短而夜晚最长。人类在长期的进化和生存的过程中，为了适应大自然的环境变化也随之形成明显的年周期节律。比如人体脉搏的春弦、夏洪、秋毛、冬石。人体气行的春筋、夏孙络、秋皮、冬骨等。

（3）月节律：月亮围绕地球旋转一周为一个月，这样就形成了月节律，这个周期大约时间是 28～33 天。在这个月节律里月球的视运动是从月晦到上弦月，从上弦到望月，再从望月到下弦月，从下弦月又回到月晦。这与女性的月经周期变化息息相应，其体温、激素变化、新陈代谢、生理和心理都呈近似月节律变化，而前面所说的人体生物钟变化基本也是以月节律周期变化。

（4）日节律：地球的自转一周形成了一个昼夜，即一日，这个节律又称为日节律或日生物钟。人们日出而作，日落而息，重复着这个规律。人体的节律变化体现在温度、代谢、血压、脉搏、心电、血红蛋白、血中氨基酸、葡萄糖耐量曲线、血和尿中环核苷酸水平、电解质、尿素氮等都是因昼夜而变化。

此外人体某些激素的生成、酶的活性、凝血功能、细胞分裂速度、肾与胆汁的排泄也都以24小时为周期的节律性，故日节律是人体与大自然每日光照的强衰、温度的变化相符合的一个同步节律。

3. 月经周期

人体最明显的节律变化莫过于成年女性的月经周期的变化，它是呈月节律变化，妇女的月经期与月亮的盈亏及地月的引力有关。有人从10万~25万例统计中得出，月经周期为29.5日左右，而朔望月一轮正好是29.5日，月相的变化与女性的月经周期及潮汐的涨落息息相关，这是真正的"天人相应"的具体表现。

根据女性月经来潮与月相变化的关系，应该进一步确定是圆满潮还是月晦潮，是上弦潮还是下弦潮。医学统计学发现，一般情况下妇女的排卵期多发生在满月时，因此在朔望月的满月前后受孕的妇女最多。女性的性周期受下丘脑-垂体系统的调节，肾素-血管紧张素-醛固酮系统的活动有明显的月节律，其峰值在月经来临前。有人专门探讨月经来潮的时间与不孕症的关系，结果发现，凡在月满或接近月满这段时间来月经的，不孕症的发生率很低。而不在月满的时间来潮，离月满时间越远，甚至在月晦来潮的女性，不孕症发生率就会很高，并且其他妇科病的发生率也远远高于月满而潮的人。为什么会出现这种现象？这主要还是同人体与大自然的阴阳五行之气有关。月满说明这个时间大自然里阳气充足，那么与大自然相应的人体也就阳气充足。很多人不理解，认为月属阴，月满应该是阴气充足之时而非是阳气充足。这是一个误区，月虽属阴但却反映的是阳气的情况，古人云"月本无光"其光来自太阳，月亮是太阳的一面镜子，间接地反映了地球上阳的情况，故古人就有"月满不补，月亏不泻"的针刺原则。月满是大自然阳气充足之时，人体的阳气同样受大自然的影响，处于充足的状态，这个时候你给他补，能补得进去？同样，月亏之时说明了大自然的阳气处于藏的阶段，是阳气不足的状态，如果这个时间你给患者泻，这个患者不是越来越亏了吗？这就是"天人相应"。在大自然和人体阳气足的时间段相交就容易怀孕，而在大自然和人体阳气不足的时间段自然就不容易受孕。从这个"天人相应"的角度出发，就可以治疗一些不孕不育症了，首先了解女性的自然月经周期是属于月相的什么阶段，然后利用现代医学的人工周期进行激素的调整，使这个月经来潮与月相的满月相符合，这样就比较容易受孕。从生理学的角度来看，月经来潮是由于子宫内膜的脱落，而子宫内膜脱落又由女性激素的分泌水平决定，其分泌呈一个周期性，而这个周期也正好与月周期相当。

4. 时间医学在现代医学中的应用

时间医学在现代医学中发展很快，根据需要已经形成了时间生理学、时间病理学、时间免疫学、时间治疗学、时间药物学等。

（1）**时间生理学**：主要探讨时间对正常人的生理变化的影响，它分以下几个系统。

神经系统：脑内酸性黏多糖含量有日节律变化，其浓度与动物的行为活动有关，运动时消耗，休息时得到补充。脑内的β-内啡呔可使人转入睡眠并导致能量储存，体温和脉搏下降，而抗β-内啡呔的物质可使人苏醒。日节律在人体外表显现的主要是睡眠与觉醒的节律活动，虽然有众多的学说，但比较公认的是与中枢内5-羟色胺（5-HT）的含量发生周期性变化有关。脑干网状结构上行激动系统具有维持动物的觉醒状态，5-HT的作用是抑制上行激动系统，使动物或人转入睡眠。

循环系统：一个人的血压一般来讲上午较下午高大约10mmHg；脉搏则上午8时偏高，而晚上8时偏低。

呼吸系统：肺容量在上午6~9时和晚上6~9时偏高，故肺咯血大都发生在这个时刻。

消化系统：胰液在年节律里是在夏季分泌量最低。在日节律里早晨分泌量最高，而晚上最低。

生殖系统：人的出生率是呈月节律变化，一般来讲在月圆时最高，新月前后最低。产妇分娩则多半在下半夜，这个时期的分娩比白天要多出30%左右。而胎儿出生大多集中在0~6时。

代谢系统：体温在早晨2~6时最低，晚上5~6时最高，每间隔2~3小时波动一次。男性的体温周期为24.8小时，女性的体温周期为24.6小时。肝糖原是脑的食物，人体肝糖原是傍晚开始降低，到早晨3~6时基本已耗尽。

血液系统：人体的B淋巴细胞和T淋巴细胞、嗜酸性粒细胞数的峰值在夜里0~4时，白天12~16时为最低。人的中性粒细胞和单核细胞也呈昼高夜低的规律。正常人的血浆环磷腺苷酸（cAMP）中午最高，下半夜最低。

内分泌系统：血液中睾酮呈日节律，早上8~9时最高，半夜最低。促肾上腺皮质素释放素（CRH）早晨4~8时最低，午后18时最高。促肾上腺皮质激素（ACTH）则昼高夜低，峰值出现在8~9时。肾上腺糖皮质激素由早晨4时开始上升，于6~8时达到高峰，在夜晚22~1时为最低。垂体促甲状腺激素在黄昏时上升，至半夜零时达峰值。生长激素（GH）则是在入睡后的深睡眠期迅速上升达峰值，其后还可以有数次较小的升高。催乳激素（PRL）在入睡后60~90分钟急剧上升，在凌晨5~7时睡眠结束时达峰值，然后急剧下降，在上午10时至中午之间最低。垂体促黄体生成激素（LH）和卵泡刺激激素（FSH）呈阵发性分泌，大约1~3小时一次。

排泄系统：肾脏排泄体内代谢产物和毒素以上午和中午为最高。尿中的钾、钠、钙的排泄与体温变化同步。尿中的17-羟皮质类固醇（17-OHCS）于早晨6~10时最高，半夜24~2时最低。

（2）**时间病理学**：人体健康是受生物钟支配的。人体的血压、脉搏、体温、内分泌、血糖、血红蛋白、肝脏的合成代谢，红细胞的分裂速度，各种酶的活度，血液黏稠度等动力性变化，乃至记忆、情绪均呈不同的节律变化。而人类的疾病更是与生物钟密切相关。人类许多疾病的发生和表现都有明显的时间节律，发作与缓解交替出现，比如周期性发热、周期性呕吐、周期性麻痹、周期性出血、周期性关节痛，还有疟疾、五更泻、结核热、风湿热等。

还有一些疾病从发病、病情转换及死亡，都有一定的时间规律。比如排尿性眩晕多发于晨起第一次小便后。溃疡病多发于每年的12月至次年的3月。慢性肾炎多发于每年11月至次年的3月。支气管哮喘也多发于每年10月至次年3月，且在一天中夜里0~3时发作最频，并在6时之前危及生命。心脏病患者一年之中多在冬季发作，一天之中以早晨病情最稳，晚上病情加重。心源性哮喘、心律失常、心力衰竭等患者多发作于半夜，死亡则多见于下半夜。按年节律来说，呼吸系统疾病和心血管疾病的死亡高峰在冬季，胃肠道感染死亡高峰在夏季，衰老或慢性疾病死亡高峰于冬至和夏至这两个时令。

（3）**时间免疫学**：近年来免疫系统疾病已越来越引起人们的注意，而时间免疫学就是从这方面来研究和探讨时间与人体免疫关系的。人们已发现免疫与人体的自主神经系统有一定的关系，交感神经系统兴奋性提高时，免疫系统就相对地抑制，而副交感神经系统兴奋时，人体免疫系统则增强。人们也注意到白天交感神经多处于兴奋状态，而夜晚则副交感神经多处于兴奋状态，这也提示我们为什么中国的气功能健身、能益寿，用气功来提高各种癌症患者的生存率不是没有理论根据。

对于女性来说，其免疫功能存在着一个月节律变化，比如女性皮肤对多种抗原的敏感试验在月经来潮的第3天和第18天为最高，而在月经期则抵抗力降低。

（4）**时间治疗学**：治疗疾病是有一定的时间规律的，因为任何疾病对药物或其他治疗手段都可随时间变化而疗效也在变化，时间治疗学就是研究和探讨这两方面的规律的，这样不但减少了药物的毒副作用，也节省了许多药物。我们搞手法的大夫，更应该知道和了解时间与疾病的疗效关系，这样我们才可以选择最佳时间来治疗疾病，在临床上取得最佳疗效。

心脏病患者对强心苷的敏感性在早晨 9 时左右最高；对洋地黄的敏感性在凌晨 4 时比在其他时间要高 4～40 倍，在此期间服药既减少了毒副作用，也节省了药物。在凌晨 4 时给糖尿病患者用胰岛素，即便是给最少剂量也能获得满意的效果，因为这个时段对胰岛素最为敏感。支气管哮喘后半夜给药或针刺疗效比较好，因为哮喘病的发作一般在 0～3 时，在疾病发作前治疗就可抑制其发作。在应用抗组胺药物早晨疗效比下午强一倍，在上午 7 时给药其疗效可持续 16 个小时，如果在下午 7 时给药其疗效只能维持 8 个小时。

（5）**时间药物学**：治病很大一部分是通过用药，而投药的效果在不同时段可有不同的结果，这是因为许多药物进入体内，其代谢、治疗指数、排泄速度、体内停留时间、半衰期及毒副作用都有一个昼夜变化规律，搞清了一种药物体内变化的时间规律，我们就可以利用这个规律来治疗疾病，并可以用最少的药物获得最大疗效。比如阿司匹林在早晨 6 时服药，其排泄时间最长，上午 8 时服药则距排泄高峰的时间最长，若在晚上 20 时服药就可立即达到排泄高峰，故此药在上午服是最佳时间。

还有可以根据时间生理学的特点进行投药，如人体肾上腺分泌肾上腺皮质激素，在早晨 8 点其分泌量达到高峰，中午较少，晚上最少。用这个规律可指导临床用药。在治疗严重的支气管哮喘和风湿热，常需服肾上腺皮质激素。根据生物钟原则，服用这类药物要符合皮质激素的正常节律，即和生理分泌同步，如按一日三次的平均分配法服用，早晨的量就会不够，中午和晚上的量就会太多，毒副作用就会增大。如将一日量的皮质激素在早晨一次性服下，药量甚至可以减少一些，疗效又好，毒副作用又少，又节省了部分药物，何乐而不为呢！

又如可根据人体骨髓造血功能的昼夜节律，服用生血药物，因势利导促进更多的骨髓细胞进入增殖周期，加快细胞生成，提高治疗血液病的疗效。

根据每月满月前后溃疡病出血的发生规律，在高发时间给予 H_2 受体拮抗剂来预防出血。

根据急性心肌梗死（AMI）发病率高的时辰，提前给药进行治疗。心脑血管疾病的死亡率在夜半子时有明显集中趋势，在临床上给予特别的关注并进行急救前的心理准备。以及抗抑郁药氯米帕明在治疗精神病时白天效果最好。而免疫抑制剂因其毒性极强，动物实验证实每日给药一次最合理，应选择在非活动期（夜间）为好，等等。

5. 时间医学在中医学中的应用

大家都知道中医与西医不同，其不同之处有许多方面，但最大的不同就是中医在治疗疾病时，是时时不忘天地对人类的影响，时时不忘随天地时辰变化治疗患者，其方、其法也随其变化而变化，故中医本身就是一门时间医学，忘记了时间对治疗的作用，其实就是将中医落入西医的思维范畴，摒弃了中医的精华。因为人体生命与宇宙大自然息息相通，人体是处于一个动态平衡里，阴阳四时，无时不在转化、调整，人体内的生物节律与一年四季、二十四节气、时辰节律的变化息息相关。

《内经》是中医学的经典之作，深为历代医家所推崇，其中就有许多关于时间节律的论述。如《灵枢·岁露》说："人与天地相参也，与日月相应也。"《素问·六节脏象论》说："天食人以五气，地食人以五味……气和而生，津液相成，神乃自生。"《素问·宝命全形论》说："人以天地之气生，四时之法成。"又说："人生于地，悬命于天；天地合气，命之曰人。"这些论点都是我国古代中医里时间医学的雏形，并提出人体功能随月盈月亏而变动，应四时变化而呈现阴阳消长。在临床上辨证论治必须遵循"因时制宜"等卓见。

（1）**理论基础**：中医的整个理论其实都充满了时间医学的内容，是中医组成的一个部分。

1）**中医的阴阳五行学说**：阴阳五行是中医的奠基石，是中医的基础，没有阴阳五行就没有中医。阴阳是太阳视运动对大自然和人类的影响关系，而五行是宇宙中的金、木、水、火、土五大行星对大自然和人类的影响关系。因为这些星球的运转产生了天地变化，产生了一年四季，产生了寒热温凉，产生了黑夜白昼，产生了昼夜的阴阳消长，四时的阴阳消长，我们祖先就是根据这个阴阳消长的变化来治疗和预防疾病的。

2）**中医的天人相应理论**：这个理论说明人与大自然的关系十分密切，自然界的一切变化都会直接影响到人体本身，并产生与之相应的各种变化。"天地大太极，人体小太极"，人体内的气血也存在着阴阳消长的关系，并与大自然的阴阳消长相一致。比如一日之中平旦阳气渐长，日中阳气最旺，日西阴气渐生，夜半阴气最盛。人与自然相应，故阳虚病在午前治当重扶阳，阴虚病日西治当重补阴。同样，一年之中四季的阴阳消长是春季阳气渐长，夏季阳气最旺，秋季阳气渐消，冬季阳气已藏。人体内气血也是如此变化，治疗中也同样注意阳盛用寒凉药，阴盛（即阳虚）用温热药等。

3）**中医的整体观理论**：古人云："上医者治国，中医者治人，下医者治病。"上医者治国，这里指的是政治家治国理念。中国古人很重视治国与治人、治病的关系，从来就有"不为良相，必为良医"的思想。治国与看病一样，必须懂得天地人的三者关系，懂得天道、地道、人道，才能治理好一个国家。中医者治人，就是强调患者是一个整体，治病不能不考虑这个整体，也不能忘记这个整体与大自然的相互关系，不能头痛治头，脚痛医脚。下医者治病，就是指那些在临床上只关注疾病而忘记了全身的大夫，耳疾治耳，鼻病治鼻的思维。中医的整体观既强调人体内部的协调统一，又重视人与外界环境的一致性，因为世界里的物质是互相联系，互相依赖，互相制约，互相作用的，任何一种物质都不是孤立存在的。

4）**中医的圆运动**：宇宙运动的基本规律是圆的规律。《易·泰卦·九三》曰："无平不陂，无往不复"，反映了天道是循环往复的，天体的运动是呈周期性的，一切事物都呈现出周期的、动态的循环。由于日、地、月三者的运动呈圆的循环、旋转，因此自然界气候产生了阴阳消长、昼夜寒暑的周期性循环。于物则出现萌、长、茂、枯、死，于人则为生、长、壮、老、亡的动态往复。

圆道对中医影响较大，中医的阴阳五行、脏腑气机的升降运动、经络循环、营卫循环无不以圆的规律出现。中医讲究"天人合一"，把人视为宇宙的一个组成部分。天道如此，人道岂能例外？人体脏腑气机升降圆运动是中医的精髓，这个圆运动是以脾胃居中，心肾分上下，肝肺各居左右的圆道。这个圆运动和文王（后天）八卦相吻合，故心应离卦，肾应坎卦，肝应震卦，肺应兑卦。中医气机升降圆运动是脏腑气化的表现形式。

5）**中医与几种节律关系**

①六十年节律：六十年节律又称六十甲子，是我国特有的一种纪年方法，其深刻的内涵是无法想象的。所谓的六十甲子是以天干的第一干"甲"，地支的第一支"子"相合而命名的，为用于纪年的符号。天干和地支配合，天干在前，地支在后，阳干配阳支，阴干配阴支，天干往复排列6次，地支往复排列5次，共得60年，此后又轮到甲与子相合。故六十年一周，称为六十甲子，

这样构成60年一个循环的一个大自然气候变化周期。在这个六十年的循环里，相隔六十年的气候有相似的趋势，比如，有气象学家发现1976（丙辰）年杭州地区冬季奇冷，最低气温达零下10.5℃，而甲子一周60年前的1916年也是奇冷，气温与上述一致。又如，天津地区1928（戊辰）年夏季气候极为炎热，气温高达41℃，而甲子一周60年后的1988年的夏季也是奇热无比，据英国气象局宣布，从大约100年前有可靠的温度记录以来，1988年是世界上最热的一年。

②年季节律：自然界四季更迭反映了天地间的阴阳变化。《素问·四气调神大论》载："阴阳四时者，万物之始终也，死生之本也。"万物如此，人也不能例外。《灵枢·本脏》说："五脏者所以参天地，副阴阳，而连四时，化五节者也。"说明人体五脏的生理功能与大自然相应，能配四时，通阴阳，随五行的节序而变化。

中医在临床里多运用年季节律和人体关系，比如，以四经应四时，既以肝、心、肺、肾与四季的春、夏、秋、冬相应，又以年的十二月与日的十二时辰相应，十二时辰又与人体的十二经脉相应等。

③月节律：中医认为不仅女性的月经周期与大自然的月节律有密切的关系，人体的很多生理状态都与月亮的盈亏有着某种内在联系。《素问·八正神明论》记载："月始生，则血气始精，卫气始行；月郭满，则血气实，肌肉坚；月郭空，则肌肉减，经络虚，卫气去，形独居。是因天时而调血气也。"

④日节律：阴阳五行学说是中医的基础，而这个阴阳是以太阳运动观察得来的，白日为阳，夜晚为阴，故日节律的昼夜更替是阴阳消长最明显的标志。人们日出而作，日落而息，在长期的大自然生活环境中，人类已经造就了与大自然日夜同步的生理节律，符合这个节律的是谓得道，故曰："顺天道者昌，逆天道者亡"。这个"天道"就是"阴阳"，健康者"阴平阳秘"，疾病者"阴阳失衡"。

（2）临床运用：中医本身就是一门时间医学，故在中医临床上运用时间医学方法比比皆是。

1）用药：因时制宜是时间治疗学的核心，根据季节调整用药是其重要的内容之一。中医择时用药是调节生命节律，以顺应天地之时而御病的治疗方法，其主要反映在：

①不同药物的择季应用，强调凡用药应顺应四时，如《脾胃论·用药禁

忌论》曰："春宜吐……夏宜汗……秋宜下……冬使阳气不动也。"这种择季应用大概有两种情况，其一是在原有处方基础上随季节加减，比如"补中益气汤"根据季节不同，在夏季加白芍就是一例子。还有"羌活愈风汤"在大寒之后加半夏、柴胡、人参；望夏之月半加石膏、黄芩、知母；季夏之月加防己、白术、茯苓；初秋、大暑之后加厚朴、藿香、桂枝；霜降之后加附子、官桂、当归等。其二，同一病症随季节变化而用药，因为患病季节不同，在治疗同样一种疾病之药物也应不同，比如表虚自汗病症在春夏加黄芪，秋冬加桂枝等。

②不同性质的药物应择时应用。因为无论是年季节律还是日时节律，其核心都是阴阳消长，都是阴阳变化关系，故在一日之中阳药当昼进，阴药当夜服。此外注意补阳药、利湿药、催吐药都宜于清晨服用，解表药、益气药则宜于午前服用，泻下药则宜于午后或入夜服用，滋阴药宜于入夜服用，而安神药宜于夜卧服用。根据药物与时间关系，可以归纳如下：

大凡升提外透之药物，宜于午前服用；沉降下行之药物，宜于午后服用。

大凡温阳补气之药物，宜于清晨至午前服用；滋阴养血之药物，宜于入夜服用。

大凡祛除阳分气分之邪的药物，宜于清晨服用；清泄阴分伏火之药物，宜于入夜服用。

③不同类型方剂应择时择季应用。如汗剂当选择人体阳气旺盛的午前服用，下剂当选择人体阳气渐衰而阴气渐生的午后服用。

此外，春气主升浮，若饮食劳倦，脾胃气虚使春气不行，则阴火上冲而病"热中"，当以补中益气汤辛甘温之剂，补其中升其阳。因为补中益气汤不仅补气升阳，又是春季的时方。

长夏湿气盛，人多四肢困倦，精神短少，懒于动作，胸满气促，肢节沉痛或气高而喘，身热而烦，小便黄而少，大便溏而频，宜以清燥之剂治之，用清暑益气汤主之，是为长夏时方。

秋燥令行，湿热少退，当升阳益胃，用开阳益胃汤主之，是为秋季时方。

冬月寒凛，易病"复气"，主以神圣复气汤，是为冬季时方。

医圣张仲景在《伤寒论》里有四张著名方可分别代表四季，青龙汤主春，其理在升；白虎汤主秋，其理在降；麻黄汤主夏，其理在浮；真武汤主冬，其理在沉。

2）**辨证**：《内经》认为"治病者，必明天道地道，阴阳更胜，气之先后"。临床上所见之病千奇百怪，莫可名状，无从辨证者大有人在。有些虽有证可辨，但以常法治之则无效可收。故病与寒热虚实、阴阳表里不甚明了时，却与寒暑往来、时辰更替存在密切关系，在临症中除考虑六淫、七情，饮食劳倦外，还要了解人的生理节律变化和天地之间的内在联系，利用其阴阳消长、气血流注和脏腑经脉的运行规律来获得疾病信息，特别对那些发病有一定的时间规律辨证及治疗，有十分重要的意义。

中医自古以来就有八纲辨证，它们是阴阳、虚实、表里、寒热。但在脐针疗法里八纲辨证并非主要内容，笔者主要是辨脏腑、辨疾病、辨方位，又因为方位与人体的脏腑、疾病、五行有密切的关系，故笔者是很注重脏腑的辨证，在易医学里就有"凡病源于脏，凡病落于脏"的原则。前面已经讲过辨脏腑的几种方法，还有一种方法就是根据时辰脏腑气血盛衰节律来辨。《灵枢》指出："经脉流行不止，与天同度，与地同纪。"并描述了十二经脉流注的昼夜节律，即一天十二时辰分别与十二经脉相连，十二经脉又与脏腑相对应，故根据时辰经脉气血流注来辨证。比如，病在子时两侧头部奇痒，根据时辰和经脉流注我们就可以知道这是胆肝的病，因为子时乃胆经流注，又位在头部两侧，是胆经循行之处，故为胆经之病。头部发痒是为虚证，故补胆为主。

3）**针灸**：人体的经络循行无论十二经或奇经八脉都呈现着圆的循环。十二经络的循行，自肺经起始经过大肠、胃、脾、心、小肠、膀胱、肾、心包、三焦、胆、肝，又复传至肺，如是十二经分值十二时辰，一个时辰相当于现在的两小时，其分值时序歌括为：

肺寅大卯胃辰宫，脾巳心午小未中，

申膀酉肾心包戌，亥焦子胆丑肝通。

这告诉我们在子时是胆经流注，丑时是肝经流注，寅时为肺经流注，卯时则是大肠经流注，辰时是胃经流注，巳时是脾经流注，午时是心经流注，未时小肠经流注，申时为膀胱经流注，酉时是肾经流注，戌时是心包经流注，亥时是三焦经流注。

针灸治疗和药物治疗都遵循上述时间规律。

中医学中与时间医学关系最大的莫过于子午流注，其认为人体气血在各时间运行时，皆循一定的经络，子时阴退阳进，午时阴进阳退。人体气血从子到午，从午到子先后流注不同的盛衰循环规律，受十二经气血流注的影响，人体的某些穴位还会呈现周期性的开与阖。当这些穴位处于开的时候，就可以发挥此穴位对疾病治疗的最佳效果，反之则差。这些穴位不仅是经气出入、阴阳交会之处，也是运用时间医学穴位开阖治疗多种疾病的有效穴位。近年来，有人采用穴位电阻测定仪对十二经五输穴皮肤电阻连续 12 小时跟踪测定，认为十二经脉气血在十二时辰中有盛时和衰时，并与十二经气血流注有着基本一致的昼夜节律。

4）死亡预测：如果按时间医学里的日节律和季节律来推断死亡与时间的关系，我们可以看出阴阳消长与死亡有密切联系，有人曾分别对 131 例、740 例和 107 例三组死亡患者的死亡时辰进行分析，结果发现以夜间戌、亥、子时的死亡率最高，白天巳、午时死亡数最低。同样，有人对某市的一个火葬场 10 年间的 44967 例死亡者进行统计学分析，发现冬季和冬春交替时死亡人数最多。还有人对某市的 4 家医院的死亡者进行分析，发现死于 24 节气前后各 2 天（共 5 天）的比平常要多。以上都表明人类死亡与阴阳消长、季节变化和节气转归有密切关系。上述提示对重危患者的看护和治疗中，遇到夜晚、冬春交替这些阳气衰藏时，更要注意其生命安全。对节气来临和转归的时候也要提高警惕，防止发生意外。

（二）六经辨证与时间医学

《伤寒杂病论》是中医经典著作，虽然没有明确提出时间医学概念，但其内容包含了丰富的时间医学的思想，特别是六经辨证中疾病自愈的时间特点，更提示了时间医学的临床应用。

中国传统文化与传统医学可归纳为几个纵线，其根是阴阳。从阴阳的一分为二到四象的一分为四，再到八卦的一分为八都是将事物进行一分为二的对分法，这种分类方法一直可以进行下去，这是中医里的主线。除此之外，中医里还有一个三分法，就是将世界上的万事万物一分为三，如上下中，天地人，前后中等，这个分法虽然不像二分法那样普及和明显，但在中医里也占有十分重要的地位。再将这个三分法按一分为二就成了六分，中医里的六经辨证就是典型的六分法，医圣张仲景发明的六经辨证的确是一个伟大的医学创举，他的主要功劳就是将个体的整体调整与大自然的时空结合起来，用动态观来看待人与大自然的时空关系，看待疾病与时空的关系。《素问·阴阳应象大论》说："余闻上古圣人，论理人形，列别脏腑，端络经脉，会通六合，各从其经。"这里所说的"会通六合，各从其经"，这个经指的是什么？其中之一就是宇宙之经，而中医的五运六气就是讲宇宙的每一条经怎么和人体的经络相结合。宇宙之经分六条，或说六个系统，六个层次，即三阴三阳，这三阴三阳是：厥阴（一阴）、少阴（二阴）、太阴（三阴），少阳（一阳）、阳明（二阳）、太阳（三阳）。宇宙的六经实际上也包含了天体运行的六个区间，在每个区间运行的时间段里，是将人的脏腑、经络与宇宙之经相联系的一个标志，比如在天体运行到厥阴时间段时是与人体肝经和心包经联系最密切，故称其为足厥阴肝经，手厥阴心包经；同样在天体运行到少阴时间段时是与人体心经和肾经联系最密切，故称其为手少阴心经和足少阴肾经；其他以此类推。

大家都知道，造成疾病的外在因素是风、寒、暑、湿、燥、火，中医里称其为"六淫"，而这个"六淫"既与大自然的天体运行有关，也与人体的经络有关，通过上述的三阴三阳就能很清楚地知道它们之间的关系。天体运行到厥阴时间段时，不仅与人体的肝经、心包经有关，而且还与大自然气候气象的风有十分密切的关系。同样少阴与热有关，太阴与湿有关，少阳与火（暑）有关，阳明与燥有关，太阳与寒有关。这样就将天体运行的区间和人体的六经及气候气象的风寒暑湿燥火联系在一起，三阴三阳对我们来说是一个隐世界，但也是一个操纵风寒暑湿燥火与人体疾病在时间变化上的世界。

"太阳病，欲解时，从巳至未上"；"阳明病，欲解时，从申至戌上"；"少阳病，欲解时，从寅至辰上"；"太阴病，欲解时，从亥至丑上"；"少阴病，欲解时，从子至寅上"；"厥阴病，欲解时，从丑至卯上"。这几条揭示了六经之气在一日之内有相对旺盛的时间，以及六经病证在时辰中自愈或减轻的特点。

"欲解时"关系到部分的诊断问题，但实际上患者更注重的是疾病的发生或加剧的问题，故有人提出一个相对的概念叫"欲作时"或"加剧时"，这在临床上更为方便、实用。既然有一个欲解时，必然会有一个加剧时（经气相对衰退时间）或欲作时，其必定在欲解时相对的位置上。比如，春天疾病缓解则在秋天疾病加重，冬天疾病发作则在夏天疾病减轻。同样在一日之内也是如此，上午病重则下午病轻，晚上病重则白天病轻，这一切的变化其核心还是阴阳。

张仲景的六经辨证是中医史上的一个伟大的跨越，他将二仪（阴阳）与三才（天地人）结合在一起，自创了另外一种辨证的方法，他是借鉴了易经六爻关系并根据人体经脉气血流注与时间关系的理论来进行辨证，如果某种病在某经脉循行时辰多发或加重，即可辨证为此经脉的病。

六经辨证其实与四季、五行、十二地支等图是同出一辙，其核心还是阴阳消长，我们可以看几个图，就可以十分清楚它们之间的内在联系。

四季的方位是上夏、下冬、左春、右秋，这个图说明阳气是左升右降，上盛下藏。五行图的方位是上火、下水、左木、右金、中土。如果暂不看中土的话，同样，阳气是左升右降、上盛下藏。十二地支图虽然存在着十二个方位，如果以十二地支与五行的关系分类，左寅卯（属木）右申酉（属金），上巳午（属火）下亥子（属水），同样存在着阳气的左升右降，上盛下藏的规律。那么，再来看六经图，就不难发现左少阳（相火），右阳明（燥金），上太阳（寒水）下太阴（湿土），这三阳一阴就形成了一个循环图，瓜分了一年四季或一日的十二时辰，同样是体现了阳气的左升右降，上盛下藏的消长关系。再加上其他二阴所占的时辰位置，也只不过说明了阴在转归中要比阳在转归里慢，要困难一些，更加证实了"病在阳好治，病在阴难愈"的理论。

人的气血与大自然息息相关，即人在日节律、月节律或年节律中阴阳盛衰均有类似的规律，这就是中医的相关性。如一日之中寅时为晨，而在年节律中则为正月，在季为春。它们的共同相关性是阳气升发，人体气血开始逐渐加盛，这样提示在考虑六经辨证时，不应局限于一日之中的时间规律，还应考虑月节律和年节律。比如"阳明病，欲解时，从申至戌上（就是欲作时，从寅至辰上）"，提示我们在一日之中，寅卯辰三个时辰（3~9时之间）中，疾病发作或加剧的患者，应该考虑到是阳明病的可能。除此之外，一个患者如每年在正月（寅）、二月（卯）、三月（辰）时常旧病复发或加剧，并极有规律，也应考虑是阳明病的可能。其他各经依此类推。

（三）脐针疗法与时间医学

在脐针治疗中，采用治疗的定位进针方法较多：有压痛点进针法、寻找皮下结节法、脐洛书全息进针法、脐八卦全息进针法、五行生克制化进针法等。其中有一种定位进针方法与时间医学有密切关系，在临床上使用极为方便，即脐地支进针法。在谈到脐地支进针法时有必要简略地谈一下天干地支。

1. 关于天干地支的相应关系

（1）十天干

十天干：甲、乙、丙、丁、戊、己、庚、辛、壬、癸。

十天干阴阳之分：《素问入式运气论奥·论十干》说："甲、丙、戊、庚、壬为阳，乙、丁、己、辛、癸为阴，五行各一阴一阳，故有十日。"甲为什么属阳，乙为什么属阴？一是先言者为刚为阳，二是奇数为阳，故甲为阳。甲在先，乙在后，甲奇数，乙偶数，故乙为阴。

十干五行：甲乙同属木，甲为阳木，乙为阴木；丙丁同属火，丙为阳火，丁为阴火；戊己同属土，戊为阳土，己为阴土；庚辛同属金，庚为阳金，辛为阴金；壬癸同属水，壬为阳水，癸为阴水。

十干方位：甲乙东方木，丙丁南方火，戊己中央土，庚辛西方金，壬癸北方水。

十干配五季：甲乙属春，丙丁属夏，戊己长夏，庚辛属秋，壬癸属冬。

十干配身体：甲为头，乙为肩，丙为额，丁齿舌，戊己鼻面，庚为筋，辛为胸，壬为胫，癸为足。

十干配脏腑：甲胆，乙肝，丙小肠，丁心，戊胃，己脾，庚大肠，辛肺，壬膀胱，癸肾。单为腑，双为脏。

十干化合：甲己合化土，乙庚合化金，丙与辛合化水，丁与壬合化木，戊与癸合化火。

（2）十二地支

十二地支：名为月，故《尔雅·释天》中有："岁阴者，子、丑、寅、卯、辰、巳、午、未、申、酉、戌、亥。"

十二支阴阳：子、寅、辰、午、申、戌为阳，丑、卯、巳、未、酉、亥为阴。

十二支配五行：寅卯属木，寅为阳木，卯为阴木；巳午属火，午为阳火，巳为阴火；申酉属金，申为阳金，酉为阴金；子亥属水，子为阳水，亥为阴水；辰戌丑未属土，辰戌为阳土，丑未为阴土。

十二支配方位：寅卯东方木，巳午南方火，申酉西方金，亥子北方水，辰戌丑未四季土。辰、戌、丑、未在每个季度的最后一个月，故为四季土。

十二支配四季：寅卯辰为春，巳午未为夏，申酉戌为秋，亥子丑为冬。

十二支配脏腑：寅为胆，卯为肝，巳为心，午小肠，戌辰胃，丑未脾，申大肠，酉肺，亥肾，子膀胱。

将十天干与十二地支相配，阳干配阳支，阴干配阴支，就产生了六十花甲，也叫六十干支纪时。比如天干阳甲配地支阳子，称为甲子。天干阴乙配地支阴丑，称为乙丑。以此类推，丙寅，丁卯，戊辰，己巳，庚午等，配完正好六十，古人用以纪数，在六十年内是不会重复，故有人称六十岁的老人为花甲老人，第六十岁的那一年也称花甲之年。知道了天干地支的相配，就可以利用干支来纪年、纪月、纪日、纪时，用来推算和预测疾病。

2. 脐地支全息

前面已经学习了天干地支，地支与十二个月相合，又与每日的十二时辰相合，这样就可以用来纪月、纪时。除外地支与易经里的十二消息卦相对应，来解释阴阳轮转的关系。

在一年的十二个月里，农历正月地支为寅对应泰卦，二月地支为卯对应大壮卦，三月地支为辰对应夬卦，四月地支为巳对应乾卦，五月地支为午对应姤卦，六月地支为未对应遁卦，七月地支为申对应否卦，八月地支为酉对应观卦，九月地支为戌对应剥卦，十月地支为亥对应坤卦，十一月地支为子对应复卦，十二月地支为丑对应临卦。

在一日里的十二个时辰，子时对应 23～1 点，丑时对应 1～3 点，寅时对应 3～5 点，卯时对应 5～7 点，辰时对应 7～9 点，巳时对应 9～11 点，午时对应 11～13 点，未时对应 13～15 点，申时对应 15～17 点，酉时对应 17～19 点，戌时对应 19～21 点，亥时对应 21～23 点。

时辰	寅 03－05	卯 05－07	辰 07－09	巳 09－11	午 11－13	未 13－15	申 15－17	酉 17－19	戌 19－21	亥 21－23	子 23－01	丑 01－03
值时经	手太阴肺经	手阳明大肠经	足阳明胃经	足太阴脾经	手少阴心经	手太阳小肠经	足太阳膀胱经	足少阴肾经	手厥阴心包经	手少阳三焦经	足少阳胆经	足厥阴肝经

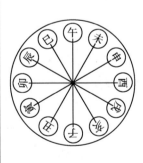

脐十二地支全息图

从上述的内容已经知道，地支与时间的关系是分不开的，脐地支全息（见"脐十二地支全息图"）是脐针的四大全息图之一，其主要是用于临床上有明显时辰规律的疾病，范围涉及各科，只要有固定的发作时间，并有明显的时间规律，无论是什么病，均可用此全息法，而且疗效不错。

在脐地支全息里，将肚脐视为一个地支图，也就是一个十二时辰循环图，根据发病的时间在脐地支图相对应的点上进行针刺治疗，其进针方式与其他进针方式一样。这里需要说明的是，在脐地支图上的寅位既可以治疗一天中3～5点这个时段疾病反复发作的患者，也可以治疗每年正月这个时段发作的疾病。

第五章

脐针疗法的特点

脐针，是指施术者在患者的脐部下针，用以调节阴阳、祛除疾病。中国针灸学里的针法很多，从传统的体针到现代的鼻针、耳针、眼针、腹针等，而我们现在所说的脐针与上述的针法都不同，是一种全新的针刺疗法。很多人不明白脐针，只是将其与其他针刺方法混为一谈，认为脐针只不过是一种针法而已，其实这是对脐针的不了解，可以说，脐针是一门新兴的针刺疗法，它与其他的针法有着太多的不同之处。

一、脐针与其他针法的区别

脐针与其他针法的不同主要集中在如下几个方面：

（一）理论方面的不同

我们所知的一切针法都离不开传统的经络学、腧穴学理论，他们所用的穴位、全息都离不开传统理论。而脐针疗法却是易医理论，是以易经的理论、易医的思维来指导脐针的临床实践，故称其为易医学的入门之法。

（二）全息方面的不同

其他针法虽然也用全息图，但基本上都是一种全息，比如鼻针有自己的鼻全息，但只有一种全息。耳针也有自己的全息，但只有一种全息，而脐针疗法至少有四个全息，它讲究的是四图共参，根据临床需要随时获取最佳的全息。

（三）所行经气的不同

传统的体针和现在的耳针、鼻针、眼针及腹针都是作用于人体的后天经气，而脐针疗法则是走的先天经气，故其治疗效果就与其他针法不同，应该说更快、更好。

（四）部位用针的不同

大凡搞针灸的都知道"神阙禁针"，但我们脐针疗法就是要在这个禁针区扎针，打破以往的针灸禁锢。鼻针刺鼻，耳针刺耳，而这个脐针自然是刺人体的脐部。因为脐这个特殊的人体部位，充满了神秘，布满了玄机，是一本解读人体自身奥秘的天书。以往人们限于对人体自身知识了解的匮乏，和自古以来前人对脐的"只灸不针"理论先入为主的偏见，即便至今，用针刺脐部来治疗疾病也常使许多人难以想象和接受。"常规的治疗方法只能医治常规的疾病，非常规的治疗方法才是治疗疑难病、危重病的最佳方法"。故也正因为脐的这种特殊的位置，脐针疗法的特殊理论才会有特殊的临床疗效，才会有特殊的治疗意义。

二、脐针的特点

除了上述与其他针法的不同之外，脐针还有其十分鲜明的特点：

（一）一穴多治

与传统针刺技术相比，脐针有自己鲜明特点，其一就是一穴多治。传统针刺技术理论基础是经络学，它是建立在人体经络和腧穴学的基础上的，根据疾病的情况，先辨阴阳、虚实、寒热、表里（八纲辨证），然后辨经络，取腧穴，行针治疗，在行针的同时再取决补泻之法，穴位配伍。经络有十二经脉、十二经别、奇经八脉、十五络脉、十二经筋和皮部等，全身穴位多如繁星，每穴又有各种功能及作用，学习起来不胜其烦，其实在一个针灸医师的临床治疗中，使用的穴位是极其有限的，有极大部分的穴位被打入"冷宫"。一个专业针灸医师常用的穴位也不过仅百个，各种疾病都有自己的经络，自己的治病穴位，过于繁杂。而脐针疗法仅神阙一穴就可治百病，故有人称脐针疗法是"以一穴治百病，以一点带全身"，这是脐针疗法的一个大特点。古人云"大道至简"，越是简单的东西越有生命力，治疗同样的疾病获取同样的疗效，动手术不如非手术，大处方不如小处方，多扎针不如少扎针，多花钱不如少花钱，治疗的周期越长不如周期越短，这就是水平，我们在评定一种方法的好与坏时这是一个鉴定的方法。在疗效上当然首先是保性命，其次是保功能，再则保容貌、少痛苦，不论是精神上的（心理上的），还是生理上的，这是原则。有了以上两个原则，我们既可以评定一个医生的技术水平的高低，也可以评价一种疗法的先进与否。脐针疗法仅取神阙一个穴位，在这个穴位上下针可治许多疾病，无论是脏腑病还是疑难病，功能性病还是慢性病，涉及人体各个系统、各个器官，如果一个患者身兼数种疾病，脐针的治疗可以在同一穴——神阙行针，比如一个患者有高血压、心脏病，又有肾炎、失眠，都可以在同一个穴位中治疗，这就是所谓一穴多治。

（二）一穴多针

一穴多针是脐针疗法的第二大特点。传统针刺技术一般都是一针一穴，从无见一穴多针现象，这可能有以下几个原因，其一，传统体针治疗中同类作用穴位较多，而且每个穴位都有一个主要的治疗功能，使大夫有比较大的选择余地。其二，在传统体针治疗里采用直刺手法比较多，因为在传统体针里是比较讲究进针深度，即便使用斜刺、横刺也都是为了不损伤脏器，并非因治疗目的。其三，传统体针在补泻方法上大多数是采用手法补泻，并非像脐针治疗时是采用用方位补泻。而脐针就不同，脐针治疗仅"神阙"一穴，根据患者治疗的需要，可以采取一穴一针，也可使用一穴多针，特别在多脏器疾病，多系统疾病，疑难病，危重病的病例中更多使用的是一穴多针的技术。在一穴多针的运用上既要分君臣佐使，也要有行针顺序，用针要有章法，要辨证，要注意五行生克制化，这是脐针的一个原则。

一般来讲，临床上大多数疾病都需要一穴多针，在治疗疼痛性疾病只要找到了压痛点，只需一针。此外，运动性疾病也多见一穴一针，而在治疗脏腑性疾病和疑难病则大都使用一穴多针。在一穴多针的应用上往往要注意行针的顺序，也就是用针的君臣佐使，比如一个高血压患者在脐针治疗上大都采用脐部的坎离两个方位进针，我们可以根据病情和易医卦象的原则应该先扎坎位，次扎离位，这叫"心肾相交，水火既济"，如果在用针上不去注意，先扎离位再扎坎位，就成了"心肾不交，火水未济"，那疗效自然相差甚远了。

（三）一穴多效

既然一穴可以多针，一穴可以多治，也就可以一穴多效，在脐针的治疗里，只要思路正确，一穴既可多效，一针也可多效。比如一个患者既有脑部疾病又有眼部疾病，可以一针下去同时见效。又如一个患者既有右臂风湿痛，又有肝胆疾病，在治疗中也可仅用一针同时见效。这样既可以减少患者治疗上的步骤，也可以减少许多痛苦和经济上的负担，这是脐针的第三个特点。如何决定用针？用几针？在什么方位进针？这可以鉴别一个脐针大夫的临床水平，无论患者的疾病有多少，在考虑使用脐针时应该仅可能减少针数，采用一针多效、一穴多效的治疗方法，这不仅是减少患者的痛苦也是衡量医师的易医思维，也只有采用易医思维的医师在使用脐针治疗时才能更好地发挥脐针的作用和自己的水平。脐针疗法的魅力就在"加加减减，生生克克"，不像其他针法要去死记穴位和功能，去死记什么病用什么穴位可治疗，这是学"法"，是学"术"，用这种死记硬背的方法去学习医学其实是一种很笨的方法，也是一种很痛苦的方法。笔者一贯提倡重理而轻法，因为"理是常理，法无定法，法由心生"，天下的法是学不完的，只有将理学通了，就可以随心所欲，万法皆由心出。把脐针疗法的理搞清楚了，一切疾病的治疗都是加加减减，生生克克。

（四）定位治疗

传统的针刺技术是以经络腧穴为理论基础，循经取穴。一般都采用定点治疗的方法，比如，在治疗呼吸系统疾病时一般取手太阴肺经和手阳明大肠经中的穴位，在手法上多采用直刺，这可能与各经络上同类功能的穴位较多有关。而脐针疗法仅取神阙一穴，手法上多采用横刺和斜刺。因为神阙穴的特殊解剖关系，针刺手法是以脐蕊为中心，向四面八方在脐壁上做放射状进针，而这个方向则是根据疾病本身来定。这个进针方向就是笔者所说的方位，定位治疗就是定方位，也就是定进针的方向。笔者经过数年的研究与探讨认为：在同一个穴位、同一个点进针可以因进针的方向不同而产生完全不同的治疗效果，特别是针刺的后疗效，这就是脐针定位治疗的核心，其主要的理论则是疾病的"相关学"，在后面的章节中详述。方位在脐针疗法中至关重要，它是脐针疗法的灵魂，脐针的整个治疗是以方位治疗为基础的，没有方位就没有脐针疗法，故脐针疗法中有这样一句话，"进针必有方向，下针需含补泻"。有了方位就有阴阳，有了阴阳就有五行，有了五行就有天地万物，以至人体百骸、五脏六腑。"道生一，一生二，二生三，三生万物"。抓住了方位就抓住了纲领，一切也就迎刃而解了。

（五）方位补泻

传统的针刺技术一般都采用手法补泻，而且方法较多。脐针疗法的补泻方法除了在治疗疼痛性疾病采用手法补泻外，大部分使用方位补泻。因为脐部的敏感度高，针刺脐部反应较大，故一般笔者极少用手法进行补泻，多用方位补泻，采用五行所属的生克制化来进行方位补泻，而方位补泻与定位治疗一样，其精髓是源于"易经"。脐针疗法是易医结合的一种形式，利用了易经八卦的方位，与人体脏腑的相应关系，利用了阴阳五行的生克制化进行的补泻方法，这种补泻方法不仅可用于脐针疗法，也可用于传统的体针中，疗效十分理想。如果有人感兴趣把方位补泻搞懂悟通即可大展宏图，把其应用到养生学和环境学也是大有作为的。

（六）内外兼治

按传统针法书籍记载，体针对治疗神经系统功能性疾病（头痛、头晕、失眠、健忘、精神紧张等）疗效较好，对运动系统疾病（腰腿痛、肩周炎、腰肌劳损、落枕等）效果也佳，但对于脏腑疾病就要逊色一些。而脐针不但对功能性疾病、运动性疾病效果很好，对一些脏腑疾病也有很好的疗效，对一些疑难重病也起到不错的治疗效果，这是由脐针疗法特殊的理论和脐在人体结构的重要地位所决定的，特别对急性疼痛性疾病更是手到病除，因此可以说脐针疗法是内外兼治。

在长期的脐针临床里，笔者认为脐针疗法的确是极好的一种治疗方法，在治疗疼痛性疾病，只要有疼痛，无论是什么原因引起的疼痛，如劳损、缺血、外伤、受寒等都可以进行治疗。还有无论什么疼痛，如体表疼痛、内脏疼痛都可以在脐部找到相应的反应点，只要找到这个反应点一针就可见效，甚至可以说一针就可治愈。但脐针最关键的、最有特色的还是治疗脏腑疾病，虽然脏腑疾病在脐部不一定都有明显的反应点，只要在其脏腑的相应的方位上进针就可以达到治疗的作用。易医"凡病源于脏，凡病落于脏"的原则就是讲任何疾病都可以从脏腑的角度来诊断、来治疗。也只有抓住了"藏"这个关键，才能提纲挈领，才能将一切复杂的临床症状分解清楚，去表存里、去伪存真，真正地了解这个疾病。比如，皮肤体表性疾病就可以落实在肺脏，精神神经性疾病可以落实在心脏，多动、情绪变化、筋病等可以落实在肝脏，消化、发育都可以落实在脾脏，性功能、骨病、髓病、脱发等可以落实在肾脏，这样人体的疾病就可以明确的进行分方归类，只要能进行分方归类就可以用脐针进行治疗，就可以达到很好地疗效。特别对目前中西医治疗还感比较困难的疑难病，疗效更好，这填补了传统体针在治疗脏腑疾病比较困难的局面，开阔了新的前景。

（七）操作简便

脐针使用的针具与体针的针具相同，一般多采用1寸毫针。这种毫针各地医药器械店均有出售，而且商店里就有已经消毒灭菌的一次性毫针，这样更方便了行医者，也杜绝了消毒不彻底的交叉感染情况。该毫针携带方便，真可谓有针在身，行走天下。如果遇到应急情况，随身又无毫针，也可用笔代针或以棍代针在脐部治疗，同样可以收到预期的效果。退一万步讲还可以以指带针，所以不必拘泥于针具。但这里需要提请注意的是，凡用代用品，均不可刺破皮肤，只要在疾病相应的脐部反应点进行按压，患者感到疼痛就达到了治疗效果。

脐针疗法极其好学，但又极其难精，说其好学是因为只要是中学毕业的文化水平，经过三至四天的脐针培训就完全能够掌握，就能在临床上应用，如果再有一些医学基础那学习就更容易了。说其难精则是用好脐针必须有比较扎实的中西医的基础和易经的知识，特别是易经知识，只有将易经与医学知识融会贯通，在脐针的使用上才能更上一层楼。

第六章

脐针的用针原则

脐针治病定位是关键。定位是否准确，直接影响到治病的效果。除外，脐针治疗有自己的用针之法，有自己特殊的针法，从而形成了自己的规律，而这些规律是笔者十几年来临床的经验所得。"没有规矩，不成方圆"，要使脐针在临床上达到较高的疗效，最好能够在使用上遵循以下规矩。

一、取针之法

前面已经讲过脐针的特点之一是"一穴多针"，而这个用针的多少又是怎样确定的？对于初学者来说有一定的困难。一般来讲脐针临床上使用最多的是二至三针，也有更多的，但大多在五针之内，很少有超过六针的。而取针的多少主要取决于治病的需要，初学者可参考下述方法。

（一）单针用法

单针用法有三种，第一取洛书全息，第二取外八卦全息，第三取内八卦全息，我们分别看一下其用法。

1. 单针用于洛书全息

单针最多用于疼痛性疾病，凡疼痛性疾病在脐部均可寻找到一个比较敏感的反应点，这个反应点就是治疗疾病的"开关"，只要将这个"开关"打开，疾病就很容易治愈。其规律是：越是疼痛厉害的疾病就越容易在脐部找到这个反应点，越是急性疼痛也越容易找到反应点，并且治疗的效果又快又好，甚至可以说"随手而苏"。怎样来寻找这个反应点？我们可以根据患者疼痛的具体部位，再利用"脐洛书全息图"在其反应区用探针进行仔细寻找，有时患者疼痛时间已有两三天之久，我们可以在患者脐部找到数个敏感点，在这些反应点里必定有一个最敏感的，这就是最初疾病的反应点，也是我们真正需要寻找和治疗的点，千万不要找到一个反应点就急于下针，以至于影响治疗效果。

2. 单针用于外八卦全息

对于身体较大部位发生的病变，比如双手的疼痛，我们可以采用脐洛书全息来治疗，但这不可能用单针治疗，因为单针治疗疼痛是定点较小，也较准确，比如弹响指，某指关节疼痛等都可以使用单针洛书全息。对于双手疼痛笔者比较主张使用脐外八卦全息来治疗，因为它可以单针解决问题，比如双手在脐外八卦里属于艮位，易经讲"艮为山"，"艮为手"，故单扎艮位就可以治疗双手的疾病。同样双足的疾病我们可以取脐外八卦的震位来治疗，因为"震为雷"，"震为足"。其他依此类推，不再烦述。

3. 单针用于内八卦全息

单针用法还见于单一脏器的治疗中，根据易医学的"凡病源于脏，凡病落于脏"的原则，在脐针治疗里，我们可以根据患者的症状来了解患者脏腑的阴阳失调情况，把这些症状落实到某个脏腑上，这样就用单针在该脏腑的脐部反应区进行治疗。比如治疗抽搐患者我们可以根据《内经》中的"病机十九条"，"诸风掉眩，皆属于肝"、"肝主筋"从而认定这是肝脏的问题，利用"脐内八卦全息图"用单针扎震位或巽位进行治疗。

虽然单针治疗单一脏腑疾病，为了加强临床疗效，我们还必须注意到一点就是易医学里的"相交"原则。"相交"是易医里的一大法则，用处很大，不能忽略。何谓"相交"？很多人只知道男女相交，但不知疾病在治疗中也有"相交"之法，"相交"与否在治疗效果上是大相径庭的。怎样"相交"呢？简而言之就是男取阴、女取阳。比如给患者治胃病，我们可以根据"脐内八卦全息图"取艮位或取坤位，但这个艮与坤就有阴阳之分，根据阴阳相交理论，在给男患者治疗时多取坤，而给女患者治疗时多取艮，男取阴而女取阳，这就是"相交"。

（二）双针用法

双针用法在脐针的临床上极其普遍，如果用法得当疗效很好。双针用法有五大系统，它们分别是来源于《说卦》的四大配伍用法、六十四卦的配伍方法、六经辨证的配伍方法、十二地支与经络流注顺序的配伍和手足经脉与时辰相对应的配伍方法。

1. 源于《说卦》的四大配伍用法

脐针临床中使用双针方法里，用得最多的是来源于《说卦》的、颇为有效的"四大用法"。《说卦》曰："天地定位，雷风相薄，山泽通气，水火不相射。"笔者根据《说卦》进行了四个固定的双针配伍，将"水火不相射"改为六十四卦里的第六十三卦"水火既济"，用于临床，收到很好的疗效。在长期的临床实践中被广大脐针使用者所推崇。

（1）"天地定位"法：天地定位很清楚就是在"脐内八卦全息图"的天（乾）位和地（坤）位各扎一针，我们来看"天地定位"的内涵是什么？天是乾位，在八卦与五行的关系中乾是属于金，而地是坤位，属于土，天地定位是土生金，是阴土生阳金，是老父配老母，在治疗呼吸系统疾病、皮肤病、大肠病疗效很好。天地定位既然是土生金，那么需要注意的是用于金弱的患者，也就是金不足的患者，疗效比较好。对于虽然也是呼吸系统、皮肤病及大肠病的患者，不是金不足而是金太过者则疗效就不是很好，所以在脐针治疗里中医的基础水平是很重要的。

（2）"雷风相薄"法：雷风相薄同样是利用"脐内八卦全息图"来取方位，雷就是震，属东方，属木，为春季，为人体肝脏。而风就是巽，属东南，属木，为人体的胆。而雷风（即肝胆）本身就是表里关系，是长男配长女。俗话说"肝胆相照"，可见肝胆是息息相关，很难分开的。肝属阳木，巽属阴木，利用雷风相薄是加强木的场，故疗效十分显著。

雷风相薄之法在临床上多用于女性患者，因为女性患者情绪变化比较大，特别在月经来临之时比较敏感，易受外界刺激引起精神变化。到了更年期因为内分泌系统激素急剧下降，这种内分泌的变化大大快于神经系统的变化，故十分容易引起更年期精神病。另外，易医学认为：目前大部分的妇科肿瘤产生因素之一就是情志致病。很多女性精神压抑，生闷气，或由爱生恨是最易得肿瘤的。情志病在中医里属于肝的范畴，所以古人有"妇人以肝为本"之说。

（3）"山泽通气"法：该法是取"脐内八卦全息图"的艮位与兑位，艮是山，兑是泽，山泽通气是通之大法，是少男配少女，是阳土生阴金，其用处很大，临床上也用得很多。可见引起疾病的病因大都是不通，疼痛性疾病是不通，癥瘕积聚也是不通，只要通了疾病也就治愈了。我们治疗气管炎、支气管哮喘，甚至肺部肿瘤也都使用山泽通气法。

（4）"水火既济"法：水火既济大概是脐针治疗中应用最多的方法之一，何谓"水火"？水火就是阴阳，就是人体脏器中的心肾，易医学说"心肾相交，水火既济"。心肾相交是人体脏器中最大的"交易"，心是离中一点真阴，肾是坎中一点真阳的相混、相交。因为脐在解剖中的关系使任脉处于半交通半闭塞状态，任脉行至脐部时就无法再垂直行进，只有绕脐行进，引起这种情况主要是脐部的皮肤与筋膜、腹膜直接相连，使经络在此处只有绕行，故人体的任脉并非完全畅通，这样就给我们的健康带来许多影响。而水火既济法是用针将任脉接通，这样一接通情况就不同了，任脉上接头颅下连宗筋，头颅是什么？是大脑，主神志，属心。宗筋是什么？是生殖器，主精，属肾与肝。这样一接就将任脉连接起来，在人体中就形成了水火既济，人体的经线就通了。经线的畅通是人体的健康的保证，是上下的连接，是水与火的相交，是健康与智力的和合，特别是任脉的畅通还是人体阴经畅通的源头，在脐针的治疗中向上可以治神经系统疾病，向下可以治泌尿生殖系统疾病，故水火既济法是治疗一切慢性病和老年病的必用之法。对治疗失眠、抑郁、烦躁、兴奋乃至更年期综合征都有十分重要的意义。

此外，在治疗泌尿系统、生殖系统、妇科病、男科病也十分有效，比如治疗前列腺肥大、尿潴留、多尿症、性功能障碍及妇科肿瘤等。所以，在多年的教学中同学们反映"水火既济"是最好用的。

2. 源于六十四卦的双针配伍方法

六十四别卦是易经的中心，其卦是由两个八经卦的上下排列组合而成，在下的卦也称为内卦，在上的卦也称为外卦。六十四别卦的念法是先上后下，比如"天地否"卦，告诉我们其上卦是乾，其下卦是坤，合二为一则是否卦。反之"地天泰"卦是上坤下天乾，则为泰卦。从这两个别卦的排列组合我们可以知道卦的排列顺序不同，就会产生完全不同的另一个新卦，而且其卦意也就完全不同了。

（1）**卦意针法**：在六十四卦的双针配伍中，又有卦理针法和卦意针法两种，现在先来谈一下卦意针法。卦意针法就是讲究这个卦的意思是什么，根据这个意思来进行选针，因为在六十四卦里有许多是凶卦，也有一些是平卦，还有的是吉卦。一般只取其吉卦，利用它的卦意来治疗疾病，比如，地天泰、山雷颐、水火既济、风雷益等。其治疗顺序也是以卦的排列顺序来进针，比如，我们在减肥的治疗中，需要的是"水土合德"，这只是一个原则，怎么才能"水土合德"？怎么扎才能是真正的"水土合德"？这里有两种方法，其一是先扎水（坎）后扎土（坤或艮），其二是先扎土而后扎水，我们来看一下到底那一种方法更好。先扎水后扎土的六十四卦里是"水地比"卦或是"水山蹇"

卦，而先扎土而后扎水的则有"地水师"卦或"山水蒙"卦，那么我们就可以根据这个卦名来选择用针的顺序，在上述的四个卦里"地水师"和"水地比"是吉卦，"山水蒙"则是平卦，而"水山蹇"则是凶卦，我们自然是先选师卦或比卦，然后才考虑其他的卦（见六十四卦）。

那么我们又怎样知道这个卦是吉还是凶，它们的含义又是什么？各种书都有自己的解释，笔者还是一句老话，就是读原文，可以看易经里《杂卦》的说法。

（2）**卦理针法**：六十四卦卦理针法最多见的有两种方法，其一，是本宫卦理针法，其二，是变宫卦理针法。因为比较复杂，必须有易经六十四卦理的基本知识才能运用这种针法来治疗疾病，在此暂不介绍。

3. 源于六经辨证的双针配伍

这个针法配伍主要是用于有时间规律的疾病治疗，比如，经常在一日的午时发病，或在这个时辰疾病加重，我们从其固定的时间规律上知道这个病是太阴病，因为"太阴病欲解时，从亥至丑上"。就是说太阴病感觉最好的时候是亥、子、丑三个时辰，而它最重的时间则是与其相对应的时间段上，那就是巳、午、未三个时辰。那么在脐针治疗时我们抓住发病最重的时间，并在脐部找到与这个时间相对应的点，这里是第一个进针点，然后在这个对应点的相反方向（在其同一个直线上）就是第二个进针点，这就是六经辨证的双针配伍。举例说明：就像前面这个患者在午时发病，我们第一个进针点就是这个午时相对应的脐部（取十二地支全息图）时辰段，而第二个进针点则是与第一个进针点的相反方向的一点，应该是子时的时辰段。

六经辨证的双针配伍的特点是：根据疾病发作的时间段，得知这个病是属于什么经的病，然后找出第一个进针点。再根据第一个进针点来确定它相反方向的第二个进针点。

4. 源于十二地支与经脉流注顺序的双针配伍（也称对卦针法）

这个配伍与来源于六经辨证的配伍极其相似，但比它更精确。因为在六经辨证里它的跨度是三个时辰，而这个配伍则是在一个时辰里，对有时间规律发病的患者也可用这个针法。此外我们还可用这个针法治疗非时间规律性疾病。

此针法是根据一天时辰中经脉的流注顺序，取其相对位的经脉治疗或脐针的方位治疗，其经脉相对是按十二地支排列的：

"子"配足少阳胆经对应"午"配手少阴心经；"丑"配足厥阴肝经对应"未"手太阳小肠经；"寅"配手太阴肺经对应"申"足太阳膀胱经；"卯"

配手阳明大肠经对应"酉"足少阴肾经；"辰"配足阳明胃经对应"戌"手厥阴心包经；"巳"配足太阴脾经对应"亥"手少阳三焦经。

一天时辰中经脉流注顺序歌：肺寅大卯胃辰宫，脾巳心午小未中，申膀酉肾心包戌，亥焦子胆丑肝中。

在脐针治疗前，我们首先判断病灶来源于什么经，根据这个经来定其属于什么时辰，然后在脐部的十二地支图的这个时辰位下第一针，再在其相对的反相位扎第二针。比如，在左侧内膝眼与血海之间的疼痛，定位在脾经，而脾经旺于巳时，巳与亥对应，故在脐针治疗里我们取巳与亥二位，即可治疗该疼痛。

5. 源于手足经脉与时辰相应的双针配伍（也称互卦针法）

本法在治疗前，也是首先要清楚病发部位的经络所属，然后根据阳经则手足太阳相配合，手足阳明相配合，手足少阳相配合；阴经则足太阴与手少阴相配合，足少阴与手厥阴相配合，足厥阴与手太阴相配合，在脐部找到其病变的经脉与时辰对应方位扎第一针，再查出与病变经脉的时辰相对应的经脉时辰的方位扎第二针。比如，右手外关附近的病变，我们就可以知道外关属手少阳三焦经，与其对应的时辰是亥时。其次，手少阳三焦与足少阳胆经相配合，而与足少阳胆经对应的时辰是子时，故我们在脐针治疗里取十二地支图，先扎亥再扎子两个时辰方位。

（三）三针用法

三针在脐针临床上与二针用法一样，是最常用的方法。在三针的用法上有三种使用原则：其一，是在使用三针时一定要形成"相生格局"，利用"相生格局"的固定配伍。其二，按"四局针法"进行的配伍。其三，是根据疾病的需要，不按这个相生原则。那什么是相生格局？就是利用脐内八卦的五行所属关系，在用针时让其按五行相生，而不是用相克方法来治疗。

1. 按"相生格局"的固定配伍

（1）生阳三针：所谓的生阳三针有两种组合，其主要是治疗阳虚的患者，第一种组合是取坎、震、离三位，取这三个位我们就使其形成相生格局，坎水生震木，震木生离火，有生阳作用。另外一种组合是针扎坎、巽、离三个方位，它也是形成水生木，木生火的相生格局，这两种配伍组合都是针走"木"位，走东方位，走的是一日之太极的左半圈，如果按六经辨证都走的是"少阳相火"的时辰段，其主要的作用就是生阳，但这两种组合有什么不同呢？

我们通过方位的不同就了解它们之间的不同是震与巽的不同，其他坎离都没有变，那么震与巽的区别就是一个是阳木一个是阴木，那什么时候取第一种组合坎、震、离的阳木组合？什么时候又取坎、巽、离的阴木组合？这里就有了一种选择，那就是我们利用"相交"原则。对第一种阳木组合我们用于女性患者，而对第二种阴木组合我们用于男性患者，特别是第一种阳木组合对女患者效果更好，因为它在生阳的同时，走"木"位，有疏肝理气、调节情绪的作用，符合"妇人肝为本"的原则。

简言之，生阳三针有两种配伍，一种是以阳木组合的坎、震、离配伍，用于女性，另一种是以阴木组合的坎、巽、离配伍，用于男性，但它们的作用都是生阳。

（2）滋阴三针：滋阴三针主要是用于治疗阴虚患者，同样滋阴三针也有两种组合，第一种组合离、坤、兑三位，形成离火生坤土，坤土生兑金的相生格局，来治疗阴虚。第二种组合是取离、坤、乾三位，同样是离火生坤土，坤土生乾金，它们都是采用相生格局，在治疗阴虚患者时都能取得很好的疗效。这两种组合都是走"金"位，走的是一日之太极的右半圈，如果按六经辨证则走的是"阳明燥金"的时辰段，其主要作用就是滋补肺阴，治疗阴虚咳嗽疗效很好，也都有调理皮肤作用。那这两种组合配伍又有什么不同呢？我们可以看到第一种组合是三阴组合，即离火属阴，坤土属阴，兑金依然属阴，故在滋阴方面疗效比较大，又因为兑金为阴所以我们多对男性患者使用，主要也是考虑"相交"的原则。而第二种组合配伍则是二阴一阳，即离火和坤土都为阴，而乾金属阳，这种组合它不仅有滋阴作用，还有生阳的功能，主要用于阴阳都虚但是以阴虚为主的患者。从这种组合来看，如果将这个组合变成卦象的话，就很容易知道这个卦象是震，是二阴在上一阳在下。震是什么？是阳在生的阶段，故有生阳作用。

还有在第二种组合里我们的配伍中含有"地天泰"的六十四卦的卦意内容，因为它的组合中有坤土生乾金，这就是"地天泰"，是阴阳相交，故这两种组合的不同之处可以一目了然了。

（3）健脾三针："脾胃乃后天之本"，对重病患者我们要十分注意他的脾胃功能，只要胃气尚存，这个患者就比较好治，如果一个人失去了胃气，那么治疗起来就困难多了，《内经》说"有胃气者生，失胃气者死"就是这个道理。健脾三针同样有两种配伍组合，第一种是取震、离、坤三位，第二种是取巽、离、坤三针，无论是第一种还是第二种都是木生火，火生土的相生格局，用以来补脾土，补其后天不足。而这个震与巽的区别主要是采用"相交"的原则来进行治疗，也就是男取巽，女取震。

（4）补肾三针："肾乃先天之本"，对老年性疾病、免疫系统疾病、泌尿生殖系统疾病，最好的治本方法就是补肾。补肾三针同样有两种组合配伍，第一种是指针刺坤、兑、坎，是坤土生兑金，兑金生肾水的相生格局。第二种是取坤、乾、坎三个方位，也是土生金，金生水的相生格局，无论这两组的配伍有什么不同但其实质都是补肾，都是补先天之本，在临床上其用法范围很广。而它们的不同之处在于乾与兑的区别上，主要就是在"相交"的应用上，一个相交在兑与坎，另一个相交在坤与乾，这是它们的最大区别。无论上述三针的配伍组合，只要掌握了相生的原则我们就可以随心所欲、随机应变了。

2. 按"四局针法"配伍

什么是"四局针法"？就是采用十二地支三合局来治疗疾病，指导行针。十二地支三合局是：

申子辰合化水局，亥卯未合化木局，寅午戌合化火局，巳酉丑合化金局。

其实四局是将十二地支分东南西北四方配木火金水，分别主春夏秋冬四时。十二地支与人体经脉流注顺序有相对应的关系，如果我们将其仔细研究，就不难发现这四局与人体经脉的主要关系。

木局：未——手太阳小肠经；卯——手阳明大肠经；亥——手少阳三焦经。

火局：寅——手太阴肺经；午——手少阴心经；戌——手厥阴心包经。

金局：丑——足厥阴肝经；巳——足太阴脾经；酉——足少阴肾经。

水局：子——足太阳膀胱经；辰——足阳明胃经；申——足少阳胆经。

所谓的木局，其实就是手的阳经（八卦为震）；火局其实就是手的阴经（八卦为离）；金局其实就是足的阴经（八卦为兑）；水局其实就是足的阳经（八卦为坎）。

我们用"四局针法"主要是治疗手三经或足三经同时病变者，比如一个手三阳经病变者，我们就可以知道是木局，在脐针治疗里就可以扎脐十二地支图的未卯亥三针。同样一个手三阴经病变者我们就知道是火局，就可扎寅午戌三针。一个足三阴病变的人我们认为是金局，可扎丑巳酉三针。一个足三阳病变患者就是水局，就可以扎子辰申三针。

3. 来源于十二地支六经辨证的三针配伍

我们在讲课时讲到过六经辨证，即将十二地支与一日十二时辰相对应，在一日之中可以用张仲景老先生的"三阳一阴"四个时间段分别应用于六经辨证的四经，比如"太阳病欲解时从巳至未上"，"少阳病欲解时从寅至辰上"，"阳明病欲解时从申至戌上"，"太阴病欲解时从亥至丑上"。其实，《伤寒论》中的这四经辨证分别是少阳病、太阳病、阳明病及太阴病，它们所在的时间段分别是少阳为春，太阳为夏，阳明为秋，太阴为冬，它们分别代表了一年的四季，分别代表了春温、夏热、秋凉、冬寒的温度变化，根据这个内涵我们就可以以其为标准进行脐针的另外配伍。

（1）青龙三针：所谓的青龙三针其实是取十二地支中的寅、卯、辰三个方位处进针，其主要寓意在春，是温，青龙三针与《伤寒论》中的"青龙汤"相对应，是春之时方，与人体肝胆对应，与五行木对应，故青龙三针主要是加强木气。

（2）朱雀三针：朱雀三针是取十二地支中的巳、午、未三个方位处进针，其主要寓意在夏，是热，朱雀三针与《伤寒论》中的"麻黄汤"相对应，是夏之时方，与人体心与小肠对应，与五行火对应，故朱雀三针主要是加强火气。

（3）白虎三针：白虎三针是取十二地支的申、酉、戌三个方位进针，其主要寓意在秋，是凉，白虎三针与《伤寒论》中的"白虎汤"相对应，是秋之时方，与人体的肺、大肠相对应，与五行的金对应，故白虎三针主要是加强金气。

（4）真武三针：真武三针是取十二地支的亥、子、丑三个方位进针，其主要寓意在冬，是寒，真武三针与《伤寒论》中的"真武汤"相对应，是冬之时方，与人体的肾、膀胱、生殖泌尿系统相对应，与五行的水对应，故真武三针主要是加强水气。

4. 根据疾病需要的灵活配伍

在脐针治疗里，我们的治疗顺序是"先症状，再系统，后疾病"。对一些疾病的治疗时，我们应视具体情况来取决三针的配伍。对一些疾病我们也可以打破常规，临时组合，比如在治疗肿瘤就有一种方法是采用三针疗法，因为肿瘤有一部分是属于不通所引起的，治疗时可考虑采用"山泽通气"法加肿瘤部位的本位进行治疗。举例说明：如果一个肝癌患者，我们可以用"山泽通气"加震或巽位治疗，这样的配伍是土生金，金伐木，形成不了相生格局，但不要紧，只要根据病情需要就可以，不可拘泥。

（四）四针用法

四针用法有四个固定的处方，分别用于不同的情况。

1.　"四正位"用法

何谓四正位？就是"东南西北"或称"上下左右"，因为在八卦中根据方位分为四正位与四隅位，所谓的四正就是前面所说，而四隅就是东南、东北、西南、西北四个方位。在八卦里四正大于四隅，因为中国人十分注意中与正。在脐内八卦里的四正就是心、肝、肺、肾四个脏，就是五行里的金、木、水、火。我们脐针治疗里称"四正位"为人体内的"十全大补"，主治人体全身性疾病，故有"四正位调全身"的说法。我们使用四正就是取上面四藏，对危重患者、衰竭患者和老年患者有十分明显的疗效。

2.　"四隅位"用法

知道了四正位也就知道了四隅位，就是东南、东北、西南、西北四个方位。这"四隅位"则于人体的胃、胆、脾、大肠相对应，这四个脏器的五行分属是胃对应阳土，胆对应阴木，脾对应阴土，大肠对应阳金。在这个组合里缺少的是水与火，水火是什么？水火是心肾，心肾是经，故这个配伍是纬的配伍。在脐针治疗中这四个方位主要包含消化系统疾病，故有"四隅位治消化"的说法。

3.　"左升四针"用法

左升四针主要是根据易医学的左升右降、左肝右肺及四季的排列关系为理论根据的，所谓的左升右降就是在脐内八卦的左侧（即患者的身体右侧）进针，它同样有两种组合，其一就是取脐内八卦里的艮、震加上坎、离，形成左边的四针，其二则是取艮、巽加上坎、离，也形成左边的四针，无论什么排列组合其主要作用是壮阳，取升。对女性（一般阳不足）我们一般取第一种组合，对男性则取第二种组合，在治疗阳虚患者有比较可靠的疗效。

4.　"右降四针"用法

右降四针则是取脐内八卦的右侧（即患者的身体左侧）进针，它也有两种组合，其一就是取脐内八卦里的坤、兑、加上坎、离，形成右边的四针，其二则是取坤、乾加上坎、离，同样形成右边四针，无论什么排列组合其作用是滋阴，取降，对女性患者我们多用第二种组合，对男性患者则多用第一种组合，在调整阴虚症状有很好的作用。

（五）多针用法

多针在脐针疗法里用的不多，多用于半身瘫痪、中风后遗症的患者和疾病比较复杂的患者。多针用法主要是注意取脏腑数术，比如在治疗中风后遗症半瘫患者时多取四针或五针，其主要是取其数术，四是肝是震，为动。巽是风，是胆，也是入与动的意思，故而取之。

在多针用法里主要介绍"五行针法"，这种针法对疑难病、危重病有时可以起到"回生"作用，但因为考虑用该针法有一定的危险性，故分为两种方法。

1."五行针法"之一

所谓的五行针法就是取内八卦的"四正位"加脐中，形成五行，我们都知道"四正位"其核心就是五行的木、火、金、水，是人体的上下左右，上下为经，左右为纬，上下是南北，左右是东西，但这里还缺土，这个土在易经八卦里可以有三个方位，第一，五土居中。第二，西南坤土。第三，东北艮土。当然最好的方法就是用中土，故这个"五行针法"就是"四正位"加中土。因为脐中就是脐蕊之处，进针过深易出事故，故用另一种方法来治疗，照样可以达到五行的作用。

2."五行针法"之二

改良的"五行针法"是内八卦的"四正位"加坤位或艮位，我们都知道，坤是阴土，艮是阳土，这样就可以根据这个土的阴阳属性来进行治疗，如果女性患者我们用"五行针法"时最好取"四正位"加艮土，与患者形成"相交"。如果是男患者我们则用"四正位"加坤土，这些都取决于"交易"，即达到了治疗目的，也避免了危险。

另外，我们可以从后天八卦里各个卦位的关系里知道，艮土位于左升起点，坤土位于右降起点，这提示我们用于生阳则用艮土的"五行针法"，用于滋阴则用坤土的"五行针法"。

二、进针之法

（一）压痛点进针法

一般约有百分之二十的患者可以在脐部的脐壁处寻找到十分敏感的压痛

点，越是急性病，越是疼痛性疾病，压痛部位越明显，只要用探针找到这个压痛点，那么基本上可以讲，一针即可见效，甚至说一针就可治愈。压痛点在脐壁上进针时以脐蕊为中心向外呈放射状进针，进针深度0.3～0.5寸。如压痛点在脐谷也是采用由内向外呈放射状进针，进针深度0.1～0.3寸。应该讲在脐针的进针中带有明显的方位性，而这个方位的选择也是极其重要的。方位是脐针疗法的灵魂，而选择何种方位进针是看医师的脐针治疗水平高低的关键，这也是笔者过去秘不传人之处，许多医师看笔者给患者实施脐针治疗，就是搞不明白这个病为什么扎这个方位，而那个病却那样扎，为什么同一种病扎的方位不同？这就是方位的奥秘，这与目前国内针灸研究不谋而合。据报道，对针灸现代化研究发现，针刺像用药一样要有适度的量；要考虑到人种中某种物质的有效浓度，即半衰期；要有能够掌握的患者对针刺的反映标准。即针刺手法量学的四大要素：针刺作用力的方向、作用力的大小、施术时间、两次针刺相隔时间。这里提到的针刺作用力的方向是否就是笔者在针刺中的方位（即进针的方向性），虽目前尚未交流，但这种方位对治疗疾病却有极大的作用是不可否认的。故在脐针的应用中，只要下针就必有方向性，这种垂直进针极少使用，这样不但加强疗效，也避免因进针垂直过深而损伤腹内小肠造成腹膜炎。

（二）皮下结节进针法

除了寻找压痛点外，有许多慢性患者因长期患病，在脐部相应的体表投影区产生了一些皮下结节，这种皮下小结节按之有疼痛，如果能找到这些结节，对治疗疾病应该说是疗效极佳。这些小结节在脐外形外表上用肉眼很难观察找到，用手指在脐壁上触摸即可发现，按之患者感到疼痛，颜色与皮肤同色（绝非毛囊炎类的皮肤感染性的疖肿）。其结节硬，一般活动度差，大小如同小米粒或半粒大米大小。当发现结节后可不用脐针治疗，只用手指按压，让患者感到疼痛就可以了。也可让患者自己用手指按压，每日数次，每次数分钟与数十分钟不等，结节经数周按压后会自然消失，此时疾病也就治愈了。而对于有些疾病可以针扎这个结节，疗效很好但疼痛厉害，要考虑到患者对疼痛的忍耐度。

如果发现了自己脐部有一个皮下小结节，可以提醒我们是否体内患有慢性疾病。我们可以通过脐洛书全息律来验证体表系统和运动系统方面有否不适，也可以通过脐八卦全息律来检查内脏各系统是否健康，千万不要忽视了这个皮下小结节。

119

（三）突起处进针

在脐针的临床上，还可以发现在许多患者的脐部有小突起，这种小突起也是我们进针的地方，它提示我们患者患有慢性疾病，但与脐部有小结节者相比这种慢性病时间上或许短一点。从长期的临床观察，有小突起者多是增生，什么地方突起就是什么相应的脏腑部位可能有增生，这个增生基本是属于病理性的，比如脂肪肝就可以在震位见到增生的结节。故突起处就是治疗增生进针的指标。

在临床上最常见的小突起见于妇科疾病，比如子宫肌瘤、卵巢囊肿及内科的肝囊肿等。见到这些小突起，可不必搞清楚到底是肌瘤还是囊肿，只要在这个突起处进针就可以达到治疗的作用。当然，我们最好嘱患者到医院里作一个B超或CT，进一步确诊，也可以作为今后治疗疗效的对照。

（四）凹陷处进针

在脐部我们也经常发现患者的脐壁处有凹陷，这个凹陷并非很深，只是脐壁的皮肤稍有下陷。这就可以告诉我们在这个凹陷处对应的器官或组织已经发生了病变，而这个病变基本属于不及。比如在离位我们发现一个小凹陷，我们就要警惕这个患者可能患有心脏病，而且这个心脏病属于不及，如果按西医的角度来讲，这个心脏病是属于供血不全引起的，大概是属于西医的冠心病或隐性心脏病。而从易医的角度出发，无论什么心脏病，只要这个部位发生了变化我们就可以治疗，就可以扎针，故我们就在这个凹陷处进针进行治疗就可以了。

（五）皱褶处进针

在临床上，我们常可见肚脐上有许多皱褶，这些皱褶同样是一种信息的传递，皱褶一般分两种，一种是在脐内，它不超过脐眼。另一种是在脐外，常是一端起于脐眼另一端向腹部延伸。脐内的皱褶是说明患者的精神神经方面问题，一般来说这种皱褶多的患者往往比较敏感，易受刺激，或近日有较大的情绪变化。而超出脐部的皱褶则是太过的表现，比如在临床上最常见的是在震位可见有较长的皱褶，这说明了这个患者的肝阳上亢，脾气暴躁、易怒等症状。虽然在临床上表现的是肝阳上亢症状，但其实是肾水不足引起的，是缺水之木。缺水之木易焦，焦为火，故易上火。所以脐皱褶处也是进针的地方，但进针是扎它的脐外侧端，就是远离脐眼这一端，同样是以脐蕊为中心向外放射性进针。

（六）色变处进针

在脐诊法里已经介绍过颜色与人体疾病的关系，而色变处进针主要是对局部的色变而言，在脐针治疗中，我们一旦发现在脐部有一点的色变地方就应该知道在其相应的脏腑已经发生了病变，再根据其颜色的变化来得知脏腑的情况。比如局部有一点红色是该脏腑有热、有火，按现代医学来说就是有炎症的表现。如果局部有一点白色，那就是该脏腑功能下降，是不足，不足和太过都是不正常的，都是病态。我们可以根据脐部色变来指导用针，补其不足，泻其有余。

（七）脐谷处进针

脐谷是脐部最低的位置，但许多疾病在脐谷处往往都有敏感点，故脐谷处进针是脐针治疗中常用之法。因为脐谷的解剖关系，我们在进针之时特别要注意进针的深度，千万不要太深，以免进入腹腔，损伤小肠。另外针刺脐谷很难留针，固定有一定的困难，这也是施术者必须了解的。对脐谷处进针的患者我们一般都不采用长时间留针，病情缓解就出针，而且进针都比较浅就是这个道理。

（八）脐蕊处进针

脐针疗法大多数都是在脐壁处进针，很少在脐谷和脐蕊处进针，这主要是脐部的解剖关系，因为脐谷部位较低，而脐蕊位于脐部的中央，且是一点瘢痕组织，进针比较困难。其二，在脐蕊处进针也只能直刺，一般情况下在脐针疗法里直刺是禁忌的，主要是防止进针太深误伤腹内脏器。但在脐针疗法中越是中央治疗效果越好，有时鉴于病情的需要也在脐蕊处扎针，疗效很好，但危险性比较大，不到万不得已最好不要扎脐蕊。对初学者（指脐针治疗没有超过千例患者，时间没有超过两年）坚决禁止在脐蕊处进针，以防不测，只有对脐针应用自如后才可以在脐蕊处用针，因为我们没有必要一定要冒这个风险。脐针的方法很多，脐全息图也有很多，用任何一种方法都可以治病，我们一定要找一种既安全又有疗效的方法来进行治疗，一定要学会保护自己。

（九）四大全息图进针

在脐针治疗中，我们主要是依据脐的全息图。与其他鼻针、耳针、手针等不同的是它们只有一个全息图，而脐针则有四大全息图，而且是四图同参，取其最佳之法。也就是说在脐针的治疗中，可根据病情的需要时常变换脐全息图，再根据具体的全息图来进行治疗。

1. 脐洛书全息进针法

在脐洛书全息中，我们已经对脐洛书有了一定的了解，洛书云："戴九履一，四二为肩，左三右七（三七为腰），六八为足（实为股）。"将洛书与人体合一，我们从全身整体看一下："戴九履一"，"戴"指的是头上，"履"表示鞋，即从头到脚。人体左边最外侧为左手臂，右边表示右手臂。左手臂到头之间是什么呢？左上方是指左臂至头部的范围，也就是左肩，"四二为肩"，相对的右上方指的是右肩。"六八为股"即左下为左臀部和左腿，右下为右臀部和右腿，"三七为腰"就是人体去了头、肩、上肢，除了臀、下肢，这剩下的就是腰了，这是从大体上描述一个人的结构。

这样我们就可以将枯燥的洛书数字转变为活生生的人体结构，根据洛书的数字排列位置，与其对应的，相对固定的人体结构也就产生了。自古以来，中华民族就将"河图"、"洛书"称之为"中华文化的源头"，为什么给"河图"、"洛书"这么高的评价，前面已经分析过了，"河图"的真正的含义是阴阳五行，而"洛书"通过上面的分析就十分清楚其真正含义是人体生命科学和大自然的平衡法则。故古人称"河图"、"洛书"是中华古人对大自然的阴阳五行和人体生命科学的归纳总结，所以说中华文化的源头就是阴阳五行与平衡法则。

根据易医学里"其大无外，其小无内"的原则，我们还可以用另一种方式表达。如去掉四肢就躯干来讲，左就不再指左手臂，而指左胁，右为右胁，下为会阴部；左上为左肩，右上为右肩，左下为左下腹，右下为右下腹，这样表示，系统仍然存在。

如果我们将这个系统放在人体的头部来看的话。就变成了：上为额头，又称脑门；下为下巴，左为左颊部，右为右颊部；左下为左下颌或左腮部，右下为右下颌或右腮部；左上为左太阳穴部分；右上为右太阳穴部分。这个洛书全息图照样存在。过去许多老中医就是根据这个全息图进行面部望诊的。面部望诊就是根据与面部相应的部位进行观察的。左下部还可以代表左腿左足及左下腹部等，看到左下颌有什么特点，就可以知道左腿或左下腹有什么病。中医的望诊也是符合这个道理，从面部的上下左右就可以看出全身左右肩、左右腿、左右臂、头脚等各处的疾病。所以搞易医的、研究脐针的人一定要精通这些。

而脐洛书全息进针法则是将这个系统缩小到人体的脐部，也根据这个上下左右的关系，来确定人体结构，从而来诊断疾病。脐洛书全息进针法主要针对体表性疾病，运动系统性疾病和疼痛性疾病，根据疾病在脐的投影区进行针刺治疗，疗效很好。

2. 脐外八卦进针法

与脐洛书全息图一样，脐外八卦进针法是将人的肚脐看成后天八卦里的外八卦图，而外八卦图与人体的结构的对应关系是源于《易·说卦》："乾为首，坤为腹，震为足，巽为股，坎为耳，离为目，艮为手，兑为口。"这就是说如果患者的头部有疾病的话，我们可以针刺乾位来进行治疗。如果腹部有疾病的话，则可以针刺坤位治疗。足部有病可针刺震位，股部有病可针刺巽位，耳部有病则可针刺坎位，眼部有病可针刺离位，手有病可针刺艮位，口腔有病则可以针刺兑位来进行治疗。

在脐外八卦进针中，进针的手法和其他一样，关键是要熟记脐外八卦的八个方位与人体结构的对应关系，只要搞清这个关系，一切也就迎刃而解了。

3. 脐内八卦进针法

脐洛书进针和脐外八卦进针法主要都是针对人体的体表结构，相对来说这种结构比较粗略，而对于疾病与内脏相应的关系则在脐内八卦进针法。

脐外八卦对应人体体表，脐内八卦对应人体脏腑，且存在着脏腑的表里关系。在脐内八卦中肝胆为木，肝为阴木，胆为阳木，肝与胆相表里。心与小肠同为火，心为明火，小肠为暗火，心与小肠相表里。脾与胃均为土，脾为阴土，胃为阳土，脾与胃相表里。肺与大肠同为金，肺为阴金，大肠为阳金，肺与大肠相表里。肾与膀胱都属水，肾属上水，膀胱属下水，肾与膀胱相表里。在治疗上可根据相对应的部位，也可根据这种表里关系进行针刺。如离位，方位在南，五行属火，在脏为心，在腑为小肠，五官属目，定点在脐之上部（时钟12点处），在诊断方面，如该处有变化可提示心血管系统、小肠或眼部疾病。治疗上，可医治上述部位和系统的疾病。如震巽皆为木，震为阳木，在天为雷，方位在东，在脏为肝。巽为阴木，在天为风，方位东南，人体为股，在腑为胆，与肝相表里。在诊断方面，如该处有变化提示有肝胆方面疾病，精神系统疾病、人体减毒功能下降和可能有风湿、类风湿疾病。在治疗方面也可以治疗上述方面的疾病。而兑位在地为泽，五行属金，方位为西，人体为口，在脏为肺，兑为阴金，在诊断方面可提示口腔方面及呼吸系统的情况，也可治疗这方面的疾病。乾为阳金，方位西北，在腑为大肠，人体为头，在诊断方面提示消化系统、神经系统方面疾病。坤艮均为土，坤为阴土，艮为阳土，坤位西南，在脏为脾、为阴中之阴。艮位东北，在腑为胃，坤与艮均主消化系统方面疾病，艮与坤相表里。坎为水，方位在北，在脏为肾，与膀胱相表里，可诊断和治疗泌尿生殖系统方面疾病，也可以用于免疫系统疾病。

　　在八卦中，人体脏器的表现形式为：左边震为肝，巽为胆，一般巽卦出问题往往胆或胆管有毛病；坤卦为脾脏，为老阴之数，脾与胃相表里，所以艮为胃；兑卦为口，为气管，为肺，肺与大肠相表里，故乾卦主大肠；加上前面讲离为心，为小肠；坎为肾，为膀胱；这样内脏的情况也可以从面部、身体进行判断。你哪部分出了毛病，相应的面部或身体某部位就发生了变化。假如你的右臂受伤（我看你为左，在你自己实际是右），那么将影响你的肝脏的功能变化。有人讲："我受伤是偶然的。"其实并非如此，你的肝有毛病，其人体场必然失去了平衡，并在相应部分给你留了一个记号，这是反馈。受伤是内部对体外进行影响，你本人不过是无意识罢了。但大自然是有自然规律的，不是以人们的意志所转移的，懂得《易经》也就见怪不怪了。

　　同样，上述这些理论还可以具体用到一只眼睛周围，或鼻子周围等某个更小的局部，上下左右去推理得出的结论同样是非常准确的。直到最后，可以缩小为单一穴位进行诊病治病。前面，已经讲过脐针疗法的原理不仅适用于脐针，也适用于体针、鼻针。我们可以将单一的穴位放大为一个八卦，也可以将任何一个圆缩小为一个点，无论是大的圆还是小的点，都可以看做是一个八卦，根据八卦与人的相应关系，进行诊断和治疗。比如，在体针的治疗里，进针时针尖上挑就有治疗心血管疾病、眼部疾病的作用，因为上挑的针尖实际上就是扎离位，而离位相对应的疾病就都可以进行治疗了。所以在脐针治疗中就是将肚脐视为一个后天八卦图，根据患者的疾病所属八卦的方位进行针刺治疗，不但可以治疗运动系统疾病，也可以治疗脏腑疾病。这完全不是吹出来的，它的核心就是《易经》，只要搞懂了，治病诊病将有一个上档次的提高。

124

不仅脐针如此，一个好的中医大夫治病"针不过一两针，药不过两三味"就能有效，这是为什么？就是抓住了事物的本质，用不着扎许多针，扎一针同样可以达到目的，这还是"其大无外，其小无内"，道理不变，都是这个规律，都可以往上套用。针往垂直一扎，平补平泻，五土居中，归了脾胃了。若针往上斜就着重治心脏或眼睛的病症；针向下斜着重治肾或膀胱；向右斜着重治肺的病症等，依次类推。因此一个穴位可以治百病，事情就是那么简单——"大道至简"。

4. 脐地支进针法

这种方法多用于临床上有明显时辰规律的慢性病，范围涉及各科，只要有固定的发作时间，并有明显的时间规律，无论是什么病，均可应用此法，而且疗效不错。

首先，把肚脐（神阙）看作一个地支图，然后根据地支相应的时间，寻找与疾病发作时或加剧时相同的时间，并在脐壁上进行定位。

比如五更泻，可以在丑时（3～5时）相应的脐壁上（时钟的7点处）进行针刺，疗效很好。除了在时间医学上相应外，五更泻又为脾胃之病，丑时为土，扎之疗效确切。

再如，有明显发作时间规律的神经性头痛，只要找到这个时间规律，按脐地支相应的脐壁上扎针即可。

脐地支进针方法最多使用的是：找到发病或病情加重的这个时间规律，然后在相应的脐部按地支图全息来确定进针的最佳点，在这个点扎第一针。根据"最痛苦的对面最幸福"的原则，在这个点的对侧再扎第二针，以达到平衡。因为疾病发作的时间是不及的话而它的对侧则是太过，同样疾病发作是太过的话而它的对侧则是不及，故需进行平衡，因为中医的真谛是"中庸医学"，是强调"不能不及，也不能太过"，是要求平衡。

脐地支进针法的方位补泻的原则是："前泻后补，比合扎中"。在与疾病时间性相同的脐壁上进针是平补平泻法，即酉时（17～19时）的咳嗽，在脐壁的酉时位（时钟三点处）进针是平补平泻。

对虚证的治疗是选用患病后一个时辰方位进行针刺为补法，以补其不足。如照样是酉时（17～19时）的虚咳，在脐壁的戌时位（时钟四点处）进针是补法，以土生金。

对实证的治疗采用患病前一个时辰方位进行针刺则为泻法，以泻其有余。如还是以酉时（17～19时）的实咳为例在脐壁的申时位（时钟的2点处）进行针刺是为泻法。

脐地支进针法极其实用，在临床上治疗一系列定时发作的疑难杂症，均有极好的疗效。

注意事项：脐地支进针法是脐针疗法中诸多进针法的一种，在临床治疗中取何种进针方法取决于医师临证思维和习惯。但脐地支进针法只是对有明显时间规律的疾病，在临床治疗中可不必太在意诊断、症状，只要抓住时间规律，抓住这个主要矛盾就行了。

在进针时按照脐针的原则，以脐蕊为中心，向时辰相应的脐壁上做向外横刺或斜刺，切不可直刺。进针深度 0.1～1 寸，一般留针 10～20 分钟为宜。

三、留针之法

（一）急性病与慢性病的留针

一般情况下在脐针治疗急性病时大多不作长时间的留针，大约在 30 分钟之内就行了，对于疼痛性疾病也是疼痛消失了就拔针，临床规律是越是急性病治疗的效果也越快，所以治病不要拖，越快治越好。

慢性病可根据病情进行留针，分别留针在半小时以上至二十四小时，特别对于那些慢性腰腿痛的患者大都留针在十小时以上，并嘱患者卧床以减轻脊柱对神经根的压迫，以利于水肿的吸收。在脐针治疗期间严禁患者坐位，只能采用立位和卧位，因为人体在平卧时脊柱的受力是百分之三十，侧卧时则是百分之七十，站立时是百分之一百，而坐位时则是百分之二百六十，这也就告诉了我们怎样来减轻脊柱的压力，这也是为什么驾驶员多患腰腿痛的原因所在。

（二）取脏腑数术留针

数术是中华文化之精髓，也是易医学中之大法。脐针疗法里在很多时候笔者采用脏腑数术留针，什么是脏腑数术？前面已经介绍过易医学里的"分方归类"原则，取多少方就归多少类。在脐针疗法里我们大都是采用的后天八卦图，故我们是按八方法来分，那么这个数术就是八方数术。八方数术是按先天八卦数来定，就是乾1、兑2、离3、震4、巽5、坎6、艮7、坤8。我们知道了先天八卦数又知道了后天八卦图，就可以在易医学里自由出入了，我们可以根据后天八卦与人体器官的关系来进行脏腑数术留针。比如治疗消化系统疾病就可以留针 7 分钟或 8 分钟，因为 7 为艮，与人体胃相对应。8 为坤，与人体脾相对应。但临床上对这个疾病感到留针时间还不够，可以在 7 分钟里加上 8 分钟，还不够可再加 8 分钟，这样一直加上去，直到你感到满意为止。为什么要加 8 分钟呢？因为在易医学里八方数术只有八个数，只要超出这个数等于又重新回到前面从 1 开始了。换句话说就是总数减去 8 所剩余的数就是与人体脏腑相对应的数，把握了这个原则我们就可以在临床上根据病情需要无限地利用时间来进行留针。

（三）取天地之数留针

《周易·系辞》曰："天一、地二、天三、地四、天五、地六、天七、地八、天九、地十。"其中五个奇数为阳，为天数。五个偶数为阴，为地数。五个天数之和为二十五，五个地数之和为三十，总和为五十五。故曰"天地之数五十有五"。有了这些天地之数就可以"成变化而行鬼神"。

何谓"取天地之数留针"？这里有两个方面的意思：其一，在留针时一定要辨明阴阳、虚实、表里、寒热，即中医的"八纲辨证"，然后再使用"虚者补之、实者泻之"的道理，也就是易医学里的"反其道而治之"。知道了阴阳就可以治病，因为《内经》说"治病必求于本"，这个"本"就是阴阳。阴阳不及，就缺什么补什么；阴阳太过，就多什么减什么。怎么补？又怎么减？很简单就是取时间的奇数与偶数。如果对一个患者我们一下很难得知他的疾病是阴还是阳，怎么办？那我们就根据患者的性别来定，男性取偶数，女性取奇数。因为在前面已经讲过男性常存在阳太过而阴不足，女性却常有阴太过而阳不足，这是上天造人时已经分开的，根据这个性别我们就可以在治疗中进行"交易"。

其二，对于疾病比较严重的患者，我们可以用重法进行治疗。所谓的重法其中之一就是采用"群阴之数"和"群阳之数"进行留针。何谓"群阴之数"和"群阳之数"？群阴之数就是十以内的偶数相加之和；$2+4+6+8+10=30$。故 30 这个数就是群阴之数。群阳之数就是十以内的奇数相加之和；$1+3+5+7+9=25$。故 25 这个数就是群阳之数。也就是说群阴之数有大补阴的作用，大概与中药里的"大补阴丸"有的一比，而这个群阳之数有大补阳的功能，大概与"四君子汤"相类似吧。对阴阳平衡失调很严重的患者我们就采用留针 25 分钟或 30 分钟来进行调理，可以收到很好的治疗效果。

127

（四）最长留针时间

在脐针临床上，最长的留针时间是 72 小时，也就是说三天时间。这主要是治疗顽固性腰腿痛的患者，但在实施长时间的留针前必须做好严密的消毒，并且在肚脐里塞上消毒棉，将肚脐填满，这样既便于针的固定，也对防止感染起到很好的作用。

第七章

脐针疗法的补泻原则

"进针必有方向，下针需含补泻"，是脐针疗法的一大原则。在脐针疗法中，因为脐部十分敏感，除了在治疗急性绞痛时应用手法的强刺激以外，一般都不用手法刺激。之所以在绞痛时采用强刺激，主要是这些绞痛如果不在最短的时间内将其控制住，这些绞痛很可能就发展并进入疼痛性休克，一旦进入休克，那么疾病就发生了质的变化，故必须用强刺激手法来进行治疗。其他的疾病则主要应用的是方位补泻，也叫五行生化制克补泻，利用八卦与五行之间的关系，采用五行中生克变化来进行补泻，详述如下。

一、方位补泻法（五行生克制化补泻法）

既然我们把脐看作是一个后天八卦图，那么很容易地将以脐蕊为中心向四面八方扩散形成脐八卦的方位。在此方位我们也很容易地将上、下、左、右、左上、左下、右上、右下八方分别按后天八卦图定下离、坎、震、兑、巽、艮、坤、乾八个方位，我们可以通过后天八卦方位找出与其相应的疾病对应关系。在该方位区内的病一般从脐壁进针斜向该区，这是最简单的进针法。但光有这还不行，病有虚实、寒热、表里之分，在治疗中应区别对待，比如有患者咳嗽来就诊，你知道这是呼吸系统毛病，并知道应该在脐右即兑位进针，当然根据教材可以从脐壁进针斜扎右边。一般来讲进针后如果你吃不准虚实寒热，不必进行辨证，因为扎脐针只是利用针的刺激来激活患者的先天经气，激活患者自身体内的调整系统来纠正已经失调的阴阳，使其平衡。而这种针刺的调整是双向的，不及则助之，太过则抑之，所以讲只要找准了方位，进针就可有效。如果患者怕针，也可以用笔或手指代针，在脐壁的相应点上点压，也能达到治疗的作用。

对于初学者一般很难进行准确的辨证，对于寒热、表里、虚实只是停留在一个感性的初级阶段，只有经过一段时间的临床后才能辨别清楚。什么叫虚实寒热？一般来讲，长期咳嗽者为虚证，"久病必虚"。我们认为肺虚喘咳，下针要补，"补其不足，泻其有余"。而刚咳不久，咳喘剧烈，体质较好，特别又有饮酒、吸烟的情况，大都为实证，要泻其实。如果该患者又伴有发热、大便秘结，不但在兑位上进针治疗，最好在乾位上扎一针，让其通便。大便一通，体温自然下降，热咳也就如同釜底抽薪了。因为肺与大肠相表里，这也是脐针中一穴两针之法。又如高血压患者，如血压突然上升的病例，一般视为实证，在脐的坤位进针。高血压是属心脑血管病，而心脑血管则属于八卦的离，离为火，高血压患者中医认为肝阳上亢引起，采用泻法则必须泻火，故我们采用扎坤位，因为坤属土，五行之中火生土为泻。而头痛头晕、失眠健忘、阿尔茨海默病、中风后遗症等均可在乾位进针，因为乾为天、为首、为头，所以神经系统疾病、头部疾病均可在此方位开窍醒神，得到治疗。如果遇到肾功不全、肾衰、泌尿生殖系统的疾病均可在脐下取针，斜向下，因为此区属坎，坎为水。其余以此类推，不再烦述。

（一）比合之法

比合之法又分大比合与小比合，无论是大比合还是小比合，其在临床上作用都是平补平泻。

1. 大比合之法

所说的大比合就是本位之病扎本病之位，是临床上经常使用的方法之一。举例说明：呼吸系统疾病的八卦本位是兑金，我们在治疗该系统疾病的时候，针扎脐内八卦的兑位，这就是大比合之法。兑金病变取兑金方位，以金助金，兄弟相帮，以多取胜，用于虚实难辨之证。

2. 小比合之法

所谓的小比合就是本位之病扎本病之表里关系位，也是临床上经常用的方法之一。举例说明：肝病的脐内八卦的本位是震位，在治疗肝病的时候，因为一些其他原因，不能针刺震位，可改为针刺巽位，震为阳木，巽为阴木，震主肝，巽主胆，肝胆相表里，这就是小比合之法。

在大小比合中，一般来讲大比合疗效胜于小比合，为什么有些患者在临床上不取大比合反而取小比合之法呢？针对上述这个呼吸系统疾病的病例，关键是该患者不但有咳喘，且又有大肠方面或头部、神经系统部位的疾病，所以在取针方位上考虑到这些因素以求兼顾，故取小比合之法。

比合之法是脐针治疗中使用最多的方法之一，因为针刺之法本来就是利用针刺通过患者机体，使其产生自我调节来平衡阴阳，治疗疾病的。就像打太极拳运动一样，其也是一个双向调节，既能治疗高血压也能治疗低血压，道理是一样的，所以，初学者不必过于追求辨证，因为辨证也是为了治疗，懂了上述的道理就不会舍本求末了。

（二）我生之法

我生之法就是利用五行生克制化的原则，采用我生来减弱病势的一种方法。临床上多用于实证，其作用为泻。中医说"生我者母，我生者子"。易医认为"生我则我强，我生则我泻"，意思就是采用我生之法，那么我就虚了、泻了、弱了。同样举上面这个例子，肺热肺实证引起的咳喘可针刺脐内八卦坎位，因为坎属水，而脐右兑位属金，金生水，金为水之母，水为金之子，针刺坎水，让该区活跃起来，以减弱其母兑金的病势，兑金自然虚弱。从中医角度来讲，人生之气落在脏腑可有肺气、脾气、肾气、三气互相关联，而肺又为水之上源，针刺坎位补肾气、泻肺中邪实，不愧为一种很好的方法。同样，在其他疾病的治疗中可以采用同样的方法。这要求我们首先知道该病的八卦方位，其次知道方位的五行所属，再根据所属生克关系，选择具体的进针方位。

（三）克我之法

克我之法言简意赅，用克法制邪，临床作用为泻。肺实热咳喘者也可采用脐内八卦离位进针来克制肺邪，离为火，以离火克兑金，常也收到很好的效果。离火为目，为心，兑为气管，为肺。在现代医学里很注重心与肺之间的关系，心脏为人体之动力，只能有一个健康的心脏，才可将血液输送到全身各器官，才能完成大小循环。如果一个人的心脏健康，一般来讲他的肺部疾病也较容易治愈，反之则难。所以我们在治肺金之病时，先强其心火来克制肺金，克我则我弱。

（四）生我之法

生我之法为补，用于虚证，病久了体虚了，该病的脏腑也虚弱了，我们采用"缺什么，补什么"的原则，虚者补之。如肺虚久咳患者还可用针扎脐蕊（初学者忌用），正中垂直进针则是"五土居中"补其脾胃，补后天之本。也可扎艮位、坤位，这两个位也属土，培土生金，都可起到补母壮子的作用，也叫补脾胃之气壮肺气。

综上所述，五行生化制克补泻法有比合法、我生法、克我法与生我法。比合法中又有大比合与小比合之分，是最容易掌握的方法之一，对初学者来讲比较容易定位。如果对该病的虚实寒热一时难以辨证，也可暂不管他，在方位上进针并留针10分钟许（兑位为呼吸系统，其先天八卦数是2，留针10分钟也是兑，取其数术）即可达到治病效果。如果水平提高了，就要掌握其他的几种方法，这样在治疗上采用一穴数针，扩大治病的范围，其可谓一穴可治百病。在方位补泻法的使用中，一定要熟练地掌握了解生克关系，才能对证治疗，对那些虚实夹杂的疾病可起到明显作用。

❧ 二、手法补泻法 ❧

手法补泻法和传统针刺技术的手法补泻一样，在针刺学中强手法刺激为泻，轻手法刺激为补法，留针为补法。因为脐部比较敏感，在脐针疗法中一般不强调用手法进行补泻，临床上除了治疗像肾绞痛、胆绞痛、痛经等一类疾病用强刺激外，大都采用留针。关于留针可见留针之法这章，这里不再赘述。

在脐针治疗中，不主张使用运针或醒针的方法。在留针时期我们只主张留针的时间是否到位，是否用数术，是否进行了生克制化，而不主张在留针的时期里进行所谓的刺激，因为在脐部进行刺激是不利于患者的放松，患者不放松治疗效果就不好。这个放松不仅是指患者的机体放松，更重要的是患者的精神放松，只有在患者精神与机体都放松的情况下，患者的气机才能进行正常的运行，才能将已经紊乱的气机重新纠正过来。

第八章
加强脐针疗效的几个因素

追求临床的最高疗效是每个医师的毕生所求和最大愿望，怎样才能达到最高疗效呢？行医几十年来笔者时时思考、探索并梦寐以求，就像练武之人追求武术的最高境界，而行医之士则追求的是医术的最高疗效。任何一种医疗方法都有自己的优点，但必定也有自己的不足，至今还没有一种医学方法是十全十美的，无论是西医还是其他医学。也正因为还没有十全十美的医疗方法，才有一大批医学界的有志人士在孜孜不倦地追求新的疗法，其目的无非是多给患者一种新的选择，多一种有更高疗效的方法，易医学的四大要求是"实用、简便、快速、高效"。

一种疾病治不好，是方法不对。因为从易医学的角度来说"天下没有治不好的病，只不过是我们没有找对治疗的方法"。这个病没有治好就已经告诉我们方法上有问题，不需要患者的指责，我们心中就应该有数，就要去找问题的症结所在，就要想方设法去解决问题，这也是提高医疗水平的捷径，当然这样讲不是说笔者的水平多么高，笔者也只不过是从理论上来讲而已。

经过十几年的脐针临床探索，笔者认为脐针虽然好学，但实在难精，要使脐针达到较高的临床疗效，要达到一针就能治愈或者一针就能有明显的疗效，我们不得不考虑以下的几个因素，因为它们都能影响脐针的治疗效果，我们不可掉以轻心。

一、转变思维

前面我们已经讲过，脐针疗法是"易医学的入门之法"，既然是易医学的入门之法，那么一切就要用易医思维来考虑和治疗疾病。脐针疗法与其他的针刺疗法不一样，其最关键之处就是它的理论基础是易医理论，是属于易医范畴的一种治疗方法。

笔者所说的易医学，既不同于现代的西医，也不同于现在的中医，故在使用脐针治疗时，时时不要忘记我们是易医，不要落入西医的思维，也不要落入中医的思维里。所谓落入西医的思维就是指我们的脐针治疗常局限于西医的病名里，用西医诊疗的一套方法来指导脐针临床，这样往往很难收到比较好的治疗效果，特别是那些长年在正规医院里工作的西医师，在学习脐针时最容易出现的情况就是落入西医思维。此外，西医师容易犯一个错误，就是常被病名吓倒。殊不知病名乃人们所赐，我们被自己所赐的病名吓住了，以至于不敢治疗或不敢存有必胜的、战胜疾病的信心，这种情况在医学界大量存在，特别是在西医范围里更是屡见不鲜。接到危重患者，常认为大医院对这种疾病也没有什么好的治疗办法，我们这一级医院又有什么办法呢？或是国外对这个病现在也没有很好的治疗办法，我们又能有什么办法？大夫有了这种想法怎么会有好的治疗效果？好的思维及新的突破？什么是病？易医学认为"阴阳失衡之谓病"。只要是阴阳平衡失调就是疾病，所以无论什么病其关键就是阴阳失衡，只要把阴阳调节好了其病也就治愈了。《内经》说"治病必求于本"，这个本就是阴阳。

所谓的落入中医就是不要太依赖辨证，其实许多病并非是都那么容易辨证的，特别是在脐针治疗里，只要获取患者的一点信息就可以知道如何进行治疗，就应该知道我们从哪里下手了，不一定非要辨出个虚实，非要辨出个阴虚、阳虚、气虚、血虚等。因为脐针治疗是通过针刺脐部，调节患者的先天经气，通过患者自身的调节系统来进行阴阳的调整，"太过则抑之，不及则助之"，使之趋于平衡，这才是治疗的真谛。不要落于"器"，要在"道"的范畴里治疗，这样才能化繁就简，大道至简！

在脐针多年的教学过程中，就存在一种现象，那就是越是高级的医师，越是资历高的医师，学习的困难就越大，其用脐针的临床效果也越差，反而那些从来没有学过医学的人，学习脐针既快又好，这是为什么？笔者认为越是资历高、学历高的大夫其思维已经在多年的工作中形成了固有模式，很难突破自己原有的思维，故在脐针临床中就越容易落入以前的医学思维中去，这也叫"先入为主"。所以要提高脐针的治疗效果，思维改变是首当其冲的问题，解决这个问题是提高脐针治疗乃至易医学水平的根本。

❧ 二、落于五脏 ❧

脐针疗法不能"头痛治头，脚痛医脚"。前面在介绍中医的定义时就讲明了"中医则治人，下医则治病"，就是说作为中医是治人的，所谓的治人就是"整体调整"，要有一个整体概念。根据易医学的"凡病源于脏，凡病落于脏"的原则，在脐针治疗中必须将任何症状能清楚地落于一个脏腑之中，只要能落于脏腑我们就很容易进行治疗。当然这要求我们必须要有深厚的中医基础知识，可以通过五脏的生理反应、病理变化来确定是来自什么脏腑的反应。其次，还可以通过经络的走行来确定体表上变化是来自什么脏腑的反应。明确了脏腑就可以利用脐内八卦的卦象与人体脏腑的相应关系来进行治疗。

落脏之说，有时容易，有时的确十分困难。在现今中西文化磨合、碰撞的时代，社会上存在许多治疗方法，要使脐针能够最大地发挥临床疗效，我们不但要有易医学的知识，也要有一定的中医和西医的知识，这样才能将各种医学的治疗方法进行融会贯通，然后进行综合分析，最后用易医的方法进行治疗。落脏容易是指许多疾病在表象上看起来似乎都是"风马牛不相及"，其实它们都有其内在的联系，这个所谓的内在关系就是一句话，那就是易医治疗是抓根本的，疾病的根本就是阴阳五行，而又因为"五行应五脏"故无论任何疾病它们最终都可以落于五脏之中。比如皮肤病，可以根据"肺主皮毛"来落脏，用针刺兑位进行治疗，这个脏就是肺。如脱发，可以根据"肾，其华在发"，来确定这个脏是肾。但临床上有时会出现一些症状，既可以落实于这个脏，又可以落实于另外一个脏，这就要求我们进行必要的辨证，经过分析来判断到底是属于什么脏腑的疾病。比如生殖功能问题，我们可以根据中医理论落脏于肾，也可以落脏于肝，这样就要看具体情况而定，笔者一般喜欢用易医治疗的"论病之治"的方法之一，即"妇人肝为本，男子肾为根"，就是说治疗女子生育问题我一般落肝脏，治疗男子生育问题我就落肾脏。

那么，易医怎样与现代西医进行接轨？这是易医大夫所面临的一个重要问题，要自由出入中西医，就必须将他们与易医学在某一个层面沟通起来，因为西医没有落脏之说，西医是"头痛治头，脚痛治脚"。在综合性医院里西医的分科是十分细致的，眼科就是眼科，就治眼病。五官科就是五官科，就治耳、鼻、喉。所以说过分地细化医学是西医的特点也是其最大弊病。笔者在综合性医院里工作了三十多年，基本上没有见到有几个医师在治疗眼病时能考虑到这个患者是否有肝病存在。同样，也没有看到皮肤科的大夫在治疗皮肤病的同时能想到患者的呼吸系统，这不是说这些大夫的水平是多么差，只是说明西医的思维与中医不同。因为西医没有落脏，从这个角度出发，西医是属于下医的范畴，"下医则治病"，他们缺少的是整体考虑，整体概念，所以对某种疾病在这个医院里西医没有办法，往往在其他医院里同样没有什么好的办法，因为他们的思维都是一样的，所不同的只是设备而已，和应诊的临床医师的经验问题。对西医里的疾病又怎样进行落脏？这里也有两种情况。其一，是病名告诉我们取什么脏。比如肾炎，我们就可以直接取肾脏。高血压我们就落于心脏（因为属于心血管系统）。其二，有一些病只有通过分析来进行落脏。比如甲状腺功能亢进落什么脏？我们可以分析甲亢属于内分泌系统，如果落脏的话，只有落于肾脏或脾脏比较合理。

落脏是一个大问题，是易医学里的临床治疗上一大入手方法，凡疾病能落于脏的都可以进行治疗，如果你无法将这个病落于一个脏，那么你就只能换另外的方法来考虑进行治疗，但落脏是最简单、最方便的。知道了落脏我们就知道了方位，就十分容易地根据需要来进针。

❧ 三、取相生格 ❧

脐针治疗中比较多地使用多针疗法，因为是多针，故必须知道在行针的过程中有相生和相克的关系，这与中西医的用药一样，既有君、臣、佐、使，又有协同、相加、相减、相冲等作用，故在使用多针时要注意多针的配伍。因为脐针是"齐氏实用易医学"的入门之法，所用的一些原则都是易医原则，所以脐针的配伍是有据可循的。易医学的治疗原则之一是"趋吉避凶相生格"，在脐针疗法里我们也要注意这个"相生"，相生是加强，是补。而"相克"是调整，是平衡。脐针应用中相生比较好用，而且疗效也稳定，相克就要难一些。故在使用脐针的多针治疗里一定要注意这个问题，在相生的扎针顺序上也是按相生的顺序用针，不要不注意顺序，随手就扎，这叫没有章法。

严格地说一针没有相生格局，但笔者有时在讲课时偶尔也讲相生，这主要是指针与疾病本位的关系，比如，呼吸系统疾病的本位是兑，如果针扎兑位是大比和，针扎乾位是小比和，它们都是平补平泻。如果针扎坤位则是相生，治疗肺金不及之病。但须注意的是，这是针与病形成的相生，并非是单独的针法相生。

在二针的使用上就存在着相生关系，比如"天地定位"、"山泽通气"都是土生金，都是相生格局。而"雷风相薄"则是比合关系。整个二针使用中唯独"水火既济"是反常，是相克格局，这个从五行里所认为的相克其实并非真正的相克，应该是调整，是平衡，是相交，是心与肾的协同，水与火的相交，因为心与肾在经络的方面是一致的，手少阴心经，足少阴肾经。而且中医有说"强心必须补肾，实肾必须强心"。除外，其他临床上使用的二针针法时都最好采用相生格局。

在取相生格局时，主要在三针用法上体现比较明显，比如，在临床中我们常用于治疗中气不足的"生阳三针"，取坎、震、离三针，其用的就是水生木、木生火，形成相生格局。而治疗脾气不足的"健脾三针"，取震、离、坤三针，其用的就是木生火、火生土，也形成相生格局。而用于治疗肺气不足的"滋阴三针"，取离、坤、兑（或乾）三针，其用之意是火生土、土生金，同样是相生格局。而用于治疗肾气不足的"补肾三针"采用坤、兑、坎三针，是土生金、金生水，也是相生格局。在相生格局的三针使用上必须是按相生的顺序来进针，不能随意。

四、见变化即可下针

脐针运用熟练了我们可以不必向患者问病情，只要看患者的肚脐就可以知道他的身体信息和五脏六腑的健康情况，一个正常的人，他的肚脐一般是很有规律的，男人是呈圆形，女人是呈椭圆形，如果这个形态发生了改变就说明他的健康有了问题。我们可以根据他们的肚脐的变化来进行治疗，往往收到很好的疗效，因为有时患者的叙述常常不十分周到，而我们在临床辨证中也会存有许多误差，但看肚脐的变化是不会错的，只要根据肚脐的变化下针是最快也是疗效最好的。曾有这样一个病例，一个胖女人要求减肥，当时看她的肚脐在震位有一条皱褶很深，也很长，并在皱褶旁有许多小皱褶，患者肚子很大，在艮位有一点白色的点，占据了整个艮位。于是就没有按减肥的脐针顺序扎，只是扎了"山泽通气"，仅三十分钟患者的肚子就小了一圈，这个女患者很高兴，连声说脐针减肥真好。这是减肥吗？不是，没有一种减肥会有这样的速度，笔者只不过从她的肚脐上了解到这个人爱生气，而且最近刚生了一场较大的气，并且患者的消化系统不是很好，有肠胀气的表现。笔者取"山泽通气"是去其肝郁，通其肠气而已。

见肚脐的变化下针，这个脐周的变化其实质就是人体疾病在脐周的反映，而这个点、这个皱褶、这个颜色的改变、这个凹陷、这个鼓起等，都是疾病的反应并说明疾病的情况，在这些变化的部位进针，疗效最好。如果发现这些变化时，我们就打破常规，不必强调针法的相生相克，只要进针，就能达到预期的目的。

见肚脐的变化就下针，实在是一个很好的治疗方法，它不但疗效可靠，而且治疗速度很快，一天治100多患者是十分容易的事，特别在义诊时更加有其特殊的意义。话虽这么说，但要看好肚脐的变化也并非是一件易事，特别是对一些最近发生的病，其肚脐的变化还是十分微弱时，就需要花大功夫来看，也需要一个积累的过程，由生到熟，由熟到巧，由巧到精。

经常碰到这样的情况，在教学时或在对一个患者治疗中，告诉学生这个患者的进针点，因为这里有一个变化点。但这个学生就是看不见，有时借助放大镜也徒劳无功。这就是看得太少的缘故，只要经常看，仔细看，时间长了自然也就看明白了。观察肚脐是一种功夫，因为"形态决定功能"，形态的改变也同样决定了功能的改变，肚脐的形态发生了改变，其相对应的脏腑功能也就产生了一定的改变，从这个角度出发，看好肚脐的变化是提高脐针疗效的最主要也最直接的不二法门。

❧　五、针柄相连　❧

在多针的使用中应该尽量使各针的针柄相连，形成通路，因为肚脐是一个凹陷，在这里形成了一个经络的真空区，经络走行到这里就必须绕道而行，在大量的临床使用中我们已经发现在脐针治疗中针柄连与不连疗效大不一样，特别是那些已经固定的针法配伍，更是举足轻重。在留针时也要进行针柄相连，不要因为固定方便而忽略了针柄相连这个程序。

在人体的后天经络中，任脉与督脉是不相连的，它们上隔一个口腔，下隔一个肛门，这是解剖位置所造成的。我们的古人也明白任督不通，也知道任督不通使人体在养生和益寿方面大打折扣，所以在中国古代的气功修炼中就需要接通任督两脉，故古人就采取用舌尖上抵上腭，在口腔内来试图接通任督的上端。在修炼时用物顶塞肛门，试图接通任督的下端。但我们的古人"百密一疏"，忘记了我们的肚脐，因为肚脐也是不通的，只不过是任脉的不通，使任脉在神阙这个位置上下不接。我们了解了这个解剖上的问题，就可以在扎脐针时尽可能将脐针的针柄相连，用针柄将任脉接通，当然最好的接通就是"水火既济"，就是坎离相连，真正的内涵是心肾相交，使人体的经线真正的连接沟通起来。

❀ 六、数术的运用 ❀

数术学问是东方思维，是中华文化的精粹。数术是一个很复杂、很庞大的系统，其范围之大，涵盖之广出乎人们的意料，在脐针治疗中我们只是用其最简便的、最基础的一点，这就已经显示出她的威力。数术的运用是易医学的基础之一，凡在临床治疗中能够应用数术的一定要应用，用和不用疗效是大不一样的。

在数术的运用中必须注意方与数的关系，因为数术是随着方的变化而变化的，有多少方就有多少数术，在易医学里这叫"分方归类"。比如你在临床上用的是五行，那么你是在使用"五方法"，就是将世界上的疾病共分五类，你就应该使用"五分法"的数术，"五分法"的数术其实就是"河图"之数，即"天一生水，地六成之；地二生火，天七成之；天三生木，地八成之；地四生金，天九成之；天五生土，地十成之"。其中五数之前为生数，五数之后为成数。临床上是使用生数或使用成数则要视患者的病情的需要来定。生者正在进行中，成者已经形成，医师自己掌握。

在人们的生活中，数分实数和虚数两种，而在数术学里是实数与虚数的结合，比如说"天一生水"，这个"一"既代表了实际的一个数，也代表了"水"。而这个"水"在中医五行里又有以下几个涵义：代表北方、代表寒冷、代表黑色，也代表人体的肾、膀胱、生殖泌尿系统、代表免疫系统等。所以在数术的运用中，这个"一"既是用一个东西，又是代表了一类事物。反之，我们也可以将这一类事物归于一数，可以用一数来治疗这一类事物中所存在的问题，而这个一数用于什么地方则是一个水平问题。

因为我们在脐针治疗中大都用的是后天八卦图与先天八卦数，所以在使用数术中是采用"八方法"，是将世界上的疾病或万事万物分为八类。故在脐针临床中我们使用的是"先天八卦数"，即"乾一、兑二、离三、震四、巽五、坎六、艮七、坤八"。其中"一"代表了八卦的乾位，也代表了大自然的天、家庭里的父（男主人）、颜色的大红、五行的金、方位的西北、人体的头、脏腑的大肠，代表了疾病里的硬化性疾病、神经性疾病、呼吸系统疾病、皮肤病等。

在上述两个例子里，不难发现都是数术的运用，虽然都是"一"这个数，因为分方归类的不同，其内在的涵义也就不同。前面的一代表是水，五行属水。而后一个一代表是天，五行属金。这是数术学习中的一大难题，很多人在学习数术里就是不明白因为有"分方归类"才有数术的不同，用什么方，就归什么类，就用什么数术，绝对不是随便乱用，是有严格的区分的。

❀ 七、归类越多疗效越好 ❀

脐针为什么敢于问津疑难病和危重病，除了神阙的胚胎发育、解剖位置和在人体中的特殊关系外，还有很多因素，其中之一就是在脐针治疗里最大限度地使用归类。一般来讲归类越多疗效越好，所以除了用什么方来归类，还要知道这一类里有多少可以利用的事物，尽其可能地将其归入，来提高疗效。比如治疗一个脾胃虚弱的患者，我们除了用脐针扎其艮和坤位外，还可以嘱其穿黄色（土色为黄）的衣服，如果有条件还可以视患者的性别嘱男性患者睡其住家的西南角（坤位属阴土），而女性患者嘱其睡其住家的东北角（艮位属阳土）。平时可多食一些诸如地瓜、土豆、花生之类的食物（这些食物属土），味以甜为主（甘入脾土），以炒食为妙（香入脾土），数量以 7~8 为上（分别为艮与坤，均为土），时间取丑、辰、未、戌时治疗最佳等（这四时都属土）。以上这些都是同一类事物，我们将其利用到医疗实践中取得很好的疗效。归的类越多，治疗效果就越好，疗效就越快，治疗的也就越彻底，在长期的临床实践中笔者用这种集中归类方法治疗和治愈了许多疾病，并且经常出现意料之外的效果，所以也就逐渐地放胆开始治疗所谓的"不治之症"，只要思路对了这些病同样可以治疗，同样可以取得很好地疗效。

同样，在脐针治疗里，我们是四图共参。就是说，脐针与传统的针刺学的各种针刺方法是不同的。传统的针刺学中，比如体针、耳针、腹针、眼针、鼻针等虽然也都有它们自己的全息图，但大都是一对一，就是一种针法仅有一种全息图。而脐针是四图（脐洛书全息、脐内八卦全息、脐外八卦全息和脐十二地支全息图）或者说是五图（除上述四图外，还有脐阴阳全息图）共参，医师可以根据临床的需要，取其中的一个全息图或几个全息图来进行治疗。为了提高疗效，我们自然是几个全息图同时应用是最佳的方案，特别是一针套几个全息图更是高手。比如，在美国洛杉矶的一次会诊中曾经遇到过这样一个患者，这个美国妇人来就诊时双手疼痛，此外还有右下肢膝关节疼痛，当时笔者就用艮位一针，患者双手和右下肢疼痛全部消失，当地的美国针灸师和中医师都感到不可思议，仅一针就可以治疗，简直神了，其实当时虽只用一针，但是却是套用两个全息图（取脐外八卦全息的艮，艮为手。又取脐洛书全息的右下肢，与脐外八卦的艮是同一个位），效果自然十分好。

八、注意变通

易经讲"易穷则变，变则通，通则久"。前面已经讲过，《易经》是变经，突出的就是一个"变"字，主要讲的是日月的更替，产生的阴阳变化，从而对天地人的影响。"易医学"是动态医学，既然是动态的那就不是静止不变的，因为天地随着日月的变化而变化，时空对人体的影响也是随着这个变化而变化，这是符合自然规律的。世界上的万事万物都在变，变是绝对的，不变是相对的。即便是相对静止的东西也是随着时空的变化而变化。我们搞中医的，特别是搞易医的更是要注意时空的变化，你变我也变，人变病也变，病变方也变，方变药也变，在变中寻找机会，在变中求胜。千万不要用呆板的眼光去看问题，用一成不变的思维来治疗疾病，这是妨碍医学水平提高的一大障碍。

脐针疗法的临床变通的方法很多，一般来讲在治疗疼痛性疾病时，我们基本上是应用脐洛书全息来寻找相对应的疼痛反应点来进行治疗。但有时也要变通，也可以根据疼痛部位的经络所属来确定这个疼痛是属于什么脏的问题，直接从脏上下手，也是一条十分有效的治疗方法。至于用什么方法，哪一种方法更好？自己在临床上要进行摸索，积累经验，把脐针真正的消化成为自己的东西。比如，一个人头痛，我们可以根据脐洛书全息针刺人体头部反应点，也可以根据脐外八卦全息针刺乾位（乾主首），当然还可以根据患者头痛的部位来确定其落入什么脏，如前头痛走胃经，落入脾胃。后头痛走膀胱经或督脉，落入肾脏，或落入心肾。偏头痛走胆经，落入肝脏。没有固定不变的规律，只要掌握了这个"理"，一切随心所欲，"理是常理，法无定法，法由心生"。所以很多学过脐针的医师说，脐针的魅力就在于它的"变"，你变我也变，大家都在变，只是看谁变的更高明。世界各地的许多学员经常来电话咨询关于脐针的临床，解惑疾病的治疗，只要问一下他的治疗方案，就可以知道他对脐针掌握

141

的程度，因为这种"变"是一个医师真正的水平体现。华山论剑，未必出手，只要开口，就知深浅。武艺这样，功夫如此，医术何尝不是这样呢？

九、立体概念

脐针治疗仅神阙一穴，虽然在脐针治疗中，脐部有数个全息图，并有四图共参与五图共参的说法，但并非只要知道这几个图就可以将疾病完全拿下。我们从临床的辨证来决定全息图的运用，但还远远不够，在治疗中还必须有立体的概念。

什么是"立体概念"？就是说在使用各个全息图时，并非是一个平面图，而是一个立体图，特别在"脐洛书全息图"里，更是如此。在长年的教学过程中，许多学生都感到一个病在老师的手里，治疗效果非常好，但一到他们的手里效果就没有老师的好。其次，在临床治疗时，如果老师在旁边指导，这个疗效就好，自己单独做，疗效就又打一些折扣。这是为什么？这就是老师在治疗时，对疾病在脐部的全息投影从来都是以立体的角度来看，针刺脐部，以脐蕊为中心，向四处放射性地行针是脐针的行针原则，但这个原则不是一个平面，而是一个立体，我们要求是针尖直指患处，指向疾病的最中心点。所以，在脐针治疗里，要求我们这些医师一定要有一个立体概念，这样才能一针见效，或者说一针治愈。比如，在治疗"肩周炎"的患者时，要看这个疼痛最严重的部位在什么地方，根据这个部位来决定进针的斜度和深浅。如疼痛在前侧，进针的斜度就要少一些，如果在背侧，进针的斜度就要多一点。无论怎样变化进针的斜度，但针尖始终直指病患中心是不变的原则。又如，在治疗腰痛的病例，很多学生都强调"脐洛书全息图"的三七为腰，只知在三七处进针。有效吗？有效，但还不能达到最大限度的治疗效果，还要根据腰痛的具体部位来调整针尖与进针的角度，只要调整准确，一针就有显效，而且立竿见影。比如，侧腰痛与后腰痛就不一样，虽然它们都是从三七为腰处进针，侧腰痛的针横行，倾斜的角度很小。而后腰痛的针基本是垂直进针（比较危险，易进入腹腔，造成副损伤，故要考虑进针的深度，千万不要太深，大约0.5寸)，如果你改变进针的角度，肯定在疗效上要打折扣，这是笔者多年的临床经验。因为脐针治疗不是在二维空间里进行，而是在三维空间里运用的。

十、"大无外、小无内"的概念

因为脐针疗法是运用先天八卦数和后天八卦图为主来进行治疗的，也就是说脐针治疗的理论源于易经，故称为是易医学的入门之法。这个"大无外、小无内"的概念也是来源于易经，易经说八卦"其大无外、其小无内"，是什么意思？就是说易经八卦的原理是天地间的规律，将其放大可涵盖天地，将其缩小可入尘埃。这个道理同样适用于脐针治疗，因为我们视肚脐为八卦，同样逃脱不了"大无外、小无内"的规律。

八卦定方位的中心是以中心为基点向四面放散。这和数学里的同心圆一样，无论这个圆有多大，其中心不变。无论这个圆有多大，其依然是同心圆。八卦同样如此，无论这个八卦有多大，其还是一个八卦图，它的方位依然是不变，而这个方位所归的类也依然不变。无论这个八卦有多小，其同样还是一个八卦图，它的方位依然存在，它所归的类依然存在。一个圆是一个八卦，一个大圆也是一个八卦，一个小圆同样是一个八卦，那么这么一个点照样是一个八卦。根据这个"大无外、小无内"的规律，无论这个八卦是大还是小，其所属的方位同样没变。脐针治疗就可以根据这个理论来解决临床上的问题，比如在治疗手指疼痛时，我们就可以将手指的定位，从脐洛书全息图中将其向外扩大，在脐周的腹壁上寻找这个反应点，并且在这个反应点上进行治疗，同样可以取得十分好的疗效。如果不将其放大，那么在脐洛书全息图里来寻找这个手指的反应点是十分困难的，而且这个反应点正好在脐蕊处，这就给我们治疗时带来一定的风险。此外，我们在寻找这个反应点时也常常因为患者的肚脐变化比较大，很难找到最佳的反应点，也给疗效留下了一定的隐患。

所以，在脐针治疗中，对于一些疾病其反应点比较隐晦，我们尽可以将这个反应点扩大开来，延伸到脐周再进行治疗，这样既方便进针，也使治疗更加安全。特别是对脐洛书全息图里的人体投影，如为了一针见效，对以下人体部位的病变最好使用"大无外"的扩展和延伸，如上肢的指、掌、腕、肘，下肢的趾、掌、踝，面部的眼、鼻、耳等。

懂得了这个道理，我们就同样可以进行腹针治疗或体针治疗。在美国讲学时有同学问脐针和腹针的比较，可以坦率地说，会用脐针就会用腹针，因为只要将脐针的八卦放大到腹部，我们就可以根据其放大的方位关系进行治疗，而且不必死记腹部的穴位，只要按照"大无外，小无内"的原则，在相应的腹部寻找腹壁的变化就能达到治疗效果，只不过是将脐针的斜刺、横刺，变为直刺而已，当然这个腹针与现在的腹针完全不同，这个腹针比现在的腹针更加简单，更加方便。

十一、注意阴阳相交

阴阳相交是易经之大法，在讲课时曾多次提到易经的四大法则，其中阴阳相交是一大法则。在脐针的临床应用中，我们要注意两个阴阳相交：其一，是患者与脐针的方位的阴阳关系。比如男患者，多取阴方位（指脐内八卦全息）；女患者，多取阳方位。如男患者的脾胃病，则多取坤位，这里男患者为阳，坤位为阴。如果是女患者的脾胃病，则取艮位，这里女患者属阴，艮位属阳。这种情况大家都做得比较好，而这种情况也都是在用单针治疗时用。其二，如果是双针治疗，就应该注意针与针之间的阴阳相交的关系了，就是说，在使用双针时针法配伍最好要阴阳相顾，阴阳相交。前面给大家的双针配伍都是阴阳相交的，比如，"天地定位"是乾坤配伍，乾阳坤阴，一阴一阳，阴阳相交。"雷风相薄"是震巽搭档，震阳巽阴，阴阳相交。"山泽通气"也是阴阳相交。"水火既济"同样是一阴一阳，阴阳相交。"水土合德"仍然是阴阳相交。这些针法搭配都是易经里流传下来的，是古人经过长期实践而积累的经验，千万不可等闲视之。

还有的阴阳相交指的是患者与大夫的阴阳相交，这里所说是男病女治、女病男治，在治疗上也就要考虑这些问题。

十二、注意运动

在脐针的治疗中，我们十分注意在进针后让患者对所患的部位进行运动，这样做是很重要和很有效的。因为疾病的一个因素就是人体的堵塞，就是人体的局部的不通，无论是气滞、痰壅、血瘀、气结还是癥瘕积聚都是不通，在治疗时很关键的就是"疏通理论"，只要将其疏通了，疾病也就治愈了。特别是我们在治疗疼痛性疾病时，扎针后让患者动与不动临床效果大不一样。比如肩关节周围炎的患者，进针以后就让患者活动疼痛的肩关节，这样有几个好处：第一，当场可以验证脐针是否扎得十分准确，因为只有十分准确才能随手见效。第二，也是让患者知道自己的治疗效果，使其增加信心。第三，因为有些患者的患病时间已经比较长，在其病患中心的周围已经形成一片堵塞区，扎针后使其先天之气对堵塞区进行冲击，但这种冲击需要一定的时间和能量，让患者活动可以帮助解除堵塞，增加疗效。如果患者不能活动，我们可以拍打其患病处，同样可以达到帮助解除堵塞的效果。

十三、手法的运用

脐针疗法的手法运用原则是：传统的捻转进针。也只有这种捻转进针才能最大程度地达到治疗效果。我们反对在脐针治疗中使用"弹针"、"飞针"及快速进针，虽然这几种进针方法能减轻一部分的疼痛，但对脐针治疗的效果却没有任何好处。传统的针刺技术也是强调捻转进针，古代的原始针肯定比现代的针要粗糙，口径上也肯定粗，应该说这种原始针在治疗时比现代的针具更加疼痛，难道我们的先人就不怕疼痛？难道我们的先人在治疗时就不顾忌患者的疼痛？答案是否定的。但为什么我们祖先则强调一定要用捻转进针法来进行治疗，而不是现在的快速进针？这个问题值得我们思考！现在的针灸医师都比较喜欢使用"弹针"，多年的教学过程中，曾发现许多针灸师都已不会使用这种传统的捻转进针法了，刚开始接触脐针时，进针就是一个困难，因为没有指力的训练，又放弃了以往的弹针法，加上脐部的皮肤韧性比较好，用惯体针的人在脐针治疗里往往感到有些力不从心。这没有什么好的办法，只有从新从零开始，进行指力的训练，用三寸的针练习，大概几天也就可以了。

捻转进针的最大好处就是能够清楚地体会到针进入皮肤后的每一层组织的不同感受，我们可以反复体会和了解针与人体的关系，在立体的概念下，每进入一层组织，就会有一种新的感觉，如果针扎在病变的反应点，我们就有"得气"的感觉，甚至有"如鱼吞饵"的针柄反跳，这种时候可以预感治疗的效果是十分好的。

捻转进针必须要十分缓慢，逐层进入，心静神宁，把注意力集中在针上，把针尖对准病患的中心，旋转要快，推进要慢，这样进针患者就不会感到疼痛，而且临床疗效也好。

第九章

脐针治疗的注意事项

〿〿〿〿〿〿〿〿〿〿〿〿〿〿〿〿〿〿〿〿〿〿〿〿〿〿〿

　　任何一种治疗方法都有自己的局限性，脐针治疗也一样，对一些疾病治疗效果好，但对另一些疾病疗效就一般或者无效。除此之外，脐针疗法毕竟是种损伤性疗法，当然这种毫针扎体虽然创伤小得不用计算，但按现代医学的无菌观念来讲也会引起感染，脐针直刺过深也有可能引起小肠损伤，因此有必要将脐针治疗的注意事项单列出来。

❧ 一、年龄与性别 ❧

　　任何治疗的方法应该讲都需要患者的配合，脐针也是如此，因为脐针问世不久，很多人对其还不了解，故在使用脐针治疗时必须向患者解释清楚，让患者首先在心理上对其有个认同过程，然后再进行治疗。一般来讲，除了在特殊情况下我们基本是不对小儿进行脐针治疗。因为小儿不会很好地与大夫配合，另外小儿在治疗时往往好动，容易使针脱落或移位，造成副损伤。对于女性妊娠期最好禁针，以免精神紧张造成流产。这都是从一般情况来说，学生李小玲医师（挪威）就擅长用脐针治疗小儿与妊娠妇女，而且疗效很好。所以世界上没有一成不变的可治与不可治，只要知其道理就应该知道怎样进行治疗，这就是易医学里所说的"理是常理，法无定法，法由心生"。把理搞清楚了，方法自然由心而出，学习是这样，讲课也是这样。俗话说："授人以鱼不如授人以渔。"讲课时笔者向来注重讲理，只要把理给学生们讲清楚了，法由他们自己去变、去化，因为世界上的法是无穷无尽的，一个人就是穷其毕生精力也无法将世界上的治病方法全部学完，这些法也都是由理衍生出来的。学理是学道，学法是学器，理通了，法也就自然而出，只不过因个人的悟性来定，有些人的法多一点，高一点，而有些人的法少一点，水平低一点而已，其本没有变。在临床治疗中也是一样，只要理搞清楚了，用什么治疗方法都是可以的，所不同的是治疗的效果好一些和差一些，快一些和慢一些的区别，无根本上的不同，这也叫"万法归宗"。在易医学里这个"宗"是什么？还是阴阳五行。

二、适应证

在脐针的特点里已经讲过，脐针的一个特点就是治病的范围极广，在多年的临床实践中个人觉得很多病都能用脐针进行治疗，特别是对慢性病、老年病和疑难病可能有更好的治疗效果，应该讲只要给一段治疗时间的疾病都可以用脐针来进行治疗，但这个时间是根据疾病的性质来决定的。比如慢性病有慢性病的治疗时间，急性病有急性病的治疗时间，危重病又有危重病的治疗时间，它们都是不同的。如果没有时间那么什么病都是治不好的，没有一个大夫治疗较重的疾病能一次可以治愈的，即便是能一次治愈也并非什么疾病都可以一次性治愈，特别是那些濒临死亡的患者更是如此，这是第一个适应证原则。因为再好的方法也必须有一段治疗时间。时间对于我们来讲是十分重要的，有了时间才能进行治疗，才能进行时空转换，才能进行分方归类，才能调节阴阳。

第二个原则就是在治疗中知道这个疾病的切入点，这个切入点可以是"落脏"，也可以是"落时"，同样可以从肚脐的变化中找到治疗疾病的方法，这些方法归根结底是寻求治疗疾病的方位，有了方位就有了脐针的治疗效果，在脐针治疗里就有据可循，才能取八卦，才能分五行，也才能辨阴阳。只要有了阴阳就有了升降沉浮，有了表里寒热，就有了具体的治疗方案。

以上的两点就是所谓的适应证的原则，只要符合这两个原则的病就应该讲是我们脐针治疗的适应证，如果不符合就不是适应证，就不要进行脐针治疗。

三、禁忌证

不是适应证就是禁忌证，因为第一它没有给我们更富裕的时间进行治疗，在治疗效果还没有产生以前就放弃了，我们治什么？比如大出血、各种原因引起的休克、心衰、肾衰、肝衰、肺衰等多脏器衰竭性疾病，脑卒中、急性腹泻、急性传染性疾病、急性脑水肿、癌症的晚期临终、恶液质、低蛋白水肿患者、血友病等有出血倾向的血液病患者，急腹症、骨折、烧烫伤、软组织挤压综合征等一系列急性患者的治疗上，应该讲是不适应脐针治疗的，至少不应首先考虑使用脐针疗法，因为这些病直接有生命危险。

　　而有些疾病脐针也只能作为辅助治疗的一种手段，或只能作为暂时救急的方法，我们不应放弃中西医的其他治疗方法。对那些慢性病、退行性疾病，虽然是疑难杂证，但有充足的时间可进行治疗的常见病、多发病都可以一试。

⁑　四、患者治疗时的体位　⁑

　　脐针疗法一般都采用仰卧位，采用仰卧有几个好处，第一就是便于用针，因为患者在仰卧时其肚脐的位置是最自然和最准确的，我们不仅可以视诊，还可以进行摸诊，在进针时也比较容易取方位，不会因为脐部的变形而使方位移动，造成治疗时的错位。第二，患者采用仰卧位时不易紧张，也不会晕针，留针时也比较放松利于休息。第三，便于消毒，也便于固定。在大型义诊时因为患者很多，没有更多的床位供使用，此时我们可以先让患者仰卧，扎针后予以固定，然后再嘱其起来，坐位休息。但对初次接受脐针治疗的患者和危重患者最好都采用仰卧位，除了以免疼痛或精神紧张影响治疗效果以外，最主要的是让患者放松休息，使被治疗者处于一种轻松的、安逸的环境里，这样气机才能平缓，治疗效果才能更好。

⁑　五、进针深度　⁑

　　脐针治疗进针方向绝大部分是斜刺与横刺，极少垂直进针。在进针深度上宜浅不宜深。一般深度为直刺0.1～0.5寸，斜刺0.1～1寸，但有时笔者也进针极浅，只扎在皮内也可收到效果。如遇部分患者惧针，也可以用笔代针，点压脐部相应的疾病对应区即可。对于有意想留针的患者，进针角度应该更平一些，进针应该更深一些，这样便于固定，因为进针太直不易固定，也易因患者的活动造成损伤。而进针太浅在留针时期常会出现针具脱出，以至于影响治疗效果。有时根据病情需要（比如治疗痛证时）进针也深一些，但手下不能有落空感，一旦出现落空感往往疗效就差许多，这也是笔者的经验之谈。这里我们必须强调的一点就是：脐针的治疗效果与进针的深度不是成正比的关系，而是与进针的方位、针指靶相的准确与否有很大的关系。脐针治疗并非因进针深度深而疗效好，进针深了反而加大了出现副作用的危险，特别是那些久病在身的患者，皮下脂肪极薄，大肉已削，中气不足，进针稍深极易引起副损伤，我们为什么非要深取呢？为什么非要冒这个风险？自认为没有这个必要。虽然说进针的深浅应视具体的患者和具体的病例而定，但对于初学者还是应以浅为佳。

❧ 六、刺激强度 ❧

一般脐针在使用中不主张强刺激，因为脐部特点之一是敏感，如果使用的针具太粗，指力不够，手法粗暴，或靠蛮力推入，进针是很痛的。所以在脐针治疗时我们尽量选择较细的针具（比如 $0.18 \sim 0.25mm$ 之间），较柔的手法来减轻患者的疼痛感。另外，脐针治疗比较提倡使用传统捻转手法，靠指力来进针，一个有极好指力的针灸大夫，在进针时患者不会感觉到十分的疼痛。不提倡使用飞针法、弹针法等其他手法进针，因为这些手法进针不仅容易造成损伤，而且疗效与传统捻转进针相比差得多。

因为脐部敏感，故只要找到反应点进针就能起到治疗效果，除非在治疗急性疼痛性疾病用于止痛时采用强刺激，一般都不用强刺激。如采用强刺激，患者往往感到局部疼痛并可能有腹部疼痛或少腹疼痛，常会使患者产生恐惧心理，影响治疗，这一点尤其是在国外更为重要，因为外国人比中国人更加注重治疗中的疼痛感觉，他们要求在不痛的情况下治疗他们的疾病，这就给我们初次出国的大夫提出更高的要求，如果你解决不了这个问题，你在国外就会受到一定的阻力，你的技术推广就将受到影响。如果临床需要进行补泻的话，我们可以利用五行生克制化的补泻方法来进行补泻，尽量不采取加大手法刺激来泻其病实。

❧ 七、留针时间 ❧

对于初学者来说，在治疗疾病时可以根据急性病留针时间短，而慢性病留针时间要长的留针原则，这个长和短是没有具体规定的，一般来讲，进针后留针在 $10 \sim 20$ 分钟属于正常情况，少于 20 分钟为短，长于 20 分钟则为长。以前对疼痛性疾病的治疗，一般都是痛止即拔针，但几年下来笔者认为这种方法并非最佳，因为有许多患者在治疗时可以讲一针见效，或说是一针治愈，可惜的是过了几天患者的疼痛又复发了，又要来进行治疗，这是为什么？本人认为这是留针时间太短的缘故，因为局部的疼痛是局部经络的堵塞引起，属于气滞的范畴，我们扎针了，激活了患者的先天之气，冲击了病灶，达到了治疗效果，一旦停针，原来的堵塞之处又重新堵塞了，故疾病又复发了。懂得了这个道理，就更改了原来的思维，对疼痛性疾病有时也留针时间延长，果然复发率就少得多。现在应该讲在留针的时间上是越来越长，最长的留针时间达到72小时。因为发现有许多认为不可能治愈的病例，只要留针时间达到一定的量，这些病也是可以治愈的。比如腰椎间盘突出、破裂，髓核流出的病例，在西医来讲是绝对的手术指征，但可以利用脐针一次即可治愈，可以嘱患者绝对卧床的情况下，用脐针治疗并予以留针，就这样等到患者症状完全消失了就可以拔针了，一般来讲只用2~3天，患者就可以下地，并且进行正常工作，虽然X片上依然有髓核流出的征象，但患者已经没有症状了，应该讲是治愈了，过了一段时间这些流出的髓核逐渐就被吸收。对于已经有临床经验的大夫，在留针时间上我们主张使用"数术"方法，根据临床需要进行数术的运用，这样疗效更好。

八、一般注意事项

1. 在使用脐针治疗时，不要让患者一躺下就开始治疗，按照我们的治疗原则一看二摸三探四扎，先让患者卧床数分钟，让其放松肢体与消除紧张情绪，再开始准备治疗。

2. 脐针治疗最好在饭前和饭后一小时以后进行，尽量避免饥饿和饱食时治疗，这样既不合乎生理卫生，也可能影响治疗效果。

3. 施术前按常规进行脐部消毒，特别是脐谷、脐蕊、脐壁各处均要消毒干净，对一些脐孔较深、污垢较多的患者，可采用松节油先将污垢去除，然后再常规消毒（即先用2%碘酊消毒一次，再用75%乙醇消毒一次），然后进针。拔针后用75%乙醇消毒，以防感染。对于要留针的患者更要进行严格地消毒，并在留针的肚脐里塞上消毒的乙醇棉球，以防在较长时间的留针期脐内有分泌物渗出，使其感染。

4. 冬季治疗时注意腹部保暖。

九、副作用

脐针的最大副作用就是不按原则进行操作，笔者已经多次在不同的章节中强调过，脐针的治疗是以脐蕊为中心，向四面八方在脐壁上做放射性地进针，而且这个进针是横刺或斜刺，对初学者严禁在脐谷和脐蕊处扎针和直刺。只有这样才能避免因直刺过深损伤小肠，造成患者的死亡。如果不按原则，自己另搞一套，可以肯定你要出事，只不过是时间迟早的问题。一旦出现了这些问题，如果患者起诉你肯定败诉无疑，因为迄今为止，任何一本针灸权威书依然将神阙列为禁针行列。

脐针是一种新的针刺技术，从理论上讲任何针刺技术都会令患者可能出现晕针、滞针，但至今未遇一例。只要严格地按方法进行治疗和操作，是不会出现副作用的。但如采用强刺激的话，可能会引起头晕、腹痛、恶心，严重者大概会出现呕吐等症状。

十、脐针大夫的自我保护

脐针大夫在给患者治疗的同时，也时刻不要忘记自身的保护，我们既要治疗患者又要保护自己，一个不善于保护自己的人肯定也很难保护别人。因为我们做脐针的时时刻刻都如履薄冰，必须要有强烈的自身保护意识，在这里提醒大家同时也提醒自己。

怎样才能最大限度地保护自己，主要是必须杜绝脐针治疗中的不安全因素，其中最主要的是：**严格按照规定进行脐针治疗。**

一定要严格按照规定进行脐针业务，因为我们国内甚至国外"神阙禁针"理论一直到今日还是每一本针灸教科书和工具书的内容，要突破这个理论，必须要有一段时间让我国和国际上的针灸大夫接受和认可，故现在我们是在违背绝大多数针灸大夫的传统思维、传统格局在进行治疗的，这就告诉我们如果一旦在脐针治疗中出现不应该出的问题，一旦有人诉之法庭我们是必败无疑，因为就是大多数的书和人都是被传统思维禁锢了，他们都没有跳出"神阙禁针"这个雷池，但没有办法，因为这是事实，我们还需要时间，还需要理解，还需要我们用自己所治疗的实力——"临床疗效"来取得同道们的支持，在没有达到这个时空段的时候，我们脐针学员必须要遵照规定行针，这样才安全，这样才能最大限度地保护自己，而这个规定最主要的就是：

1. 在行针时必须以脐蕊为中心，向四处放射性地在脐壁上进针

因为脐针是以易经的后天八卦图和先天八卦数结合使用的针刺方法，脐针是定位治疗，这个"位"就是脐针的灵魂，没有方位就没有脐针，而这个方位的使用是体现在脐针的进针方向上的，脐针的进针方法就是以脐蕊为中心放射性地进针，这个针刺的方向就是方位，脐针治疗效果的好坏就取决于这个进针方位选择的对错，方位选择对了就可以一针见效，甚至可以说一针治愈，倘如方位选择错了临床就没有任何疗效。

2. 脐针的进针部位主要在脐壁上

神阙是脐针治疗的独门穴，一切疾病都在这个神阙穴上治疗，但在神阙上我们又分脐蕊、脐壁、脐谷等部位，理论上讲这些部位都是可以进针的，因为神阙独特的解剖关系，如果在脐蕊、脐谷这两个地方进针就会冒很大的风险，特别是遇到特殊的患者，比如脐疝患者，如果大夫没有经验贸然下手就有可能刺破肠壁造成肠漏，一旦形成肠漏，患者就有可能死亡，所以一再强调脐针学员最好不要在脐谷和脐蕊处进针，这是最好地保护患者，也是最好地保护自己的重要的一环。如果你一定非在脐蕊处和脐谷处进针，那必须是有千例患者的治疗经验，因为使用脐针达千例之多，你的针刺手感已经出来，下针时就会十分明确手下的感觉和解剖关系，如果没有这种手感还是劝各位不要自讨苦吃，你可以换一种全息图来进行治疗。

3. 脐针是以横刺、斜刺为主要针刺的手法

脐针的针刺手法是以横刺、斜刺为主，一般情况下杜绝直刺（除了应用"大无外、小无内"的腹部放大针刺痛证外），因为我们是以方位治疗为特色的进针方式，故都采用可以定方位的横刺与斜刺，而直刺其方位只是居中，只是五土居中，我们完全可以用坤土来替代居中，尽量避免直刺中土位。避免了直刺就避免了针尖进入腹腔，也就避免了脐针的危险，就确保了我们和患者的安全，请千万牢记！

第十章

脐针临床治疗原则

❧ 一、行针顺序 ❧

脐针治疗时先不必急于下针，为了提高疗效可按下面的顺序，即"一看二摸三探四扎"。一看就是先看患者的脐部，颜色是否异常、位置有否变动、脐孔的大小、深浅、有无分泌物、有无异味、有无附属物、有无静脉曲张等，对患者的整体情况有一个大体的了解。

在看的过程中，我们往往可以发现许许多多与患者主诉不同的疾病，或患者体内潜伏的疾病，这些疾病可能已经发作，也可能曾经发作而现在正处于静止状态，还有就是疾病已经潜伏在患者体内，只不过患者自己没有发现而已，在治疗时我们可以在治疗主要疾病的同时，顺便也就随手带治了这些疾病，故许多患者往往发现在脐针治疗后，不但主诉的疾病治愈了，而且别的疾病也就同时治愈，就是这个道理。

二摸是指用手指在脐孔周围的脐壁和脐谷进行仔细地触摸，以体会脐孔周围的皮肤有无结节，用手来感受皮肤的弹性如何，有无发滞的感觉，有无角质物，有无落空感以及一切的变化，从而来发现疾病的情况。

摸诊是脐针疗法很重要的一个步骤，因为我们在临床治疗上往往因为周围的环境所影响，比如光线不好，这就有可能影响我们对脐部的观察，在这种情况下，摸诊就显得格外的重要，只要静下心来，用手指轻轻地顺脐壁旋转抚摩，就可以体会脐壁的皮肤感觉，只要发现异常就说明存在问题，在其相应的人体部位就有可能留有潜在的疾病，当然这种疾病有可能患者知道，也有可能患者并不知道，只要能找到这个异常点，就能治愈疾病，而且疗效确切。

摸诊和望诊一样是一种功夫，都是需要长时间的训练才能得心应手，要经常练习时间，长了自然水到渠成。在摸诊中，只要在脐部摸到异常，不管患者是否有疾病的感觉，都可以用针扎这个部位，并且都可以治疗疾病。

三探是指用探针在脐周寻找敏感区和点，从而对疾病做一个更清楚的了解。在探查的时候，有时可能找出好几个敏感点，但必须进行筛选，取最敏感的点和部位，这也是疾病的初发的部位和点，也是疗效最佳的点。特别是在治疗疼痛性疾病中，如果是急性期患者，而且就治的时间比较早，在脐周找敏感点还是容易的。有一些患者虽然也是急性疼痛性患者，但却错过了最早和最佳的治疗时期，比如急性腰扭伤的患者，虽然疼痛很厉害，但在扭伤三四天以后才来医院，这个时候患者的脐周均较敏感，用探针寻找可见数个压痛点，无论有多少个压痛点，唯独有一个真正的、与疾病相对应的、最敏感的点才是治疗该病的关键一点，只要探到这个点，一针即可见效，一针也可治愈。千万不要认为只要找到一个敏感点就立即扎针，那样效果就受到影响。

四扎是指上述几个过程全部完成后，经过判断分析，再根据五行生克制化法最后决定针扎的方位，这样才能保证脐针的疗效。

扎针只是最后的一个过程，在针还没有扎进皮肤之前医师应该对疾病就有所感觉，为什么说有感觉呢？在许多的临床治疗中这种感觉是十分重要的，只要找到这个感觉疾病就可以治愈，当然这种感觉也是在长期的临床中获得的。有人认为医师治病是一种技术，笔者认为脐针的治疗其实是一门艺术，是一门非常高的人体治疗艺术。脐针的魅力就在于这种加减中，就在于这种思维的转变过程，只要经过认真的思考、认真的辨证，认为这个理是通的，就可以进行治疗。当收到意想不到的治疗效果时，你才会体会到什么是脐针艺术。在近几年的临床实践中和脐针的教学里，发现脐针疗法的效果与下面几个因素有很重要的关系。其一，脐针的疗效与学历并无正比关系，学历越高并非治疗效果越好，但却与易经的水平有直接的关系，对易经了解的越好往往在治疗中、在取方位上也就越灵活，当然其治疗效果也就越好，这就是"易"。

其二，就是中医的基础越扎实、对疾病的辨证落脏越清楚，往往在选择进针方位就显得更加合理，治疗效果也就更好。举例说明：同样是一个哮喘患者，初学者往往考虑到哮喘是属于呼吸系统疾病，其脐针治疗的本位是兑位，故针刺兑位来治疗。针刺兑位固然能治疗一些哮喘疾病，但并非任何哮喘病都能治疗，其原因就在辨证上，因为按照中医临床辨证哮喘病可分实喘和虚喘，其中实喘又有寒喘与热喘之分，而虚喘又有肺气虚、脾气虚、肾阳虚、肾阴虚几种，对付实喘我们用泻法，对付虚喘我们则用补法。寒喘我们可针刺离位，热喘我们可针刺坎位，均用克法。而因肺气虚引起的哮喘我们自然取兑位，但因脾气虚引起的我们就应该取坤位，肾虚引起的则取坎位，凡是虚证都采用留针，用补法治疗，这样疗效就要好得多。

❧ 二、治疗顺序 ❧

脐针在临床治疗中，其顺序是"**先取症状、次取系统、再取疾病**"。其意思是，在治疗中脐针的定位进针首先对患者最感痛苦的症状，比如急性腰部疼痛，我们可以不管这个疼痛是由什么引起，不管它是损伤、缺血、错位、劳损等均应先予以止痛。许多疾病往往因症状解除了，疾病也随之消失。

其次，寻找疾病所属的系统。根据该系统在脐内八卦全息律的对应关系，进行定位进针。比如，支气管炎伴咳嗽、咳痰，应属呼吸系统，我们取脐八卦全息的兑位（主呼吸系统），往往收到不错的疗效。这种取系统就是我们常说的"落脏"，只要能落脏，我们就能治疗，而落脏的方法有好几种，那就是从脏腑的生理特点来落脏，从病机十九条来落脏，从经络的走行来落脏。根据患者的临床我们可以采用任何一种方法来进行落脏，然后再取系统的本位进行治疗。

有些疾病已非常明确，我们可根据该病的全息定位，直接予以治疗。比如肝炎或胆囊炎，就可取其对应的震位或巽位进针。

❧ 三、手法原则 ❧

"**进针必有方向，下针须含补泻**"。因为脐针治疗并非传统针刺学的定点治疗（多直刺），而是定位治疗（以脐蕊为中心，呈放射性地向外斜刺或横刺），在脐针的进针中带有明显的方位性，而这个方位的选择应该是脐针疗法的灵魂。有了方位，也就有了补泻。根据病情，采用五行生克制化法"虚者补其母，实者泻其子"。当然，临床上某些疾病也采用手法补泻，因为脐部的特殊解剖关系及其特殊的敏感度，我们大都采用方位补泻，而少用手法补泻。

❧ 四、脐针治疗中出现的现象 ❧

在易医脐针临床治疗中和治疗后期会出现一些反应，对出现的反应我们应该心中有数，并可以预先告知患者针后可能会出现的情况，杜绝患者对反应的恐惧心理。一般来说扎针后有反应出现是好事，说明脐针治疗已经起到一定的作用，如果针后的反应过大，以致影响到患者的生活那就应该视为不良反应，就要尽量减少这种状况，让患者在最安全、最舒适的情况下治愈疾病。

1. 宿便

在扎针最初的几个疗程中，有一部分患者会排出褐色、黑色、墨绿色、黄白色的大便，特点是不成形，黏糊糊，如同沥青状，气味奇臭，便后肛门口有烧灼感。多见于消化系统有病变或者长期以来有习惯性便秘的患者。

2. 出汗

扎针后有一些患者出现出汗或者易出汗的情况，多见于感冒患者、心脏病患者、阳明腑实证的患者。

3. 多尿

针后多尿可见于泌尿系统感染，前列腺炎、局部水肿、黏液性水肿和水肿性肥胖的患者，有时哮喘患者、妇科患者针后也会出现尿量增大、排尿次数增加的现象。

4. 出疹

多见于抗生素依赖的患者和经常用含有铅汞的美容产品做美白换肤的患者。一般针后一天，抗生素依赖的患者全身会长满粟粒状突起或者风疹样的疹块，红白相加，奇痒无比。

经常使用含铅汞的化妆品的患者面部会出现高于皮肤如过敏般的突起，大小不一、色红，痒不大、较疼。药物涂抹不管用，如果患者能够坚持扎针，一般2~3天就回落。

5. 分泌物

眼分泌物增加多见于肝阳上亢患者或鼻泪管堵塞的患者；泪液流出多见于眼压高、眼干、眼近视的患者；阴道分泌物增加，多见于妇科炎症、经寒输卵管不通、盆腔积液的患者。

6. 月经来潮时有大量血块或异物排出

多见于经寒血瘀、子宫内膜异位症、妇科肿瘤的患者。

7. 病位疼痛加剧

见于多年的、陈旧性疼痛患者，往往在治疗好转后，突然有一天病位疼痛加剧，好像回到了治疗前的状态一样。坚持治疗一段时间，等疼痛消失后，身体往往要比以前好得多。

8. 发痒

多见于经常坐办公室的白领、干部，他们多是以脑力劳动为主，经常不活动，气血多半阻滞，全身的经络大多不通，体表可见紫蓝色的青筋，皮下可触及条索状的结节。在治疗过程中经气被激活时会出现瘙痒的感觉，药物对此不管用，只有经气通了症状自行消失。

9. 凉气

在脐针治疗过程中，有相当一部分患者多会感觉从自己的脚心向外排凉气，有时也从手心、大腿部、肚脐、小腹、印堂、百会等部位或穴位出现冒凉气的现象。临床上多见于寒性患者，女性多于男性。以寒性痛经患者和寒痹疼痛患者多见，他们大都有感寒病史。

10. 热气

在扎针过程中，也有一些患者感觉从自己的手心往外出热气，或者头部、全身冒热气，这种现象多见于感染、发热和血热患者。

11. 潮气

有患者感觉关节或脚心发潮或潮气外出。多见于风湿患者。

12. 臭味

多见于脏腑病变的患者。如心脏有病的患者扎针时会发出若有若无的焦糊味；肝病或气郁的患者发出臊味；肺病的患者发出腥味；脾胃病的患者发出刺鼻的甜味或异常香味；肾病和妇科患者发出奇臭无比的气味或者如同下水道的沼气味。

13. 矢气

多见消化不良或脾胃病、气郁的患者。在脐针治疗过程中，腹部会出现撑胀、胀痛，肠鸣音加快加大，针治过程中会出现矢气或者回到家里频转矢气，气味非常臭。病气排出后患者会感觉到浑身轻松，气色明显红润，有时脸上的斑会全部消失。

第十一章
常见症状的脐针疗法

✿ 一、疼痛性疾病的脐针治疗 ✿

（一）疼痛性疾病的概念

疼痛是由于生命系统的功能结构出现异常变化，并为意识所感知而产生的一种主观感觉。疼痛的存在就意味着机体功能结构的异常。

疼痛也是临床上最常见的症状或感觉，很多疾病都以疼痛为主要表现或最早出现的症状。严重的疼痛不仅影响人们的工作和生活，而且会影响人们的精神和情绪，甚至可使患者丧失生活的勇气。可以说，疼痛是伴随人的生命活动而出现的、造成人类痛苦的最普遍的因素，也是人们寻医问药的主要原因。

迄今为止，医学界对疼痛的性质、程度等还没有一个客观的鉴别、分级指标，故人们常把疼痛作为一种症状来看待。

然而，实践中疼痛已经成为疾病的一部分，不少医生倾向于认为疼痛本身就是一类疾病。笔者认为：**凡因疾病能产生疼痛的均应称之为疼痛性疾病，而消除疼痛本身就是最佳的治疗。**

中医认为疼痛的基本病机是"通则不痛，不痛则通"。传统针灸治疗是通过对腧穴的刺激起到疏通经脉、行气活血来起到止痛的作用。

脐针疗法自海内外推广以来，所学者一致认为脐针在治疗疼痛性疾病有着简单、实用、见效快、疗效显著的优点。因为本人自研究脐针开始就是以治疗疼痛性疾病作为首选，故对脐针治疗疼痛性疾病研究的时间较长和治疗效果也比较固定。

脐针治疗疼痛性疾病主要有两种方法：

方法一，是通过"脐洛书全息"来寻找压痛点。因为无论什么病因、无论什么部位的疼痛性疾病在脐部基本上都有自己的压痛点，只要找到压痛点可以说一针就能见效，有时一针即可治愈。

方法二，是根据疼痛性疾病的病因、病机，通过"脐内八卦全息"与压痛点结合的方法来治疗疾病。只要辨证正确，效果也是立竿见影。

（二）疼痛性疾病的分类治疗

疼痛各种各样，范围无所不在，在脐针治疗中我们将疼痛进行分类治疗。

1. 根据疼痛的部位进行治疗

我们根据疼痛发生的部位将其分为头痛、胸痛、腰背痛、腹痛、四肢关节痛几种类型，再依据"脐外八卦全息"或使用"脐洛书全息"寻找治疗的压痛点。

在这几种类型的治疗中，我们只管疼痛部位而不管其他因素，比如同样的腰背痛可有炎症、结石、劳损、扭伤、肿瘤、狭窄、缺血、错位等引起，我们可以不管这些引起疼痛的病因，只是按部位去使用"脐外八卦"的对应关系或找脐部的压痛点进行治疗就行。

这类方法比较简单，对初学者来讲很好掌握，找到对应关系或压痛点一针即可见效。如果有多个压痛点必须找其中最明显的一点，这也是治疗效果最好的一点。

2. 根据疼痛的情况将其与人体的五脏相应的关系进行治疗

易医学有"凡病源于脏，凡病落于脏"的原则，人体任何部位的疾病与疼痛都和五脏有关，从五脏上下手治疗疾病不愧是一种好的方法。

在这种类型治疗中，尽可能地将疼痛的情况与五脏联系在一起来进行治疗。比如四肢的疼痛，肌肉的疼痛我们可以扎其压痛点外，还可以将其纳入脾脏来进行治疗（一穴两针）。中医说"脾主肌肉"，"脾主四肢"。故可采取"脐内八卦全息"的坤位，针扎之，因为坤主脾，属土。

3. 根据疼痛的病因来进行治疗

对一些复杂的疾病应进行分析，找出疼痛的病因，然后依据"脐内八卦全息"来进行治疗。比如冠心病心绞痛是属于缺血性疼痛，在控制心绞痛时应取离位，离主心，心主血脉，针扎离位不仅能起到调节血量的作用，也直接起到止痛的作用。中医说"诸痛痒疮，皆属于心"，是一种标本皆治的方法。

4. 根据易医学原则，从易经卦象的意义来进行治疗

我们已经知道八卦的卦象与人体的脏腑有相应的关系，可以根据疼痛的病

灶与卦象的这种关系进行治疗。比如癌性疼痛可采用"山泽通气"法来进行治疗，特别是对胃癌、肺癌疗效更好。依据"脐内八卦全息"针扎其艮和兑位。第一，中医认为"通则不痛，不痛则通"，而"山泽通气"法是通之大法。第二，艮位对应肿瘤、结石和癌症。第三，肺对应的卦象是兑位，而胃所对应的卦象是艮位，故而取之。

脐针治疗疼痛性疾病时尽可能多考虑一些引起疼痛的病因、病机，发生的部位、深浅，有无其他因素的存在，如情绪的变化、与月经来潮的关系、有无呕吐、腹泻、有无眩晕、烦躁等，了解得越多，对疼痛引起的原因就越清楚，治疗起来思路就更开阔，疗效可能就越好。无论使用何种方法，一定要有一种概念：即疼痛是一种疾病，在治疗疾病时应该尽可能多地了解疾病的情况，才能取得最大的疗效。

二、发热的脐针治疗

发热是指人体在安静的状态下其温度超过了37℃。在西医里发热有许多分型和分类，有低热、高热之分，有稽留热、弛张热之别，被西医称为生命的四大体征之一。发热也是临床最常见的症状之一。

在脐针的临床治疗中，我们依然按照易医学的原则，不管发热是什么原因引起，也不管温度有多少，只要是发热我们就应该知道它的治疗方法。发热的本位是脐内八卦的离位，因为离属火，属心，属热，属心血管系统，属南。发热就是人体生命的反应定位在离位而不能下来，故体内产生的能量过多，阳的释放过多，温度上升而无法下降，就像一个煤气罐的阀门开到最大而无法调节。为什么人体的能量阀门被开到最大而无法调节？这是因为细菌或病毒，或许是疾病的其他因素引起的，我们只要将其能量释放的阀门的开关关小了，自然体温也就下降了。

要将体温下降，最主要的是针对疾病的原发病灶和发热源进行治疗，此外我们还要针对热度进行降温，而脐针在降温的治疗中，首选的是将这个停留在离位的生命反应点从离位降下来。从易医的角度来说就是"太过则泻之"，将这个太过的热泻下来，就有几种方法。第一种方法就是利用坤土来降温，我们可以针扎"脐内八卦"的坤位，使离火能顺利地进入兑金，因为任何五行的转归中都必须有土的参与，针扎坤土就使离火下降，这是最好的方法。

第二种方法就是以坎水来克离火，这种方法主要是认为这个人体之热问题是出在少阴经上，在人体的少阴经只有两个，其一是手少阴心经，其二是足少阴肾经，少阴为君火，本来"君火为明，相火为热"，这是正常的生理表现，但这里却发生了病理变化，其主要还是心肾分离，火水未济，阴阳无法相交之故，只要将坎水上提来克离火，使离火下降就形成了水火既济，体温也就自然下降。

凡发热者大都是双脚冰凉，这个双脚冰凉是说明肾水与心火分离之故，双脚最重要的经络就是足太阳膀胱经，它从上走到下，从头走到足，头是什么？足又是什么？"圣人以天来养头，以地来养足"，头是阳，足是阴，头热而足冷，是阴阳分离。从后天八卦来看，这个头是离，足是坎，离热而坎冷，也是阴阳分离，火水未济，只有将足搞热了，头也就自然凉了，水火就既济了。

在日常生活中大家都知道，发热的患者只要一出汗，他的体温也就开始下降了，这是为什么？因为出汗的缘故。西医认为出汗了，大量的汗液蒸发带走了体温，故体温就下降。是这样吗？你可以在高热的患者身上洒满了水，让其蒸发，充其量患者的体温能下降1℃，再要使其下降就十分得困难，所以这种说法就值得我们思考。而患者自己一出汗，体温可能就大幅度地下降，笔者认为这是离火外越，逼出毛孔，故体温下降，古人曰"汗为心液"，心液外出，故离火已泻，体温自然下降了。

三、感染的脐针治疗

感染是临床常见的疾病，因为感染源的不同，西医将感染分成特异性与非特异性感染。又将感染的种类不同分成细菌感染、病毒感染、支原体感染、衣原体感染、立克次体感染等。真正要了解是什么感染是需要进行特殊的化验检查，比如细菌培养等，但有时感染的来势凶猛，患者机体反应激烈，往往临床上还没有取得感染生物源时，患者就失去了最佳的治疗时间。

要了解机体是否已经感染，最主要的是通过患者有否发热、萎靡、疲软、纳呆等临床症状来怀疑和考虑之，然后再进一步进行检查，以便确诊。

从易医的角度和从脐针治疗出发，感染实际是与发热处于同一个点上的，西医病理对感染有一个总结，就是"红、肿、热、痛、功能障碍"五大特点。这个红是感染的局部红，肿也是感染的局部肿胀，热是指局部或全身的发热，痛是指局部的按压疼痛，或全身感染的关节疼痛等。而这个功能障碍就是指被感染的器官或组织的功能受到影响。

161

脐针治疗感染其疗效主要取决于患者的机体抵抗力和其潜能，通过针扎脐部能迅速地提高患者的机体抵抗力，激活机体的免疫功能，对外来的生物进行抵抗和吞噬。如果一个人已经病入膏肓或抵抗力极差，那么脐针治疗的效果就不那么理想了。

在易医的分方归类里，感染属于火，属于炎症，属于热，属于离位，故感染的本位是离，其实在扎离位时就已经在治疗了，因为中医说"诸痛痒疮，皆属于心"，其中的痛、疮都是西医感染的病理表现，都属于火。此外，我们在治疗时也和治疗发热一样，很重要的一点就是将其离位的火泻一下，当然最好的方法就是扎坤位，使火生土来控制感染，所以说感染的本位是离位，单就感染而言，我们应该知道其本位，然后在治疗中根据人体局部器官或组织的感染情况再进行对应脏器的治疗。比如肺部感染，我们已经知道感染的本位是离位，而肺部的本位是兑位，可以根据五行生克制化来治疗，取离位、坤位和兑位，扎离位是因为感染的本位，扎坤位是泻其火，因为离是坤之母（火是土之母，土是火之子），"实者泻其子"，"虚者补其母"，针扎坤位不仅有泻离火的作用，也有补土生金的目的，以实其肺。

在控制感染的脐针治疗里，针扎坤位是十分重要的。其一，扎坤位可以泻火，换句话说就是抗感染。其二，就是坤位是主脾，脾胃乃后天之本，在治疗较重的患者时，重视这个后天之本是十分重要的。通过针扎坤位，提高患者的食欲，保留患者的胃气，是治疗危重患者的一条捷径。

其三，还可以利用坎水来克离火，调整肾水来克心火，从而达到水火既济的作用。

四、肿瘤的脐针治疗

肿瘤包括良性和恶性两种，无论其性质是良性还是恶性，在易医治疗和脐针治疗中都没有区别，其本位都是艮位。

目前，恶性肿瘤是威胁人们生命的最重要的因素之一，恶性肿瘤的难治也是众所周知的，许多人一旦发现自己得了恶性肿瘤就萎靡不振，等待死亡，就像被判了死刑一样。恶性肿瘤为什么难治？从易医的角度出发有几个因素：第一，中医认为肿瘤是癥瘕积聚，这个癥瘕积聚是疾病的一个程度，到了这个程度用常规的治疗手段就显得比较困难。从某种意义上来讲，中医治疗的主要方法实际上是一种疏通治疗法，特别是做手法的，是在经络上下手看病，就是采用的疏通治疗方法。何谓"疏通治疗法"？我们知道人体是由许多管道组成，有营养的输入输出、代谢产物的排出、体内废气的排出、血液运行的管道、气行的通道等。人生病了，这些管道就有一部分堵塞了，如果不把它疏通开，这些被堵塞的管道就会越堵越厉害，而疾病也就从量变到质变，由轻变重。简而言之，从管道疏通理论出发，人体疾病由轻到重是气滞、痰壅、血瘀、气结（癥瘕积聚），在治疗上当然是越轻越好治。

气滞，其实其病在表，病在腠理，临床多见气滞表现的就是疼痛，这个疼痛是发生不久的疼痛，这个最好治，只要将其气通过针法或手法一通一顺就好了，所以说脐针治疗疼痛可以说立竿见影。为什么过了一段时间原来疼痛的局部又发生了疼痛？这是这个气滞的地方还没有完全疏通，这是在针刺和手法的作用下使其暂时地疏通，暂时地解决了气滞的问题，一旦外力消失这里又重新堵塞，气滞又重新形成。只有治疗一段时间后才能完全将其疏通，气滞才能真正治愈。

如果气滞没有得到适当地治疗，这个气滞就进一步发生变化，由气化痰，就形成了痰，临床上称其为痰壅，或叫痰湿壅阻。这里需要说明的是：这里所指的痰并非是现在所讲的吐痰的痰，是一种病理表现，是机体阻塞的一个程度。而人体最容易发生痰的组织是脾和肺，中医说"脾是生痰之源，肺是储痰之器"，就说明了这个问题。痰湿阻脾临床上就出现头重如裹，身重体沉，腿沉难移等症状。如痰阻在血，则出现头部昏沉，少言懒语，不欲活动，喜卧爱睡等症状，与西医的高血液黏稠度相类似。人体的体液占体重的60%～70%，这个痰湿使体液在人体组织里流速减慢，流速减慢就产生了摩擦，血流与管壁发生摩擦，摩擦就产生热，人体内就产生积热，这个热是内热，这个内热加重了就形成了内毒。血液的流速减慢就会产生血栓，这个血栓可以在人体组织的任何一个地方产生，比如在血管壁，在脑组织。血栓这是西医的一个病理概念，在中医里这类病变则叫血瘀，故这个血瘀是在痰壅的基础上进一步的加深、加重。痰壅临床上采用化痰法来治疗，而血瘀则是利用活血化瘀法来治疗，病情不同用药的原则自然也就不同了。

如果到了血瘀还是得不到治疗，病情就进一步恶化，就形成了气结。气结就是癥瘕积聚，就是肿瘤。气结与气滞、痰壅及血瘀都不同，因为前几个在程度上、在组织结构上、在组织的松紧度上都不一样。气滞只是在气的层次，"聚则成形，散则为气"，临床上是看不见的，只是被堵的组织形成塌陷，我们完全可以用手能摸出来。痰壅则是血液动力学发生了改变，也是无法用肉眼所能观察到的，但可以用西医的化验来检测。血瘀是组织内发生了血栓，这个血栓可以大也可以小，小的血栓是无法用仪器观察，但大的血栓就可以通过B超或CT检查出来。而气结在初期也是无法用现代仪器检查出来，因为在那个时候还仅仅是在气的这个层次起到了变化，但它还没有成结，这怎么检查？这正处于"气已变而形未变"之时，目前还没有什么科学仪器能在这个阶段检查出这个气的变化，这就是说为什么有许多肿瘤在初期很难被发现，一旦发现时这个肿瘤就到了晚期了。一旦这个形发生了变化，成形了，这个肿瘤就开始产生了毒素，其性质也就发生了改变。成形了的肿瘤其密度加大，质地也发生了改变，在这个癥瘕积聚里既有气滞、痰壅，也有血瘀、成结，故治疗起来就十分困难。说困难并不是说没有办法，从理论上讲任何疾病都有其治疗的方法，只是我们还没有找到而已。董其昌老先生说："病非人生之物，言不可治者，只是不得其法也。"

第二，所谓的肿瘤难治是因为患肿瘤者尚未治疗，其心已死，其志已丧，其气已乱，整日处于担忧恐惧、惊慌失措之中，夜不能眠，思虑过度。中医说"思伤脾，忧伤肺，恐伤肾"，患肿瘤者得知自己患肿瘤后最早出现的再次损伤就是情志致病，这是二次病变。因为精神方面的巨大压力使其处于心理、生理和生活的紊乱之中，造成气机的紊乱和精神的崩溃，使之无法与肿瘤抗衡。中医认为主管人体一身之气的脏腑有脾、肺、肾三个脏腑，这三个脏腑发生了改变我们看会发生什么？脾气紊乱会使脾胃失衡，使这个"后天之本"无法发挥作用，失去"胃气"。中医说："得胃气者生，失胃气者死。"肾为"先天之本"，而且肾主人体免疫功能，从西医的角度来讲，患肿瘤主要是人体的免疫系统出现了问题，免疫系统是人体的防卫系统，得肿瘤者本来其免疫系统就低，再加上恐惧，本来就低的免疫功能就更加低下。为什么？中医说"恐伤肾"嘛！肺主人体"一身之气"，这个气包括了人体的中气、卫气、宗气等，人忧就伤肺，就使人体的气机造成紊乱，气机一乱，人体的生化功能就都发生紊乱，即便是正常的健康人也会发生疾病，何况已经患有肿瘤的患者？

从脐针和易医的角度出发肿瘤的本位属于艮位，在易经里，这个艮是对应山、石，故在临床上是与肿瘤、结石相对应。无论是什么性质的肿瘤、结石都属于艮，故说肿瘤与结石的本位是艮位。在治疗时我们既要考虑肿瘤的本位，又要考虑患病系统或脏腑的本位，这就是脐针治疗的原则。比如，肝癌，我们可以针扎艮位，再加上扎肝的本位震位或巽位。

恶性肿瘤在西医里分成许多类，有癌症、淋巴瘤、淋巴癌、淋巴肉瘤、肉瘤、白血病等，多不胜数。我们在治疗这些恶性肿瘤时，可以借鉴西医的分类方法，在针扎艮位疗效不佳时，可以根据其分类进行考虑。比如癌的病理切片发现是上皮细胞恶变引起的，故在用针时是否可以考虑用"山泽通气"法治疗癌症。因为山是艮，治疗肿瘤的本位，泽为兑，兑与肺相对应。因为上皮细胞属于皮肤，肺主皮毛，故取兑位。同样，肉瘤是肌纤维的恶变引起，我们除了取艮位以外，还可以考虑取坤位。因为坤主肌肉，故取艮与坤两位。所以只要将理弄通了，法由心生。

第十二章
常见内科疾病的脐针疗法

〰〰〰〰〰〰〰〰〰〰〰〰〰〰〰〰〰〰〰〰〰〰〰〰

🌸 一、呼吸系统疾病的脐针疗法 🌸

呼吸系统疾病的范围很大，引起疾病的原因也很多，但无论什么原因引起的，我们还是按照易医学的原则"凡病源于脏，凡病落于脏"和脐针的治疗原则"先症状、再系统、后疾病"。在治疗时首先要判断这个系统的本位是什么？其次，要知道就诊时的主要症状的本位是什么？这样我们就可以使用脐针进行治疗。当然为了更好地提高脐针的临床疗效，我们还应该重视病因的治疗，比如因感染引起的要辨明原因，以抗感染为主。细菌感染要用抗生素，结核感染要正规的抗结核治疗，病毒感染首先要抗病毒治疗，肿瘤则应该按照抗肿瘤的方法去治疗，特别在一些危重患者的救治中应该有轻重缓急，以免贻误时机，切记。

（一）呼吸系统感染性疾病的脐针治疗

呼吸系统感染性疾病是最为常见的疾病，无论是支气管炎、肺炎，还是胸膜炎，它都是炎症。在致病菌中我们不管它是因为病毒性、细菌性、支原体性，还是特异性感染，从脐针的治疗原则上来讲，呼吸系统疾病的本位在内八卦全息律中定位上都属于兑位，兑属肺，为金。而炎症的本位在内八卦全息律中定位上都属于离位，离属火，属热。炎症也符合红、肿、热、痛、功能障碍五大病理变化，所以只要是呼吸系统炎症，在脐针治疗的理论上讲可取兑离二位，也就是一穴二针，分别扎在兑位与离位上。但这里存在着一个问题，那就是兑属金，而离属火，这是一种"相克"的配伍，是脐针治疗中比较特殊的配伍方法，我们临床上一般不大采用这种"相克"法，而绝大部分都是采用"相生"的配伍方法。为了变"相克"为"相生"，可以变通一下，将原来的两针改为三针，在离火和兑金中间加一个坤土，这样就形成了离、坤、兑三针，变成了火生土，土生金的相生格局。除此之外，如患者高热，大便不解，可以考虑去兑金而改为扎乾金，因为乾位属金，对应人体的大肠，并与兑位肺金为表里关系，这样就形成了离、坤和乾三针。如果在炎症急性期，为了加强疗效我们可以考虑采用四针，即离、坤，再取兑、乾中的其中之一外，加取坎位，这样就形成了火生土、土生金、金生水的相生格局，而且不但可以使用坤来控制感染，也可以利用坎水来克火，来制服炎症，并且有加强肾水，使其更易形成"水火既济"的局面。而对慢性炎症，如肺脓肿、支气管扩张等疾病，这些疾病都有大量的痰或脓潴留在支气管内或在肺叶里，故最好以疏通为主，笔者喜欢用"山泽通气"法，即针扎艮加兑。此外笔者还喜欢扎"水火既济"加兑。具体怎样使用，视临床病例而定，原则不外乎比合、克我、我生、生我之法而已。

（二）呼吸系统肿瘤的脐针治疗

无论是呼吸系统的良性肿瘤还是恶性肿瘤，我们都不必管它的病理分类。在中医学中肿瘤都归为癥瘕积聚，气功学也有"聚则成形，散则为气"的说法。按脐针治疗原则，呼吸系统的本位是兑位，而肿瘤的本位是艮位。艮为山，为石，为肿瘤，为结石，为止。这是最常用的，也是最对症的治疗方法。在易经中也强调"山泽通气"，山为艮泽为兑，不通则痛，不通则聚，不通才引起气滞血瘀、癥瘕积聚，形成肿瘤。山泽通气，一通百通，气机用活了，疾病还能生存吗？今后无论什么系统的肿瘤、结石，一定不能少了艮位。

（三）呼吸系统其他疾病的脐针治疗

对支气管哮喘，大部分存在过敏因素，不发作时好人一个，一旦发作其势如排山倒海。在脐针治疗上，这种患者最好冬病夏治、春病秋治，在夏秋两季不发作期可采取脐针治疗。也可以采用脐地支疗法进行治疗，关键在提高机体的免疫功能。这种患者久病必虚，不但肺气虚，而脾气、肾气也虚，只有在反季节补法治疗后，才能有效控制该病的发作。同样，呼吸系统的本位是兑，其表里位是乾，故在治疗时一般取兑或乾位（补肺气）为主位，然后再取坎（补肾气）或坤位（补脾气）。五次一个疗程，可以在第一疗程治疗时取兑、坎位，第二疗程治疗时则取乾、坤位。

对支气管扩张，合并感染按呼吸系统感染性疾病治疗，未见明显感染时应与支气管哮喘治则一样，但不必反季节治疗，随时可治。

阻塞性肺气肿的脐针治疗则是采用"山泽通气"法，即取兑和艮位。此外也可取兑乾补肺气（大小比合法），坎水补肾气（大比合法），坤补脾气（培土生金法）。如合并感染应先控制感染，可取离或坎位，先治标，后治本。

（四）呼吸系统疾病脐针治疗参考

1. 感冒

感冒是病毒感染于人体，局限在鼻腔及咽喉的疾病。部分患者有细菌混合感染，其症状以发热、恶寒、头痛、鼻塞、流涕、喷嚏为主，是一种最常见的传染病。

中医称感冒为"伤风"，《素问·骨空论》说"风者百病之始也……风从外入，令人振寒汗出、头痛、身重、恶寒。"《伤寒论·辨太阳病脉证并治》有关太阳病的论述，由于腠理不固，风寒之邪侵袭太阳经脉，营卫失于调和，出现太阳表证，而见头痛项强、发热恶寒或恶风、有汗或无汗、身疼腰痛、骨节疼痛、干呕，或伴鼻鸣等症状，脉浮缓或紧等。

感冒的症候有肺卫表证等，多属实证，一般病情较轻。如无并发症一般5～7天自愈。由于人体素质不同，感受外邪的性质及时令气候特点不同，临床上有的呈表寒证，有的呈表热证，体虚的患者又有虚中夹实、本虚标实之证。

感冒实证有风寒感冒、风热感冒二种，虚证有气虚感冒、阳虚感冒、血虚感冒、阴虚感冒四种，在脐针治疗里最好能够进行辨证。比如风寒感冒与风热感冒病性不同，下针的方位也就自然不同。风寒表证，发病数日后可因寒邪郁而化热，转为风热证，应按风热论治。在感冒的虚实辨证里，一般发热、恶风、自汗出、脉浮缓者为表虚；发热、无汗、恶寒、身痛、脉浮紧者为表实。

从易医的角度出发，在治疗感冒中有两种考虑。第一种就是按照常规的脐针治疗思维。首先，要搞清楚感冒是呼吸系统的疾病，那么就应该知道它的本位是兑位，或用其表里位乾位。除了可取这两位以外，我们还要注意患者的症状，也就是说，在治疗感冒的同时还要考虑症状的问题，根据症状来进行脐针方位的加减，比如发热我们加坎或坤，风寒或风热我们应该考虑到巽等，这是基本的治疗法。

第二，还可以采用时间医学的思维来进行治疗，可以使用"脐十二地支图"来进行定位，根据《伤寒论》中的六经辨证，很清楚地知道感冒是属于太阳病。《伤寒论》云："太阳病欲解时，从巳至未上。"也就是说太阳病的患者在一日之中的巳、午、未三个时辰里是最舒服的时辰。那么我们就应该了解为什么在巳、午、未三个时辰里疾病得到缓解？它的内涵是什么？在十二地支图里我们不难发现这个巳、午、未，其核心是一日之中阳气释放达到最大的时刻，也是一日之中温度最高的时刻。阳气最大的时刻最舒服，那么阳气最小的时刻就最痛苦。温度最高的时刻最舒服，肯定温度最低的时刻最痛苦，所以太阳病的人最痛苦的时刻是一日之中的亥、子、丑三个时辰，因为这三个时辰是温度最低的时辰，也是阳气最小的时辰。另外，感冒是人体受到外界的寒冷空气的干扰，使机体处于一个寒冷的状态下的一种病理表现，也可以讲这个患者现在无论是处于什么季节，但其机体仍然是处于冬季，仍然是处于寒冬时期，故我们就要对其采用易医学的"反其道而治之"的原则，进行"时空转换"，可以用药物来进行调整，也可以用脐针进行治疗，但都离不开"热则寒治，寒则热治"的法则，具体的脐针十二地支用法可参考脐十二地支进针法的有关章节。

2. 急性气管炎和支气管炎

多发于寒凉季节，常由上呼吸道感染、鼻炎、流感而引起。是由病毒、细菌的感染或物理、化学刺激，及过敏等因素所引起的气管和支气管黏膜的急性炎症。以咳嗽、咳痰为主要表现，常伴有恶寒发热、头痛、肢体酸痛、鼻塞、咽痛等肺卫表证的特点，属于中医"外感咳嗽"的范畴。

《素问·宣明五气》云："气所病……肺为咳。"肺主气，司呼吸，上连气道喉咙，开窍于鼻，外合皮毛，为五脏之华盖。又肺为娇藏，与外界相通，外邪从口鼻或皮毛而入，肺卫受邪，致肺气不宣，肺气上逆，发为咳嗽。外邪郁肺、气不布津、津液凝聚则为痰。《医学三字经·咳嗽篇》说："只受得本脏之正气，受不得外来之客气，客气干之则逆而咳矣。"如迁延失治、久咳可损伤肺气，而致肺气虚。

本病分风寒咳嗽、风热咳嗽和温燥咳嗽三种。

风寒咳嗽：咳嗽、声音粗重、痰白稀薄、咽喉发痒。常伴有鼻塞、流清涕、喷嚏、恶寒发热、无汗、头痛、周身酸痛等。舌苔薄白，脉浮或脉紧。

风热咳嗽：咳嗽频剧，咳声哑，痰黏或黄稠，咳痰不爽，口干思饮，咽喉肿痛，鼻流黄涕。常有身热，微恶风，汗出，头痛，肢体酸痛等表证。舌苔薄黄而燥，脉浮紧。

温燥咳嗽：干咳无痰，或痰少而黏，不易咳出，或痰中带血，咽干喉痒，唇鼻干燥，大便干燥，尿黄赤，或有形寒身热等表证。舌尖红，苔薄黄少津，脉细数。

从易医学的角度出发，气管炎属于呼吸系统疾病，而气管炎的主要症状就是咳嗽，按脐针治疗原则"先取症状，再取系统，后取疾病"，我们将咳嗽放在主要位置上，治疗咳嗽的脐针方法是"山泽通气"的双针配伍，即取艮位加兑位，又因为兑位是呼吸系统的本位，故这个兑是不能遗忘的。其余则看临床症状，比如发热、大便干燥、头痛等再给予对症治疗。一般情况下，气管炎和支气管炎使用"山泽通气"法就可以缓解，但有时也不一定都能达到治疗效果，这就要求我们进行思考，因为前面已经讲过，一种病只要三次治疗无效时就应该考虑在治疗上有错，就应该进行调整，因为百人百病，同一种病，在不同人的身上治疗就可能完全不一样。同样，用一种方法治疗任何一种疾病都不可能百发百中，这就要求进行变通。易经是变经，易医学是动态医学，一切要注意变，易经说"易穷则变，变则通，通则久"，就是这个道理。

2007 年 12 月在北京讲课时，有一位同学因感冒治愈后遗留咳嗽约有一个月时间未愈，她给自己扎"山泽通气"，有效，但时好时坏，时轻时重。就要求笔者给她治疗，当时见既然"山泽通气"无法拿下，就不必再考虑使用"山泽通气"了，因为这个同学咳嗽时间比较长，又有嗓子发痒，故认定她是肾虚，肾气不足引起的，于是改用"补肾三针"，即坤、乾、坎，一次见效。为什么用坤、乾、坎，而不用坤、兑、坎呢？用坤、兑、坎的补肾三针肯定也会有效，但疗效不会比使用坤、乾、坎更好，因为在使用坤、乾、坎的配伍时采用了六十四卦中的卦意疗法，用的是"地天泰"加坎，另外也考虑到阴阳相交，利用阴坤生阳乾（土生金）。所以还是老生常谈"凡病落脏"，这个咳嗽症状看是兑，其实是坎。表象是肺气问题，实质是肾不纳气，证辨清楚了，能落脏了，一针也就见效了。

3. 支气管哮喘

本病是由于内在或外在过敏原或非过敏原等因素，致使以支气管发生可逆性阻塞为特点的疾病。临床上表现为反复阵发性支气管痉挛而致的气急、咳嗽、咯泡沫痰和肺部伴有哮鸣音。

中医认为哮喘是一种反复发作的痰鸣、气喘疾病，以呼吸急促，喉间有痰鸣为主症。《类证治裁》曰："哮者，气为痰阻，呼吸有声，喉若拽锯，甚则喘咳，不能卧息……"历代医家提出"呼吸气促者谓之喘，喉中有声响者谓之哮"，哮必兼喘，故通称"哮喘"。

哮喘又分实喘和虚喘，实喘又分寒喘与热喘两种，虚喘则分气虚与肾虚两两种。

寒喘又可分为外感风寒证、内外寒证、寒包热证，无论什么证，我们把住"寒者热之"的原则就可以治疗。

热喘同样我们把住"热者寒之"的原则给予治疗。

虚喘又分气虚与肾虚，不管什么虚，"虚者补之"，什么虚就补什么。故肺气虚补肺气，脾气虚补脾气，肾阳虚补肾阳，肾阴虚补肾阴。

哮喘的易医治疗其关键是落脏，虽然哮喘属于呼吸系统疾病，它的本位是兑位，但因为分类较多，有时在治疗中因为落脏的失误，疗效就大打折扣或根本就没有疗效，这并不是脐针不好，而是你自己对疾病的辨证不对，只要辨证对了，落脏对了，可以说疗效是令人感到十分意外的。按一般的情况，哮喘的治疗主要是"山泽通气"，无论是呼吸急促还是喉中有响，都是气管和支气管有阻塞，有不通的表现，故疏通是十分重要的，但并非任何哮喘患者都能用"山泽通气"，有一部分患者使用可能就无效，只要无效就是我们在治疗中有错，我们就必须重新审视治疗思路，只要思路对了，治疗就肯定有效。曾有一例患者患哮喘十几年，到处就医而未见疗效，就诊时了解到该患者在幼年时曾与小伙伴们到山洞中玩耍，无意看到一个死人，当时大惊，恐惧之极，后就落下这个哮喘病。知道了这个原因，我们就清楚这个发病是因为受到惊吓，由"恐伤肾"，是由肾虚引起的，故落脏于肾，针扎坎位，患者很快就治愈了。

4. 支气管扩张

本病是一个常见的慢性呼吸系统疾病，也可以说是一个解剖学诊断，是由于气管壁的弹性组织及肌肉成分因炎症的毁损导致支气管不可逆的扩张。就其临床表现似属于中医"肺痈"的范畴。《金匮要略·肺痿肺痈咳嗽上气病脉证治》曰："咳而胸满，振寒，脉数，咽干不渴，时出浊唾腥臭，久久吐脓如米粥者，为肺痈。"其病在肺，是受六淫之邪，未经发越，停留肺中，蕴发为热，邪热犯肺，蕴结不解，引起支气管扩张。正气虚弱、肺虚卫外不固；或素有痰热蕴肺；或嗜酒过度、恣食肥美，以致湿热内盛等则是人体易受外邪导致支气管扩张的内在因素。《诸病源候论》说："肺痈者，由风寒伤于肺，其气结聚所成也。肺主气，候皮毛，劳伤气血，腠理则开，而受风寒；其气虚者，寒乘虚伤肺，寒搏于血，蕴结成痈；热又加之，积热不散，血败为脓。"

支气管扩张的中医辨证共分为四种，即风热袭表入里、热毒犯肺证，热毒内蕴、痰瘀相结证，热毒久蕴、气阴亏耗证和气血衰败、阳微欲绝证。

风热袭表入里、热毒犯肺证是由于风热或风寒之邪犯肺，郁而化热，热毒熏灼，不能宣畅，故咳嗽气急，口干咽燥，胸中作痛，咳时尤甚，患者舌质淡红，苔薄白微黄或黄腻，脉浮数。治则宜疏风解表，清肺利痰。脐针处方可取兑、乾二针，或取兑、巽加离位，或山泽通气法。

热毒内蕴、痰瘀相结证是由于风伤皮毛，热伤血脉，发热恶风，胸闷作痛，烦躁不安，咳嗽气急，气短不能平卧，自汗不止，咯唾脓痰，以晨间为著，时见痰中带血，舌红苔黄，脉弦数或滑数。治则宜清热利痰、排脓及活血止血。脐针处方可取"山泽通气"，或"水火既济"加兑位，止血加艮位，或用十二地支图六经辨证根据晨间为著，即可诊断为阳明病，针扎之。

热毒久蕴、气阴亏耗证是由于热毒不解，气阴两伤，久咳脓痰，味腥臭，午后潮热，心烦口渴，口干咽燥，自汗盗汗，舌质红绛，苔薄黄少津，脉虚弦数。治则宜益气养阴、润肺排脓。脐针处方可取兑、乾二位或"补肺三针"即离、坤、兑或乾中的一位。或根据午后潮热得知是未时问题，我们可以使用对卦针法，取丑加未两针。也可用互卦针法取未、申二针，因为未时开手太阳小肠经，申时开足太阳膀胱经。或用十二地支图扎其两针。

气血衰败、阳微欲绝证是由于久病不愈，久排脓痰，耗气伤阴，神疲体瘦，自汗烦躁，肢端发绀，气喘不能平卧，脾胃虚弱饮食无味，阴液渐竭，阳虚不能温煦，故畏寒肢冷，预后险恶，舌质红或呈镜面样，苔少，少津，脉微欲绝。治则宜益气养血、温阳救逆。脐针处方可取"水火既济"即离位加坎位，病重则扎四正位大补阴阳，然后再图治疗。

从易医学的角度出发，支气管扩张属于呼吸系统疾病，应该从其本位兑位进行治疗，因为兑位是呼吸系统的本位，又因为支气管扩张病很难将扩张处的支气管里的痰比较彻底地咳出来，所以将痰咳干净是十分重要的。我们可以采用"山泽通气"法来从根本上治疗这种病。此外，我们也还要考虑患者的整体情况，因为这种疾病的患病时间比较长，患者的整体情况一般来讲都比较虚，"久病必虚"，所以我们要给予支持疗法，提高患者的身体素质，以帮助他早日康复。

二、循环系统疾病的脐针疗法

与其他系统疾病的治疗一样，循环系统疾病首先在治疗上应该重视病因治疗。心血管疾病的西医治疗相对来说是比较严格，也是难度较高的一类疾病，在疾病的诊断上常要借助现代化的医疗设备，而大型的医疗设备则常常需要较高地经济费用，这对许多家庭来说是高不可攀的。而脐针治疗既简单又方便，但对于一些已经有解剖结构改变的疾病来说，脐针就显得有些力不从心，比如对那些因冠状动脉狭窄需进行动脉支架植入的病例，脐针就很难达到这种立竿见影的疗效。但这并不是说脐针在治疗心脏病方面就没有作用，我们还是有很大的市场，大部分的冠状动脉狭窄患者在经济上还是很难承受这种高额的消费，脐针虽然在治疗速度上慢了一些，但治疗的效果还是肯定的。特别是在疾病尚未诊断清楚，只知其一不知其二的情况下，脐针就可以大展宏图，因为我们是"先症状，再系统，后疾病"的治疗顺序，是采用的"模糊概念"的治疗方法。比如，知道患者心脏不好，但又一下很难确诊是什么心脏病，又没有更多的时间允许做进一步检查，或在农村、山区运送心脏病患者到医院的途中，我们就可以用脐针治疗。

（一）循环系统感染性疾病的脐针治疗

循环系统的感染性疾病极少是在一个完全健康的情况下发生，大多在原发的心脏病或心脏受到侵害下感染而引起的，比如肺心病、亚急性细菌性心内膜炎、心肌炎等，所以一定要注意原病因的治疗，如对心脏病的治疗和抗感染治疗。而在脐针的治疗上，心脏病的本位是离位，离属火，属心，属热。而炎症的本位也是离位，按理论来讲治疗循环系统感染性疾病只要取离位就可以，但是在临床上并非就离位一针即可，我们至少还要注意一点，那就是中医所说的"强心必须实肾，补肾必须强心"，故心肾是不能分离的。在治疗这类疾病中至少需要两针，那就是"水火既济"。"水火既济"的实质就是贯通任脉，连接少阴，走的是经线，走的是南北，故是十分重要的。在学习脐针的学生中可以说任何一名学生可以忘记一切脐针手法和方位配伍，但绝对不会忘记这个"水火既济"，因为"水火既济"太有用了，可以讲60%以上的疾病都可以用"水火既济"来治疗，因为它们走的是"经线"，沟通的是上下。对慢性病离位留针，不必刺激，但对于患者处于昏迷、休克情况下，则应该用强刺激手法，这是比合取位法。对慢性患者还可以补其虚，取震或巽位。震巽属木，离为火，以木生火，补其心火虚弱，特别对那些久病之人，心脉弱、四肢冷、代谢低有效。心脏病合并感染时，一般是心脏为虚，感染为实，治疗时在急性发作期以泻为主，慢性期和恢复期以补为主，取位方法可八卦定位，五行生克制化，自己取位。

（二）循环系统硬化性疾病的脐针治疗

循环系统取位原则是离位，然而在该系统中与血管硬化有十分密切的关系，如高血压、动脉硬化、冠心病、血栓闭塞性脉管炎等，这样我们在取离位的同时，还应该知道这个硬化性疾病的本位是什么？硬化性疾病的本位是乾。《梅花易数》说："乾为首，为硬，为金，为圆。"一般在治疗硬化性疾病都不能少了乾位。硬化病都历时较长，在治疗上也较费时，不可能数针下去已硬化的血管就变得柔软了。另外也可取艮位，艮为山，为止，为石，为血脉气血不通症，因为硬化性疾病都或多或少地存在血脉气血不通，所以取离与艮也可以治疗这类疾病，也可以取山泽通气。

（三）循环系统其他疾病的脐针治疗

1. 心律失常

大约是循环系统最为复杂的疾病之一，单就听诊来讲是很难确诊为何种原因的心律失常，而我们认为在心律失常的病例中其主要还是心气不足，因为易医学认为"心肾无实证，肝胆无虚证"，这样已经十分明显地告诉我们，对心肾落脏的患者应该注重补，而对肝胆落脏的患者则应该注重疏。对心律失常的病例在治疗中除了使用"水火既济"外，还主要地针对上述的告诫，利用五行生克制化进行补泻。比如，可以采用"补阳三针"来加强其心气不足，即扎坎、震或巽、离三针。另外，还可以从症状上考虑取针的依据，心律失常主要的症状是心跳不规律，时快时慢，是在节律上出现了问题，这在易医里认为这些节律问题是属于中医里的肝的问题，落脏应该在肝，因为"诸风掉眩，皆属于肝"，在治疗中我们还是遵照易医"阴阳相交"的原则，男患者取巽，女患者取震，将患者与方位的阴阳进行交易。对心律失常比较重的病例，笔者则习惯用巽，因为易经认为巽为风，是阴风，风无孔不入，对节律失常较重的人取巽比取震疗效要好。其次，巽和震都是木，都有生火之功效。对十分严重的病例，除了上述的方法外，还可考虑取坤位，取震或巽、离、坤三针。因为坤主地，主母，主柔顺，心律失常为心跳接受冲动失常，跳动没有规律，取坤位主土，心主火，采用生我之法加我生之法，既可以泻病邪又不至于使心气更加不足。其次坤位主治中气虚弱、肌肉无力等症状，心肌也是肌肉，同样是坤位的主治范围。再就是取"四正位"，进行全身心地调整。

2. 心脏神经官能症

本病是功能紊乱性疾病，并非器质性疾病，这种患者多为神经质型，生性多疑，敏感，歇斯底里。这一类因精神神经方面的疾病，在治疗中多取震位或巽位，从中医来讲，此类疾病均属肝风内动范畴，故在治疗这类疾病时往往取震或巽、加离位。也可取"水火既济"加震或巽，三针治疗。对较重的病例，可以考虑使用震或巽，离、乾，因为这些都与精神神经系统有关，又对循行系统有用。

3. 血栓闭塞性脉管炎

血栓闭塞性脉管炎其本位依然是离位，但其病理是堵塞，是血栓在脉管里形成，造成了血流动力学的改变，甚至不通。不通的地方就使远端发生缺血，造成缺血性坏死。根据它的病理改变，我们在治疗时就要使其疏通，加上血栓是一个赘生物，其本位应该是艮，所以治疗这类病例时主要在于疏通，大都取"山泽通气"加离位，或取艮位加"洛书全息"的闭塞疼痛处，因为艮为土，主治血脉气血不通、瘀血证（血液循环不畅）。也可以根据疼痛部位来落脏，进行治疗。或取巽位，巽位属木，为风，在医学方面主治血管病，大家可以一试。

综上所述，血循环系统包括心脏与血管两大类疾病，在脐针治疗上凡与心脏有关的疾病，初学者必不离取离位，但取离必取坎。而与血管有关的疾病不要忘记巽位或艮位，这是落脏的问题。还有就是要根据部位来落脏。只要掌握了这些原则就可以进行治疗，至于其他方位取法，应逐渐掌握后进行应用，或在临床上慢慢积累经验。

（四）循环系统疾病脐针治疗参考

1. 高血压病

高血压有原发性高血压和继发性高血压之别。原发性高血压称为"高血压病"，继发性高血压称为"症状性高血压"或"继发性高血压"。高血压病是一种主要由于高级神经中枢功能失调引起的全身性疾病，其主要表现为血压升高、神经功能失调等症状，晚期可导致心、脑、肾等器官病变。而继发性高血压作为某种疾病的一种症状而存在。

中医过去并没有高血压这种称呼，根据高血压病的临床主要症候、病程转归及并发症，现在的高血压病应该归属于中医"头痛"、"眩晕"、"肝风"等范畴。

肝阳上亢型：肝热上冲，头痛头晕，面红目赤，烦躁易怒，口苦舌干，便秘尿赤，舌苔黄厚或黄腻，脉弦或弦数有力。属于以实热证为主。治以平肝潜阳，清热降火。方用龙胆泻肝汤加减。脐针治疗可采用：①单扎震位或巽位，采用大小比合针法来进行疏肝理气，平肝潜阳；②扎震巽两位，形成"雷风相薄"，其作用比单扎一位要强；③也可扎震或巽、离、坤位三针，坤土是离火之子，"实者泻其子"，火生土为泻，为虚，故有潜阳作用。

阴虚阳亢型：头晕头痛，头重脚轻，耳鸣眼花，失眠健忘，心悸多梦，腰酸脚软，五心烦热，舌质红或黯红，舌苔薄白或薄黄，脉弦细或沉细而数。治以滋阴平肝。方用天麻钩藤饮合杞菊地黄丸加减。脐针治疗可采用：①扎坎、震或巽二针，以水涵木，坎水是肝木之母，"虚者补其母"；②可扎坤、乾与坎位，形成坤土生乾金、乾金生坎水的相生格局，水能滋阴土能泻火，标本兼治。

肝肾阴虚型：头晕眼花，目涩而干，耳鸣乏力，腰酸腿软，足跟疼痛，夜尿频数，舌质红或红绛，无苔或少苔，脉沉细或细弱、尺脉尤甚。治以滋补肝肾。方用首乌汤加减。脐针治疗可用：①扎坎加"雷风相薄"以水来养木；②扎"水火既济"加"天地定位"四针，形成相生格局；③可扎坤兑坎三针或坤乾坎三针，形成补阴三针以补肾阴。

阴阳两虚型：头晕眼花，耳鸣腰酸，腿软无力，心悸气短，肢冷麻木，腹胀腹泻，阳痿早泄，舌质淡或红，无苔或少苔，脉结代，尺弱。治以育阴潜阳。方用炙甘草汤加减。脐针疗法可用：①扎坎离两位，形成"心肾相交"，"水火既济"之格局，既补肾水又降心火；②扎四正位，为十全大补型，既补阴又补阳，既可治疗肾水不足，又可治疗心火不济。

冲任失调型：头晕耳鸣，烦躁易怒，手足心热，记忆力减退，心慌气短，失眠多梦，月经失调，舌质红，苔薄白，脉弦细或细数。治以调补冲任。方用二仙汤加减。脐针疗法可用：①单扎坎位，以水涵木；②扎坎离两位，水火既济；③扎坎与坤两位，水土合德。

痰湿阻逆型：头晕头痛，头重如裹，心烦胸闷，食少欲吐，少食多眠，腹胀痞满，舌胖质淡，苔白腻或厚而无津，脉弦滑。治以健脾化湿，清热化痰。方用温胆汤加减。脐针疗法可用：①单扎坤位，健脾利湿化痰；②扎坤与艮两位。

高血压病从易医学的角度出发，我们认为是两种情况：第一种是因为肾水不足引起的，这种多见于老年人，所谓的老年性高血压，这是人体的退行性变化，是人体衰退的一种表现，因为肾水不足，水不涵木，引起了肝阳上亢。对这种患者重在补肾水，以水来克火，脐针治疗可取"补肾三针"，但这种方法虽然治本，却来得慢。第二种是因为土无法介入五行的转换，使高血压的患者血压一直停留在离位，居高不下，这样就要考虑使用坤土，使其能顺利地进入人体的太极循环，这是其一。其二就是五行的生克制化，离火生坤土为泻，高血压一泻，血压也就下来了。前面我们落在肾脏，而后面我们则落在脾脏上，其余我们则采用对症治疗。

2. 冠心病

冠心病又名冠状动脉粥样硬化性心脏病，是中老年人常见病。由于冠状动脉粥样硬化部位病变程度的不同可分为原发性心脏骤停、心绞痛、心肌梗死、心力衰竭、心律失常等五种，而通俗所称的冠心病基本是指心绞痛这类。本病属于中医"厥心痛"、"胸痹"、"心痛"、"心胃痛"等范畴。

西医认为冠心病的发生与许多因素有关，其中最主要的有高血脂、高血压、糖尿病，此外吸烟、肥胖及遗传因素也有很大关系。

冠心病的主要症状就是心绞痛，典型的心绞痛症状是发作性胸骨后疼痛，并常伴有情绪激动、劳累、饱餐、吸烟等诱因。心绞痛发作突然，很少有先兆，间歇期感觉完全正常。发作时疼痛呈压榨性、憋闷性或窒息性疼痛，时间维持极短即可缓解。发作时患者面色苍白、出冷汗、极度疲乏、心悸、胸闷及呼吸困难等。

冠心病心绞痛中医属胸闷心痛，表现复杂，但基本是本虚、标实两大类。本病以虚为本，尤以气虚为主，常兼有阳虚；血瘀痰湿为标，其中以血瘀最为多见。为了临床应用方便可分为六个类型。

气虚型：气短乏力，心悸心慌，胸闷心痛自汗出，头晕目眩，舌体胖有齿痕，苔薄，脉沉细、结代。脐针治疗可扎坤位（治脾气虚），兑位（治肺气虚）及坎位（治肾气虚），具体视何种气虚来定扎针的方位，如果一种气虚就扎一针，两种气虚就扎两针，三种气虚就扎三针，极其简单。另外任何心脏病都不要忘记最好的治疗配伍就是"水火既济"。

心肾阳虚型：胸闷心痛，精神倦怠，身寒肢冷，面色㿠白，心悸自汗，夜尿频数，舌苔薄白，舌体胖，脉沉细或无力。脐针治疗可补心肾，采用针刺坎位与离位，形成"水火既济"格局，使其心肾相交得到治疗。

阴虚型：胸闷心痛，五心烦热，心悸盗汗，面颊潮红，腰酸头晕，舌苔薄或无苔，舌质红或正常，脉细数或促。脐针治疗可扎坎离位，即"水火既济"，也可扎"天地定位"加坎位，以补肾阴，留针时间可用数术来定，效果更好。

阴虚阳亢型：胸闷心痛，烦躁易怒，面红目赤，头晕头胀，失眠多梦。苔薄黄，舌质红或正常，脉弦细或数。脐针治疗可取"水火既济"格局，或取坤、乾或兑、坎位三针以助滋阴。

气滞血瘀型：胸闷心痛，痛有定处，心前（胸背后）区痛，两胁胀痛。舌苔薄，舌质紫黯或有瘀点瘀斑，舌下脉瘀滞，脉弦细或涩结代。脐针治疗可取坎离的"水火既济"，也可取"水火既济"加"雷风相薄"以疏肝理气和坎离的活血化瘀。

痰湿型：胸脘痞闷，心前区痛，心悸心慌，倦怠乏力，恶心腹胀，苔薄白或黄，脉沉滑或弦滑兼结代。脐针治疗可取坎离的"水火既济"，也可取坤位以祛痰湿外加离位。

从易医学的角度出发，认为冠心病的本位是离位，但无论是什么原因，冠心病的发病原因主要是心肌既缺血又缺氧，是血流不足，供血不全。易医学认为"心肾无实证，肝胆无虚证"，就是讲得这个道理。因为心脏病主要都是血供差，都是缺血，故使血流通畅是治本之法，从这个角度来看问题，我们重在加强血流，解决缺血问题，那么在脐针治疗中我们重在离位，但我们又不能忘记"强心必须实肾，补肾必须强心"的治疗原则，故还要兼顾坎位，这样就形成了"水火既济"，使"心肾相交"了，此外我们还要考虑到患者的心气不足，这样就采用"生阳三针"，即坎加震（或巽）加离，形成水生木，木生火的相生格局。

3. 心肌病

本病是指病变主要在心肌的一类心脏病。其临床表现主要为心脏增大，可发生心力衰竭、心律失常及栓塞等现象。其中原因未明的、原发于心肌的病变称为原发性心肌病或称特发性心肌病。因其他原因引起的称为继发性心肌病。

心肌病属于中医"心悸"、"怔忡"、"胸痹"、"喘咳"等范畴。中医认为引起这些病证是因为外邪入侵或饮食所伤，或心血不足，或阳气虚弱，或胸阳痹阻等，严重时可发展为心阳暴脱，甚至阴阳离决而猝死。

心肌病的脐针治疗主要是采用"水火既济"格局，即用针扎离位加坎位，这是具有养心安神、益气养阴、温阳利水和回阳救逆的作用，是万万不能少的。其他可根据临床辨证，随证加减。

心气不足：心悸善惊，少眠多梦，气短乏力，动则心悸，心神不安，舌淡苔薄，脉细数或沉细无力。针扎离位，鼓其心阳。或针扎坎离两位，达到"心肾相交，水火既济"。所注意的是单扎离位可能使患者兴奋，影响睡眠，故必须配合坎位。

气阴两虚：心悸气急，活动加剧，头晕乏力，颧红盗汗，心烦失眠，脉细数或结代，舌质偏红，苔薄。脐针治疗或扎坎离两位，形成"水火既济"。或扎四正位，来滋补阴阳。

心血瘀阻：心悸气短，胸闷胸痛，痛有定处，肢麻乏力，脉弦细或弦，苔薄舌质黯或紫有瘀点或瘀斑。脐针治疗可针扎坎离两位，或取脐部的疼痛点进针，这个压痛点就是疾病的反应点，针扎之后不但疼痛可以减轻，甚至疼痛可以消失。

心脾阳虚：气短乏力，腹胀纳呆，不思饮食，身寒肢冷，浮肿尿少，舌淡苔薄，脉细无力。脐针治疗可针刺离位加坤位，也可扎"水火既济"，或"水火既济"加坤。

痰湿中阻：心悸气短，咳嗽喘促，动则加剧，痰多白腻，恶心纳呆，舌苔白厚腻，脉滑数。脐针治疗可单扎坤位，起到健脾利湿化痰作用。也可针扎坤位加艮位，用大小比合法来加强疗效，其主要是强后天之本。

肾阳不振：畏寒肢冷，腰酸背痛，夜尿频，尿量少，浮肿，面色苍白，舌苔薄白，脉细弱或沉细结代。脐针治疗可针扎坎离两位，形成"水火既济"格局。也可针扎"水火既济"加"天地定位"形成相生格局以补肾阳。

阳气虚脱：重度气急，不能平卧，烦躁不安，大汗淋漓，四肢厥冷，尿少浮肿，舌苔薄，脉细微或伏脉不出。此时病情严重，脐针应该重用"水火既济"，即扎坎离两位。也可针扎艮位加兑位，形成"山泽通气"之格局，或扎四正位。

心肌病是比较严重的疾病，从易医学的角度出发我们认为该病的本位依然属于离位，因为该病变化快，较危险，故需要尽快地阻断疾病的发展，在治疗上首先使用"水火既济"的双针配伍，最好留针时间比较长，这样可能疗效好一点。对已经十分严重的病例，可以用"四正位"治疗，并且让患者卧床，留针时间可达 24 小时或 48 小时，但注意要严密消毒，防止感染。

三、消化系统疾病的脐针疗法

消化系统疾病是临床上遇见最多的疾病，它分布广，与人们生活息息相关。在脐针治疗上，消化系统与其他系统不一样，其他系统的本位大多是一个位，而消化系统却因消化系统内的器官不同，其本位也发生了改变。这样我们就应该注意治疗中的本位与疾病的本位，比如胃炎，首先知道胃这个器官的本位是艮位，而炎症的本位是离位，故在治疗中就可以知道艮与离是治疗胃炎的方位。那么肠炎呢？就应该首先进行落脏，这就要求我们知道是大肠还是小肠，大肠落脏在乾，而小肠落脏在离（心与小肠相表里），这是其一。其二，我们的原则依然不变，即首先加强病因的治疗，抗感染、抗肿瘤、腹泻患者的水电解质平衡疗法、利肝利胆的治疗等。脐针治疗消化系统疾病疗效比较好，在有条件的情况下，脐针可作为辅助治疗的一种手段。但在偏僻的山村，在缺医少药的地区，脐针也可以单独作为一种治疗方法，但必须密切观察病情变化，也不能拒绝其他疗法。

（一）消化系统感染性疾病的脐针治疗

消化系统范围广，在人体解剖学里，唯有这个系统从口腔进入到肛门排出，贯通人体内部，它分管吸收、消化、排泄。在脐针治疗上，它对应有好几个方位，如果不认真研究，有时很难完全发挥脐针的治疗作用。

单就消化系统感染性疾病来讲，有食管炎、胃炎、十二指肠炎、小肠炎、大肠炎、胆囊炎、胆道感染、胰腺炎，另外还有属于传染病类但又是消化系统的肝炎等。根据这些解剖部位的不同和所属的脏腑不同，在脐针治疗中应该注意它们所在的方位（除了找到压痛点和结节），如小肠属离位，大肠属乾位，食管属兑位，胃属坤艮、坤位，肝属震位，胆属巽位，这是第一步。然后再根据炎症的具体情况或单用所属方位，进行一穴一针，或配取其他方位，一穴多针法。炎症的本位是离位，如大肠炎取乾离两位，小肠炎单取离位，但必须配坎。肝炎取震离两位，胆道感染，胆囊炎等均取巽离两位，食管炎则取兑离两位。也可以在感染性疾病中加取坎位，坎主水，水克火，有消除感染的作用，也有"水火既济"的暗中隐语，这样肝炎就取震坎位，以水养木，小肠炎就取离坎位，"水火既济"，以此类推。在急性感染期间不应忘记药物的消炎，这样可以加快控制疾病，特别在危重患者身上更是如此。

（二）消化系统癌肿性疾病的脐针治疗

消化系统的癌肿是肿瘤中最为常见的类型之一，食管癌、胃癌、肝癌、结肠癌、直肠癌等，这些癌症有些来势凶猛，进展迅速，如肝癌。有些病程较长，进展缓慢，如大肠癌。不管什么癌症，都是一个比较难以治疗的疾病。目前在治疗癌症中已公认有几种方法，如手术切除、放疗、化疗、中医中药，但大多数的学者认为最好的方法莫过于综合疗法，也就是说几个方法联合使用，在最大限度上控制和消灭癌瘤。脐针属于易医治疗法中的一个方法，它在治疗癌瘤中的理论是针刺神阙穴来提高机体的免疫功能，达到消灭或抑制肿瘤的生长，或治愈或达到与癌共存的情况。其治疗原则是先取器官的方位，如食管取兑，肝取震，胃取坤土，胆道取巽，然后在抗肿瘤方面取疾病的方位——艮位。艮为山，为石，为癌肿，为瘤，为结石，为土，这样就器官加肿瘤治疗原则也相应是器官方位加肿瘤方位。如食管癌取兑艮两位，形成了"山泽通气"的格局。肝癌取震或巽加艮两针，胆道癌也取震或巽加艮两位，胃癌取坤加艮位，大肠癌取乾艮两位，依次类推。当然在脐针治疗的同时，我们不能忘记其他相应的治法。

（三）消化系统其他疾病的脐针治疗

1. 腹泻

腹泻应根据病因来进行治疗，如胃源性取艮坤两位，肠源性取乾坤两位，内分泌紊乱性取坎位，功能性取震、巽位。如果腹泻厉害加取艮位，艮为止。如有发热伴感染加取离或坎位。其实，有许多腹泻在短时间内很难知道是什么原因引起的，这样可以取"四隅位"（即艮、巽、坤、乾四个方位）进行治疗，因为"四正调全身，四隅治消化"。

2. 便秘

无论什么原因引起的便秘，我们主要取其本位乾位，乾主大肠。也可取兑位，兑为肺，乾兑相表里，肺与大肠相表里，故取乾位是大比合，取兑为小比合。我们还可以根据症状来取其卦意，可以取"山泽通气"加乾，而且疗效很好。其次根据病因分析来确定方位。比如，老年人便秘一般是人体衰老的一种表现，是老年病的一种，这大都是由于肾亏引起，故对这类病例可以采用"天地定位"加坎，既补肾又通便。

3. 食管-贲门失弛缓症

食管-贲门失弛缓症我们要考虑食管的本位为兑位，贲门的本位是艮位，而失弛缓症的主要原因是肌肉出现问题，故取坤，因为"脾主肌肉"。

4. 消化性溃疡

消化性溃疡首先要知道脏腑的本位和溃疡的本位，比如胃溃疡，这个胃的本位是艮，而溃疡的本位是兑，易经说"兑为缺"。十二指肠溃疡的脏腑本位是离，故取离加兑位。艮离为器官方位，兑为溃疡病方位，溃疡者缺损也，故用兑。

5. 胃肠神经官能症

同样，我们首先定其脏腑本位，胃的本位是艮，肠的本位是乾或离，而官能症的本位是巽，故胃肠神经官能症取艮或离位，再加取巽（主神经系统）。

（四）消化系统疾病的脐针治疗参考

1. 胃炎

胃炎是由各种不同的因素引起的胃黏膜炎症性病变，在临床上分急性和慢性两种。急性胃炎以恶心、呕吐和腹痛等症状为主。慢性胃炎则以胃脘胀闷、胃痛、嗳气、食欲不振、吐酸症状为主。

（1）急性胃炎的辨证治疗

痰热内阻：证见胃脘胀满疼痛，心中烦热，呕吐便溏，甚则畏寒发热，苔白腻，脉滑。兼食滞者吐物酸腐。痰浊蒙蔽清阳者，眩晕甚。秽浊疫毒者则腹中痛甚，欲吐不得。热重则口苦，苔黄，脉弦滑数。

外感犯胃：发热恶寒，头身疼痛，胸脘闷满，突然呕吐，甚则泄泻，舌苔白腻，脉濡缓。

脾胃气虚，邪滞中焦：证见恶心呕吐，食欲不振，食入难化，脘部痞闷，大便不爽或稀溏，苔白滑，脉虚弦。甚则阳虚内寒，四肢不温，面㿠白，倦怠，口干不欲饮，舌质淡，脉濡弱。

从易医学的角度出发，我们认为胃的本位属于艮位，而炎症的本位属于离位，一般来讲胃炎的治疗是"水火既济"加艮位，但有时本人并不采用这种治疗的配伍，而是扎震或巽、离加坤，疗效不错，这主要是形成了木生火，火生土的格局，既消了炎，又加强了胃的功能，当然这里我们只对其表里关系的脾，整个治疗主要是健脾三针，而这个震或巽则取决于患者的性别，利用"相交"的原则。这里的炎症的治疗我们则是采用了泻离火，而不是用水克火，因为泻火的疗效要比克火更好。如果我们用坤土治疗离火，不但加强消炎的作用，也增加了脾胃的功能，所以后一种方法要比前一种好。

（2）慢性胃炎的辨证治疗

肝胃不和型：易因情志发病，胃脘胀或痛窜两胁，嗳气频繁，嘈杂泛酸，苔多薄白，脉弦。基本与西医的浅表性胃炎，胆汁反流性胃炎，肥厚性胃炎，糜烂性胃炎及手术后的吻合口炎类似。

脾胃虚弱型：胃脘隐痛痞满或伴喜暖喜按，纳呆乏力，食后胀闷，甚则手足不温，舌淡苔白，脉虚弱或迟缓。与西医的慢性浅表性胃炎，萎缩性胃炎或伴胃下垂等相似。

胃阴不足型：胃灼隐痛，伴口干舌燥，大便干结，舌红少津或有裂纹，脉细或兼数。与西医的萎缩性胃炎或慢性胃炎的中晚期类似。

胃络瘀血型：胃脘刺痛或痛有定处，拒按，黑便或大便潜血阳性，舌质紫淡或有瘀斑，脉涩。与西医的糜烂性胃炎或慢性胃炎的中晚期相似。

慢性胃炎一般病情时间较长，我们比较容易在脐部相应的部位找到小结节，只要找到这个小结节，既可以针扎，也可以用手去进行按压治疗，也就在结节消失的同时，这个慢性胃炎也就治愈了。如果没有发现脐部有小结节出现，那么我们扎针也是与急性胃炎所取的针法配伍相同，取艮、离位，或取震或巽，加离，加艮或坤位。

对慢性胃炎辨证比较容易的，我们还可以利用中医的临床辨证来进行治疗，比如，肝胃不和型可以取坎、震或巽加艮，或坎、震或巽加坤。脾胃虚弱型则可以取艮加坤，重用比合之法。胃阴不足型可以单扎坤，或艮加坤二针。胃络瘀血型则扎"水火既济"加艮或坤。

2. 慢性腹泻

慢性腹泻是一个临床上常见的症状，主要表现为大便次数增多，粪便不成形，便状稀或呈水样，或带黏液脓血。如临床上腹泻持续或反复发作超过2个月以上者，即可诊断为慢性腹泻。

中医根据证候不同称之为"泄泻"、"利下"或"水泻"等，其特点除以上所述外，还在于"泄泻之证，水谷或化或不化，并无努责，惟觉困倦"。

中医认为泄泻病因很多，外因六淫之邪，内因七情，饮食不节，脏腑传变，皆可致泄泻。其病位在脾胃肠道，病机的关键是脾胃肠道的升降、运动、受纳、受盛、化物、泌浊和开阖作用失常有关。

寒湿泄泻（风寒）：泄泻清稀，甚至稀水，腹痛肠鸣，或伴有风寒外感之症，恶寒发热，鼻塞头痛，肢体酸痛，苔薄白或白腻，脉濡缓。

湿热泄泻（暑湿）：泄泻腹痛，泻下急迫，或泻而不爽，粪质黄褐而臭，肛门灼热，烦热口渴，小便短黄，舌苔黄腻，脉濡数或滑数。

肝气乘脾：病由情志抑郁，证见纳呆、脘胀、溏泻、串痛、嗳气不舒、矢气不畅、苔薄，脉沉弦。

肝气走窜：每因恼怒或情绪紧张发生腹痛泄泻，腹鸣串痛，痛一阵泻一阵，气水俱下，泻后痛缓，苔薄脉弦。

脾胃虚弱：大便时溏时泻，不思饮食，稍进油腻则大便次数增多，脘闷不舒，面色萎黄，肢倦乏力；重则水谷不化，手足不温，喜热畏寒，体重下降，消瘦或有脱肛，苔薄白，脉濡弱。

肾虚泄泻：泄泻多在五更，又称五更泻。腹部作痛，肠鸣而泻，泻后痛缓，伴有畏寒肢冷，腰酸腿痛，足跟酸痛，舌淡苔白，脉沉细。

心脾两虚：泄泻疲乏，腹胀，心悸健忘，失眠多汗，舌尖红苔薄，脉弦细偏数。

脾肺两虚：久咳痰清，息短气弱，语声不扬，食减腹胀，便溏泄泻，甚则浮肿，脱肛不收，苔薄净，脉濡小。

从易医学的角度出发，所谓的慢性病都是时间较长的疾病，这样的患者都是属于"虚"，古人说："久病必虚。"又说："虚者补之，实者泻之。"那我们就要分析这类患者是什么虚？根据病情我们可以排除它，肯定不是血虚，那就是气虚了，那么我们也就知道在人体里主管气的脏腑只有三个，即肺气、脾气和肾气，那我们在辨证落脏上就比较容易了，抓住了这个，在治疗中也就一举中的。除了知道落脏以外我们还要知道止泻的本位是艮，《梅花易数》中说"艮为山"、"艮为止"，故取艮没有错。知道了落脏，又知道了止泻的本位，我们就十分容易地进行治疗。

还有就是根据中医对慢性腹泻的辨证来进行定方位，比如，寒湿泄泻我们可以取"水火既济"加坤，也可以取"水火既济"加艮和坤四针。而湿热泄泻则可以取艮加坤，或艮、离加坤。对肝气乘脾则取"天地定位"加震或巽，或"天地定位"加巽。对肝气走窜则取"雷风相薄"加艮，或"雷风相薄"加离、坤四针。对脾胃虚弱则可取"四隅位"。对肾虚泄泻则取"补肾三针"。对心脾两虚则取"水火既济"或"四正位"。对脾肺两虚可取离、坤加兑，或离、坤加乾。

3. 胃与十二指肠溃疡

胃与十二指肠溃疡又称消化性溃疡病。因为这种溃疡的形成、发展与胃液的酸度，胃蛋白酶的消化作用有密切的关系，又因为其主要发生在胃与十二指肠这个人体部位，故称之为胃与十二指肠溃疡。

根据本病临床上以慢性周期性发作并有节律性的上腹部疼痛为主要表现的特点，属于中医学"胃痛"、"胃脘痛"、"心下痛"等症的范畴。

脾胃虚寒：胃脘隐隐作痛，绵绵不断，喜暖喜按，得食则减，时吐清水，面色无华，神疲乏力，手足欠温，大便溏薄，甚则便血，舌质淡苔白，脉细弱或沉缓。

肝胃不和：胃脘胀痛，痛连两胁，胸闷嗳气，善太息，每因烦恼郁怒而痛作，舌苔薄白，脉弦；甚则痛势急迫，心烦易怒，嘈杂吐酸，口干口苦，舌红苔黄，脉弦数。

瘀血阻络：胃脘痛如针刺或刀割，痛处固定不移，拒按，或见吐血、黑便，舌质紫黯或有瘀点瘀斑，脉涩。

脾胃阴虚：胃脘隐隐灼痛，口燥咽干，食少纳呆，喜饮，大便干结，小便短少，甚则干呕呃逆，舌中心绛干，苔少，脉细数。

溃疡病是常见病，按照西医说法溃疡病是因为患者长期处于较大的精神压力之下而为主要因素的疾病，与高血压一样与人体的情绪、精神有关。从易医学的角度出发，溃疡病是消化系统的疾病，故我们就应该将其定位在消化系统的什么脏腑上，比如胃溃疡它的脏腑本位是艮，十二指肠溃疡它的脏腑本位是离。清楚了脏腑的本位，我们就应该知道溃疡的本位，溃疡的本位是兑，"兑上缺"，在组织结构上的"兑上缺"就是溃疡，这个"兑上缺"是易医里的"卦象"，是与自然界里的"物象"相对应的，也是与人体里的脏腑之"藏象"相对应的。而治疗溃疡病就是要将其缺损部位给恢复，这样从卦象上我们就知道治疗溃疡病用巽位，"巽下断"，故用巽治疗溃疡（易医卦象治疗法）是一种既方便又有效的方法之一。巽主神经精神，治疗因情志、情绪引起的疾病有特别的疗效，而溃疡病也是属于这类的疾病。第二种就是按照易医脐针常规方法，脏腑本位加溃疡本位来治疗。第三种还是按中医的辨证来定方位治疗。如脾胃虚寒可取"补脾三针"来治疗，肝胃不和可取"水火既济"加震、艮四针，瘀血阻络可取"水火既济"加兑，或加巽。脾胃阴虚则取离加"天地定位"，或"四隅位"。

4. 肝硬化

肝硬化是一种以肝脏损害为主要表现的慢性、全身性疾病。是各种致病因子持久或反复地作用于肝脏组织，引起肝细胞变性、坏死、再生和纤维组织增生等一系列病理变化，导致肝脏形体异常、质地变硬。临床主要表现为由肝功能减退和门脉高压等所引起的一系列症状和体征。

（1）初期

1）实证

肝郁气滞：胁痛走窜，胸脘闷满，苔薄脉弦。脐针治疗可取"雷风相薄"或单取震或巽，进行疏肝理气。

　　肝郁脾虚：有上症外还有乏力、纳呆，面㿠白、便溏等，舌淡苔薄脉弦软。脐针治疗可取震、离加坤，或巽、离加坤。或"雷风相薄"加离加坤，进行疏肝健脾。

　　湿热困脾：胁痛、肢困呆、乏力、纳呆、恶心、苔滞腻黄，脉滑略数。脐针治疗可取"水火既济"加坤，进行清化湿热。

　　脾郁湿寒：纳呆、便溏、口淡乏味、肢凉畏寒、喜热恶寒，苔滞腻厚白，脉沉小滑。脐针治疗可取"雷风相薄"加离、坤，进行苦温利湿。

　　热毒内蕴：心烦气燥，口臭口苦，发热便结，口渴喜凉，苔厚腻，舌质红，脉弦数。脐针治疗可取"水火既济"加坤，或震、离、加"天地定位"，进行清热解毒。

　　2）虚证

　　脾虚：消化不良、纳呆脘闷、嗳气、乏力、面㿠白、便溏，苔薄白，脉虚弱。脐针治疗可取震或巽、加离加坤，也叫"健脾三针"，进行健脾胃治疗。

　　肝阳不足：气虚胀满闷滞，疝气，少腹痛，肢凉，阴囊收缩，受寒则甚，得热而缓，舌滑润、苔白，脉沉弦或迟。脐针治疗可取兑或乾、加坎加震，也叫"生阳三针"，温补肝肾。

　　肝阴不足：头目昏眩欲倒，昏而胀痛，耳鸣耳聋，苔净，脉弦细。脐针治疗可取坎、震，或坎、巽二针，或"雷风相薄"加坎，养益肝肾。

　　（2）中期

　　1）实证

　　气滞血瘀：胸胁胀满，走窜疼痛，右胁痞块刺痛拒按，舌紫黯或瘀斑，脉细涩。脐针治疗可取"水火既济"法，或"山泽通气"以化瘀通络。

　　2）虚证

　　血虚兼瘀：面黯，舌爪淡白，头晕眼花，心悸失眠，手足发麻，痞块刺痛，肌肤甲错，舌淡或紫黯有瘀斑，脉细涩。脐针治疗可取"水火既济"加巽，以养血行瘀。

　　肝肾阴虚：除肝阴不足之证并见少寐健忘，腰酸腿软，遗精阳痿，口干舌红少苔，脉细。脐针治疗可取"生阳三针"或"四正位"以养益肝肾，或全身调整。

　　（3）晚期

　　主要以臌为主，此期一般证候是：腹部肿大，初按柔软，渐则坚硬，可有青筋暴露，脐蕊突起，面黑而肢瘦，或两目发黄，胸颈红丝赤缕，肌肤甲错，纳呆，进食则胀，或衄血。

1）实证

气滞水裹：胸胁闷满撑胀，畏食少进，嗳气不爽，溲短尿少，腹大按之不坚，苔白腻，脉弦而滑。脐针治疗可取"雷风相薄"加坤，也可取"四隅位"，主要是疏肝理气，除湿散满。

寒湿困脾：胀大胀满如囊裹水，胸闷腹满得热则缓，精神困倦，怯寒懒动，溲短便溏，口干不思饮，苔白脉缓滑。脐针治疗可取"水火既济"加坤，主要是温中运湿。

湿热蕴结：腹大坚满，脘胀撑急疼痛，烦热口苦，渴不欲饮，便秘溏垢，尿赤而短，或则身目悉黄，苔黄腻厚或灰褐，脉弦滑数。脐针治疗可取"天地定位"加坎三针，主要是清热利湿。

血瘀肝脾：腹大坚满，胁胀攻痛，青筋暴露，面色晦暗，头颈血痣，红丝赤缕，掌赤唇紫褐，口渴不欲饮，舌紫脉细涩。脐针治疗可取"山泽通气"加震，或"山泽通气"加坤三针，主要是活血化瘀利水。

2）虚证

脾肾阳虚：腹胀大入暮尤甚，脘闷纳呆，神疲怯寒肤冷，尿少肢浮肿，阴囊肿，舌苔薄脉沉细而弦。脐针治疗可取"四正位"，主要是温补脾肾，化气行水。

肝肾阴虚：腹大胀满，尿少，面晦心烦，衄血，口干舌燥，舌红绛少津，脉细弦数。脐针治疗可取"四正位"，主要是滋养肝肾，凉血化瘀。

（4）末期

此期患者变症多端，除臌胀各种证候之表现，主要多属变证，如昏迷、出血、暴黄急黄及高热、尿闭诸症。在这期脐针治疗主要是对症治疗，比如臌胀取坤位与艮位，昏迷取离位，出血取艮位，暴黄急黄取"雷风相薄"，高热取坤位或坎位，尿闭取"山泽通气"或"水火既济"等。

从易医学的角度出发，肝硬化的疾病我们要进行分析。第一，这个硬化症在易医里属于"乾"位，乾主硬化，故治疗时可以考虑乾位。第二，肝硬化脏腑的本位问题，按疾病来分，自然这个脏腑本位是震位或巽位，但古人将肝病常认为是脾胃病，所以我们在治疗肝硬化时要有这样一个概念，脏腑本位可能是震或巽，也可能是坤或艮。第三，还要考虑到临床的症状，根据这些症状再进行落脏或提供治疗依据，比如昏迷、出血、高热、黄疸等。

在治疗肝硬化疾病时，本人比较喜欢使用"地天泰"加坎，即坤、乾、坎三针，这种配伍方法有几个好处：第一，形成土生金、金生水的相生格局。第二，坤土对脾胃，乾金对硬化，坎水以养木。第三，乾与震别通，即"大肠与肝别通"，治疗乾也就在治疗震。

本人还喜欢使用"山泽通气"加震或巽，同样震和巽是看患者的性别来定，按照易医原则"阴阳相交"，这个"山泽通气"是通之大法，因为前面的章节里已经说过，中医治疗疾病有很大一部分是"疏通理论"，无论是气滞、痰壅、血瘀，还是气结或癥瘕积聚，其根本都是不通，只要是不通我们就应该给予疏通，而这个疏通之大法就是"山泽通气"，但这个"山泽通气"和别的治疗本位一样，必须还要落脏，所以，在使用"山泽通气"的时候还要知道疾病脏腑的本位问题，特别治疗那些疾病时间比较长的肝硬化患者。

四、泌尿系统疾病的脐针疗法

泌尿系统的疾病很多，本章仅举了四个常见病，如果搞通了，今后如遇到其他本系统疾病也就可以自己作出方位判断。泌尿系统在脐针治疗的方位上属于坎位，坎主水，主黑，主寒，属北方，属泌尿及生殖系统。一般来讲，凡泌尿系统疾病其本位是坎位，再根据患病的本位来确定治疗的方案。比如肾肿瘤，取患病系统本位为坎，取肿瘤本位是艮，一般来讲治疗泌尿系统肿瘤我们可取坎和艮。又如泌尿生殖系统感染，取系统本位为坎，取感染性疾病本位为离，脐针治疗我们可取坎和离，形成"水火既济"，其他依次类推。

（一）泌尿系统感染性疾病的脐针治疗

泌尿系感染（非特异性感染）是最常见的泌尿系统疾病，根据感染的部位可分为上尿路感染和下尿路感染，上尿路感染的主要类型是急性或慢性肾盂肾炎；下尿路感染主要是膀胱炎和尿道炎。

泌尿系感染属中医"淋证"的范畴，并认为其发病与湿热毒邪侵袭及脏腑功能失调有关。

膀胱湿热：小便淋沥涩痛频急，尿色黄赤或混浊，小腹拘急疼痛，口干口黏或口苦，舌红苔薄黄或黄腻，脉滑数。脐针治疗可取坤、坎二针，也可取离、坤、兑或乾加坎四针，主要是清热利湿补肾。

肾阴不足，湿热留恋：腰酸，头晕耳鸣，口干，尿热尿痛、尿黄，舌红少苔，脉细数。脐针治疗可取"补肾三针"的坤、兑、坎，或坤、乾、坎以滋补肾阴为主。

脾肾亏虚，湿热屡犯：乏力，食欲不振，头晕，腰酸，口干不欲饮，尿频、尿热、或有尿痛，舌淡苔薄白，脉沉细。脐针治疗可取"补肾三针"，也可取艮、坤、坎三针，主要是补益脾肾。

气滞血瘀：排尿不畅，小腹拘急疼痛，尿热尿痛，有时尿血，情绪不稳，急躁易怒，口苦口黏，舌黯红有瘀色，脉弦或弦细。脐针治疗可取"雷风相薄"加坎，或"雷风相薄"加"水火既济"，以行气活血为主。

泌尿系统感染是一大类疾病，是常见病与多发病，但从易医学的角度出发它们都属于同一种疾病，治疗上也属于同一种治法，它们的系统本位属于坎，它们的疾病本位属于离，故治疗泌尿系统疾病我们大多取坎和离，就是"水火既济"，疗效十分可靠。如果在使用"水火既济"后疗效并不十分理想时，我们可以考虑使用"水土合德"，因为坤土可以泻火，对感染比较严重的患者还是较适应的。

（二）泌尿系统疾病的脐针治疗参考

1. 急性肾小球肾炎

急性肾小球肾炎简称急性肾炎，是内、儿科的常见病、多发病，以急性起病，临床上具有血尿、水肿、蛋白尿、高血压为主要症状的疾病，主要以链球菌感染后引起的急性肾炎最为多见。急性肾炎的中医命名属于"肾风"、"风水"、"皮水"等。

风水泛滥：由于风邪外袭，肺失通调，故眼睑浮肿。如有表证，偏于风寒者，可见恶寒腰痛、肢节酸楚、小便不利；偏于风热者，可见发热咽痛、腰痛乏力、小便黄少，舌苔薄白或薄黄、脉浮紧或浮数。脐针治疗偏于风寒者可取"水火既济"加巽三针，偏于风热者也可取巽、坤、坎三针。

湿毒浸淫：由于湿毒内归肺脾，故除面部水肿外，尚可见全身四肢水肿，小便不利，身发疮毒，甚则溃烂，舌苔薄黄，舌质较红，脉滑数。脐针治疗可取坤、兑、坎三针，这三针称为"补肾三针"，主要宣肺解毒、利湿消肿。也可取坤加坎，形成"水土合德"主要治疗水肿。

水湿浸渍：多由风水进一步发展为皮水，或是受水湿之邪，内舍于脾，脾为湿困。可见全身水肿、身体困重、胸闷纳呆、痞满不饥、舌苔白腻、舌质较淡、舌体胖大、脉沉缓。脐针治疗可取坤、兑、坎三针，也可取坤、乾、坎三针，还可取离、坤、坎三针，主要是健脾化湿、通阳利水。

189

湿热内壅：因湿热侵袭，或湿郁化热，或热而生湿，全身水肿，尿少色黄，口苦口黏，痞满不饥，或大便干结，或大便黏滞不爽，舌苔黄腻，脉滑数。脐针治疗可取"补肾三针"，也可取"水土合德"的坤、坎二针，主要是分利湿热。

下焦热盛：由于风热内侵，风去热存，热留下焦，以致心烦口渴，尿血鲜红或洗肉汤状，舌红少苔，脉沉数。脐针治疗可取艮、坎、坤三针，也可取坤、兑、坎三针，也可取"水火既济"加坤三针，主要是清热泻火，凉血止血。

从易医学的角度出发，急性肾小球肾炎是风水病，这个风水病在卦象里是风水涣卦，故其根在风（即巽）和水（即坎），故治疗中我们应该注意这两个方位的内在含义。坎位是泌尿生殖系统的本位，而这个巽则属于风，因为该卦是阴性，属于阴风，故居无定所，飘忽不定，极易形成"阴风内入"，故凡有关风湿、类风湿，并与风湿有关的疾病都不能忘记这个巽。此外，还要考虑临床症状的落脏问题，这就涉及坤土，形成"水土合德"，变死土为活土，使土能纳水。另外还要考虑离火，使离火蒸腾来温煦肾水，这样才能去水、去湿，使人体内的水循环活跃起来。在脐针治疗急性肾炎疗效不佳时，还可以考虑取乾位（急性病、暴病）、坤位（浮肿、鼓胀病）、兑位（泌尿系统的膀胱、尿道及贫血）等。

2. 慢性肾小球肾炎

慢性肾小球肾炎简称慢性肾炎，是常见病和多发病。原发于肾小球的一组疾病，其临床特点为病程长（超过一年），多为缓慢进行性。大多数患者有不同程度的高血压及肾功能损害。慢性肾炎的主要临床特点是水肿、蛋白尿、血尿或有高血压，病程绵长，迁延不愈。根据本病的临床表现，属于中医"水肿"、"虚劳"、"腰痛"、"血尿"等范畴。根据慢性肾炎的发生发展过程，本病认为属于本虚标实之证，本虚是指肺、脾、肾三藏的亏虚，而以肾虚为重要。标实是指外感、水湿、湿热、湿浊、瘀血等。

肺肾气虚：面浮肢肿，面色萎黄，少气乏力，易感冒，腰脊酸痛，舌淡，苔白润，有齿痕，脉细弱。脐针治疗可取兑、坎二针，也可取艮或坤、乾、坎三针，主要是补肾益气。

脾肾阳虚：浮肿明显，面色㿠白，畏寒肢凉，腰脊酸痛或胫酸腿软，足跟痛，神疲，纳呆或便溏，性功能失常（遗精、阳痿、早泄）或月经失调，舌嫩淡胖，有齿痕，脉沉细或沉迟无力。脐针治疗可取坤、坎二针，也可取

"四正位"四针，主要是温补脾肾。

肝肾阴虚：目睛干涩或视物模糊，头晕、耳鸣，五心烦热、口干咽燥，腰脊酸痛或梦遗或月经失调，舌红少苔，脉弦细或细数。脐针治疗可取兑、坎、震三针，也可取乾、坎、震三针，主要是滋养肝肾。

气阴两虚：面色无华，少气乏力或易感冒，午后低热或手足心热，口干咽燥或长期咽痛、咽部黯红，舌质偏红、少苔、脉细或弱。脐针治疗可取坤、坎二针，也可取坤、兑、坎三针，主要以健脾益气与滋养肾阴为主。

慢性肾炎从易医学的角度出发也是属于坎位疾病，根据辨证除了坎位以外，还要落脏，因为大多数的慢性肾炎是肺、脾、肾三脏失衡，故落脏就显得十分重要，根据临床表现进行落脏治疗。因为慢性肾炎常有血尿、蛋白尿，我们还考虑局部病变，为了有效地控制血尿和蛋白尿，可用艮位解决上述问题。对高血压症状我们就要采取降压，可考虑针扎坤位，既有治疗水肿作用，又有降低血压疗效。对有水湿浮肿的要利水，有湿热的要清热利湿等，在治疗慢性肾炎的患者中除了取本病位坎及临床症状的落脏外，我们还应该考虑取坤位（慢性病、浮肿、鼓胀）、兑位。

3. 肾结石病

本病是肾内产生由晶体成分和有机基质组成的石状物，大多数的结石位于肾盏或肾盂，随着结石的下移，可停留在输尿管和膀胱。肾结石按其化学成分可分为含钙结石和不含钙结石，其中含钙结石占80%～95%，主要由草酸钙和磷酸钙组成。

根据本病的不同临床表现，可属于中医"砂石淋"、"腰痛"、"血尿"、"虚损"及"关格"等证范畴。其病因病机中医认为由湿热蕴结、气滞血瘀、阳虚气弱和脾肾亏虚引起。其主要临床症状是疼痛，特别是肾绞痛。血尿、排石和并发的尿路感染和尿路梗阻的症状。

湿热蕴结：因平素多食辛热肥甘或嗜酒太过，酿成湿热，注于下焦，尿液受其煎熬，时日既久，尿中杂质结为砂石，则为石淋。可见尿中有时夹有砂石，小便艰涩，或排尿突然中断，尿道刺痛，尿频尿急，小腹拘急，尿液混浊或黄赤，舌质偏红，舌苔薄黄或黄腻，脉滑数或细数。脐针治疗可取坤、坎二针，或取坤、坎、艮三针。

气滞血瘀：机体一旦因某些因素引起气滞血瘀，就易使结石发生，结石乃有形之物，反过来又阻碍气机运行，不通则痛，故常见剧痛难当。且结石易损伤血络，引起血尿，久则产生瘀血阻滞。故腰部酸痛刺痛，甚则绞痛难忍，向少腹或尾骶部放射；腰痛之后可见尿血，舌淡红苔薄白或薄黄，脉沉弦或弦细数。脐针治疗可取艮、坎二针，绞痛可取"脐洛书全息"扎疼痛反应点，一针即可见效，止血可取离、艮位。

阳虚气虚、运化无力：肾阳虚无以蒸化，肾气虚无以推动，结石久留，水道不通，肾气日消，终可导致脏腑衰败，生机绝灭。腰部沉重酸胀、冷痛，面色无华，四肢欠温，畏寒，口不渴，尿少色白，舌淡胖苔白润，脉沉缓。脐针治疗可取"水火既济"加艮，也可取"生阳四针"即坎、震、离、艮。

脾肾亏虚：脾主运化水湿，肾主一身之水，结石梗阻，水湿内停，影响脾肾功能。可见腰部酸痛，足膝无力，倦怠乏力，食少纳呆，脘腹胀满，小便不利，或手足心热，头晕耳鸣，视物不清，口干咽干，舌淡苔薄，脉沉细，或舌质偏红少苔，脉沉细略数。脐针治疗可取坤、坎二针，也可取"水火既济"加艮，或"四正位"针法。

肾结石的治疗除了治疗其本病之外，还要考虑到临床症状，比如肾绞痛的止痛是十分重要的，因为绞痛可以令人休克，如果一旦患者进入休克状态，则病情发生了质的变化，所以我们在临床上应该十分重视这个绞痛的立即止痛问题。治疗肾绞痛我们应该取"脐洛书全息"，按其规律找出其压痛点，用强刺激进行止痛。对肾结石的尿血也应该采取止血，用艮位止血。对肾及泌尿系统并发感染，也应该取坎位或坤位来消炎。我们应该清楚地知道：肾的本病之位是坎，而结石的本位是艮，艮为石，为山，为止，为结石，为肿块。

五、造血系统疾病的脐针疗法

造血系统疾病多为疑难病，比较复杂，也比较难治，但并非不能治。所谓的难治就是人们对该病的认识与治疗尚未找到一条行之有效的规律，那么自然也就无法找到最佳的治疗方案。其实世界上万事万物都存在两个方面，即正面和负面，也叫阴阳面。他们之间也都存在着生化制克的关系。在造血系统的疾病中，外因并不十分重要，关键在内因，关键在人体内部的失调造成这些疾病。脐针的治疗也应紧紧抓住这条规律，才能收到意想不到的疗效。

造血系统就其本身来讲，在脐针治疗上应该属于水中带火。何谓水中带火呢？血本身为水，它有水的共同特性，能流动、形无定形，能携带大量细胞或信息。但它又不是水，水则寒，而血为热，水则属黑，而血为红，它有温煦、向上、给机体提供能量和营养的作用，所以说造血系统属水中带火，故在脐针治疗该系统时应该明白造血系统的本位是坎离两位。

（一）贫血及白细胞减少症和粒细胞缺乏症的脐针治疗

在造血系统疾病中贫血是一个大类，它包括再生障碍性贫血、骨髓病性贫血、巨幼红细胞性贫血、缺铁性贫血、溶血性贫血及失血性贫血六大类。在六类中，溶血性贫血又有十余种类型，种类繁多，对一般医务人员来讲很难掌握。但从易医学的角度来看就比较简单，我们必须清楚地知道，无论何种贫血，其关键是贫血，是以血细胞特别是红细胞减少为主要因素，我们抓住了这个主要因素就可以进行治疗。另外，其他因营养缺乏和别的原因的贫血，我们也应该放在调节人体功能的基础上进行。只要阴阳平衡了，人体吸收功能也就加强了。即使缺乏一些元素，也逐渐会弥补过来。如果机体功能失调，即便有再多急需元素也很难被人体吸收。就像现在钙片满天飞，但缺钙的现象仍然比比皆是，其关键就是人体功能下降，吸收也下降，钙的利用并未增加，人体缺钙仍然存在的道理一样。除了贫血以外，白细胞减少症和粒细胞缺乏乃至血小板减少都是一样的道理。总结归纳，凡血液有形成分的减少均属同一个类型。在脐针的治疗上我们可以首先考虑其本位的治疗是坎离二位，即我们平常所说的"水火既济"。此外，我们还要考虑纠正这种疾病的其他治疗，比如，营养的缺乏是这类疾病的一大原因，那么人体中什么器官是调节人体的消化吸收？大家知道当然是脾脏了。故我们还可以针扎坤位来进行治疗，有时为了更快更好地达到治疗最佳效果，我们还可以针扎艮和坤二针，双土合用，加强消化功能和提高胃气，从而从根本上治疗这些疾病。

（二）造血系统恶性病及肿瘤的脐针治疗

造血系统疾病的本位我们已经知道是坎离二位，如果遇到白血病，也不必详细地分类，抓住主要矛盾。白血病是恶性疾病，白血病是血液中部分有形成分增多而未成熟，另一部分相对或绝对减少，根据这两个因素来定其治疗原则。按第一个原因我们在系统本位上再加上艮位，艮为止，为肿瘤。也可加坤位，坤为癌病。按第二个原因可取兑位，兑为金为贫血。坎为血液病，离为血液病，都可取。这样就是一穴多针疗法。如果是淋巴瘤，淋巴为水（不是水中带火），取坎位，瘤为艮，所以可取坎艮位。骨髓瘤也取坎艮位，骨髓应在坎，坎为泌尿生殖系统，为肾，中医讲肾主骨生髓，所以我们取坎位，瘤依然取艮位。

193

（三） 造血系统的其他疾病的脐针治疗

骨髓纤维化的脐针治疗则取坎（肾主骨生髓）位和乾位（乾为硬化病），或取巽位（巽主强直强硬症）。

与血小板有关的出血性疾病如血小板减少性紫癜、血小板无力病，可取离、坎二位。

血友病虽为遗传性疾病，按理论讲脐针治疗可取坎离位，但也可取中土或取艮位。这里的中土可视为治先天性疾病，艮则为止。

其他因各种类型的凝血因子缺乏、凝血酶原缺乏、纤维蛋白原缺乏等都应视为血液中有形成分缺乏一样，治疗中取坎离位。

脾功能亢进症则为坤艮二位，也可取中土艮二位。

其余造血系统疾病均按脐针治疗原则依次类推。

（四） 造血系统疾病的脐针治疗参考

1. 缺铁性贫血

缺铁性贫血是指体内因铁的不足而影响血红蛋白合成所引起的一种小细胞低色素性贫血，是国内外贫血中最常见的一种，发病率甚高，女性发病高于男性。

根据缺血性贫血的临床表现，当属中医学中"萎黄"、"黄胖"、"虚劳"、"虚损"等范畴。

脾虚型：面色萎黄或㿠白，神疲乏力，纳少便溏，舌质淡，苔薄腻，脉沉细。脐针治疗可取坤、艮加"水火既济"，重在补脾养血，或"健脾三针"以健脾。

心脾两虚型：面色苍白或㿠白，倦怠乏力，头晕心悸，失眠，少气懒言，食欲不振，毛发干脱，爪甲裂脆，舌质淡胖，苔薄，脉濡细。脐针治疗可取"水火既济"加坤，或取"四正位"重在健脾养心。

脾肾阳虚型：面色萎黄或苍白无华，形寒肢凉，唇甲淡白，周身浮肿，甚则可有腹水。心悸气短，耳鸣眩晕，神疲肢软，大便溏薄或有五更泻。小便清长，男子阳痿，女子经闭，舌质淡或有齿痕，脉沉细。脐针治疗可取"水火既济"加坤、艮，或取"四隅位"重在补肾阳、脾阳。

虫积型：除有贫血症状外，还有腹胀或嗜食生米、茶叶、泥土等，善食易饥，恶心呕吐，大便干结或溏薄有奇臭，神疲肢软及其他虫积见证，苔薄，脉虚弱。脐针治疗可取"水火既济"加坤、艮，或"健脾三针"，重在调理脾胃。

从易医学的角度出发，缺铁性贫血主要有两个方面：其一，是因为后天脾胃功能下降，机体无法利用食物中的铁元素故而引起贫血。其二，是因为食物中缺乏铁元素，人体摄入太少而引起的。对于第二种我们只要改善膳食就可以校正，而对于第一种也只有加强人体的后天脾胃功能，即现代西医所说的加强消化系统的吸收功能进行治疗。加强消化系统的功能我们可以有几种方法，比如，我们可以扎"健脾三针"即震或巽，离加坤。也可扎"四隅位"，即艮、巽、坤、乾四针，前面已经讲过"四正位"调全身，"四隅位"治消化。还可以扎坤、艮两针，利用大小比合来加强后天脾胃的功能。此外，系统本位是离坎两位，故不能忘记。

2. 再生障碍性贫血

再生障碍性贫血是由于多种原因引起的骨髓干细胞、造血微环境损伤以及免疫机制改变，导致骨髓造血功能衰竭，出现以全血细胞减少为主要表现的疾病。根据起病缓急、病情轻重、骨髓损害程度和转归等，分为急性和慢性两型。

根据临床表现，再障患者常有疲乏无力，头晕、气短、心悸、鼻衄、齿衄、肌衄、手足心热，或怕冷、便溏、腰酸、腿软、食欲减退。脉细数或滑数，舌质淡，苔白，或有舌面瘀斑，表现为气血不足、脾肾两亏、阴阳两虚。早期仅有气血两虚证候，随着病情发展，逐渐出现脏腑及阴阳虚损证候。重型病例常有严重阴虚证候，晚期病例常有严重阳虚证候。

阴虚型：心悸气短、周身乏力、面色苍白无华、唇淡。伴有低热、手足心热、盗汗、口渴思饮、出血明显、便结，脉细数，舌质淡，苔薄或有舌尖红等。脐针治疗可取"补阴四针"即离、坤、兑、坎四针，主要补阴。

阳虚型：心悸气短，周身乏力，面色苍白无华，唇淡，伴有怕冷喜暖。手足冷凉，腰酸，夜尿频，大便溏，面浮肢肿，多无出血，即有也轻。脉细无力，舌体胖嫩，舌质淡，苔薄白。脐针治疗可取"升阳四针"即坎、艮、震、离四针，主要补阳。

阴阳两虚型：既有阴虚，又有阳虚，证候错综复杂，或阴阳两虚症状均不明显者。脐针治疗可取"四正位"，以补阴阳，也可取"四隅位"以补脾胃。

再障性贫血是比较重的疾病，一般用中西医常规方法比较难以矫正，但从易医角度来看，该病属于坎离两位，而疾病的本位就要进行辨证了。从发病的机制来看，我们应该落脏在坎位。因为肾主骨生髓，而骨髓是造血的机构，我们可以用"补肾三针"来治疗。此外患者有全身的虚弱衰竭，我们必须要提高他的机体抵抗力和免疫力，提高他的整体素质来抵抗疾病。这样我们就应该取"四正位"进行治疗，这是最快提高机体素质的方法之一。其他的临床症状我们则根据对症落脏治疗。

3. 慢性粒细胞白血病

慢性粒细胞白血病是血液系统的恶性疾病，其临床特征是显著的粒细胞过度增生。临床可见发热、出血、肝脾肿大、淋巴结肿大，胸骨压痛等症状与体征，而血象和骨髓象的异常为诊断的主要依据。根据临床表现拟属于中医"虚劳"、"癥"、"积"等范畴。中医认为本病的发生乃为情志内伤或饮食失节，或起居不慎，致使脏腑功能失调，气血流通失畅，脉络瘀阻，气血痰食邪毒相互搏结而成。

气滞血瘀型：脘腹胀满，肋下有块，软而不坚，固定不移，苔薄脉弦。脐针治疗可取"水火既济"加坤、兑，或取"水火既济"加"山泽通气"。

正虚瘀结型：积块坚硬，疼痛不移，神疲怠倦，不思饮食，消瘦脱形，面色萎黄或黧黑，自汗盗汗，肌肤甲错，妇女闭经，头晕心慌，唇甲少华，舌质淡或紫黯，脉弦细或沉细。脐针治疗可取"四正位"，或"山泽通气"加"水火既济"。

热毒炽盛型：肋下肿块继增，硬痛不移，倦怠乏力，形体消瘦，面色晦暗，骨节剧痛，壮热持续，汗出不解，口渴喜冷饮，衄血紫斑，或便血、尿血，或烦躁不安、谵语神昏，舌黯，苔灰黄，脉细数。脐针治疗可取"水火既济"加艮、坤。

该病十分恶劣，在进行脐针治疗前，我们必须用手进行脐部的摸诊，来了解该患者的脐部是否还有先天之气。如果按其脐部如按水井，手下空空，就应该放弃治疗，因为该患者不久即将离世，没有必要再进行医治，这也是医者的可为与不可为。

慢性粒细胞白血病属于血癌范畴，其系统本位是坎离两位，其与贫血则不一样，贫血是血液中的有形成分减少，而该病则是血液中的幼稚粒细胞过度增生。如果说贫血是不及，则该病就为太过，是离坎两位太过，中医说："不及则助之，太过则抑之。"其实是一种血液系统的阴阳失衡，我们还是取"水火既济"来进行调整，或取"四正位"或"四隅位"进行全方位的调理。此外还是老一套，临床对症落脏治疗。

4. 淋巴瘤

淋巴瘤又称恶性淋巴瘤，是一组原发于淋巴结和淋巴组织的恶性肿瘤。其恶性程度不一，由淋巴-组织细胞系统恶性增生所引起，多发生在淋巴结内，临床以无痛性、进行性淋巴结肿大为主要表现，亦可伴有肝、脾肿大，晚期可出现衰竭和恶病质。中医虽无恶性淋巴瘤的病名，但对淋巴结肿大的诊治并非少见，与中医描述的"瘰疬"中的"筋瘰"、"石疽"、"失荣"、"痰核"、"恶核"的症状有些类似，这些病证的肿块共同特点是皮色不变、无痛无痒，皆属于中医"阴疽"的范畴。

寒痰凝滞：颈项耳下或腋下鼠蹊有多个肿核，不痛不痒，皮色如常，坚硬如石，推之不移，不伴发热，形寒肢冷，面色少华，神疲乏力，舌质淡，苔薄白，脉细弱。脐针治疗可取"水火既济"加艮，或"水火既济"加"山泽通气"。

气郁痰结：颈项耳下、腋下鼠蹊有多个肿核，不痛不痒，皮色不变，按之结实，畏寒、发热、口苦咽干，头晕耳鸣，纳呆，心烦善怒，便干尿黄，舌质红、苔微黄，脉弦数。脐针治疗可取"雷风相薄"加艮，或"雷风相薄"加艮、坤，或"雷风相薄"加"山泽通气"。

肝火犯肺：胸胁疼痛，咳嗽气逆，胸闷气短，烦躁易怒，心悸喘息，口苦咽干，头晕乏力，舌质红、苔薄白或微黄，脉弦数。脐针治疗可取"水火既济"加"山泽通气"，或"水火既济"加坤、兑，或"天地定位"加坎。

血瘀癥积：消瘦腹胀，颈部腋下有肿块或胸腹内有包块，腹痛纳呆，有时咳嗽气逆，有时恶心呕吐，胸闷，午后潮热，便干或黑便，舌质黯或有瘀斑，脉沉弦或弦滑。脐针治疗可取"四隅位"，或"水火既济"加"山泽通气"，或只取坤、艮。

肝肾阴虚：头晕目眩，胁痛耳鸣，颈项肿核累累，坚硬如石，口干咽燥，五心烦热，腰膝酸软，遗精或月经不调，舌红，少苔，脉细数。脐针治疗可取"天地定位"加坎，或取乾、坎、震或巽，也可取"四隅位"。

气血两虚：头晕眼花，心悸失眠，面色苍白，气短乏力，颈项腋下肿核累累，坚硬如石，推之不移，或腹内肿块，食欲不振，唇色淡白，怕冷，舌淡，苔薄白，脉细弱。脐针治疗可取"四正位"，也可取"水火既济"加艮、坤，或取"山泽通气"加坤。

恶性淋巴瘤是比较难治的疾病，故用常规的医疗手段是很难见效的。对癌症有通道的比没通道的好治，比如肝癌、肺癌、胆囊癌、肾癌、膀胱癌等都有通道，相比之下它们要比淋巴瘤好治，因为淋巴瘤没有通道，没有通道就使瘤体无法按常规之路排出体外，那只有走"气化之路"，但这个"气化之路"不是每一个人都可以找到和可行的，这就是淋巴瘤的难治之处。

从易医的角度出发，淋巴是属于白血，也是坎离本位，只不过是坎多而离少，而瘤则属于艮位，故在治疗淋巴瘤时我们的基本方位是取坎离加艮，有时只取坎加艮，而有时则取"山泽通气"加坎，只是临诊变通而已。

六、神经系统疾病的脐针疗法

神经系统包括中枢神经和周围神经，中枢神经包括脑与脊髓，而周围神经包括脑神经、体神经与自主神经。神经系统是人体各系统与器官的统帅。该系统的有些疾病在治疗上是比较困难的，但并不是没有办法。比如，书中并没有写的运动神经元疾病，就目前无论是现代医学和传统医学都没有一个很好的治疗方法，但脐针治疗效果不错。因为笔者只治疗一例运动神经元疾病，尚未上升理性认识，但这一患者的治疗给我们治疗该病带来了希望。之所以没有写入本书，是还需要再实践，再多遇到这些患者，多积累成功与失败的经验和教训。

脐针治疗神经系统疾病中，应视具体的疾病进行定位。在定位上一般采用三种方法：一种是后天八卦内八卦全息落脏腑的定位法，这样神经系统就属于离位；另一种是洛书全息律的人体体表定位法（即上为头，下为会阴。具体见有关章节）；还有一种则是后天八卦外八卦定位法，这样神经系统属于乾位，因为乾为首，首就是头，故主神经系统，怎么用则看哪一种更方便、更实用，不必拘泥。

（一）脑血管意外的脐针治疗

脑血管意外发病率高，致死致残率也很高。脑血管意外包括脑出血、蛛网膜下腔出血、脑血栓形成、脑栓塞四种类型。在脐针治疗脑血管意外疾病中应该强调一点：在脑血管意外的急性期，并不是脐针治疗的适应证，因为脑血管意外变化快，进展快，必须抓紧治疗和抢救，才能夺回患者的生命，真可谓"争分夺秒"。而且在脑血管意外抢救中，需借助 CT 来明确诊断，有时出血与缺血的早期症状并不是很好鉴别，故不主张在急性期采用脐针治疗，以免耽误病情，危及生命。然而在治疗脑血管意外稳定期和恢复期，也就是治疗后遗症上，脐针就可以发挥作用了，一般是采用脐洛书全息图。在施针方面也是多针治疗。以偏瘫为例，如果一个患者左半侧偏瘫，我们在脐针治疗上在脐的左半侧全部扎上针，一般至少四针而且稍加强刺激，两侧轮换。无论左侧还是右侧，头部位（即离位）都应扎上。因为人体图中这个地方属于脑。如果仅有上肢或下肢功能障碍，头部位也要扎，这有提纲挈领的作用。其余应该看何处障碍扎相应的区域。

其次，还可以根据患者的症状和体征进行针刺取位的考虑，比如，脑血管意外后遗症的治疗中，我可以针对偏瘫症状及体征，认为这是脾脏的问题，因为脾主肌肉，肌肉不能动，可考虑之；其次，偏瘫时间较长者可出现瘫侧的肌肉萎缩，也从脾脏的主肌肉出发来定位。还有我们从功能上进行辨证，比如，偏瘫患者不能动，可以考虑针扎震位、巽位，因为震为动，巽为风，这两个都是以动为主的经卦，而偏瘫患者是动的功能不及，故反其道而治之。再则，我们可以利用西医的知识来定位，西医认为脑血管意外主要病变在脑部，这个脑在中医里属于心的范畴，"心主神明"，故可以扎离位进行治疗；另外，西医的脑还可以从其解剖关系来定位，脑藏在头颅内，故取头，头者首也，故可以取后天外八卦全息图的乾位，因为乾为首，所以说脐针治疗用易医的思维方式，是一个动态的、变动的、灵活的思维，这个变动是有据可循的，可以操作的，并非是一种毫无秩序的乱动，而怎么变则是看施术者的水平了。

（二）多动症状疾病的脐针治疗

神经系统疾病中有一部分在临床上表现为肢体的不由自主多动，比如震颤麻痹、小舞蹈病、手足徐动症、扭转痉挛等都属于这方面。无论该病是后天发生还是先天遗传的，在治疗中除扎头部区域外，还应该扎震位，因为在中医学里认为"诸风掉眩，皆属于肝"，凡多动均属肝病。中医认为"肝主筋，其华在爪"。若肝血不足，血不养筋，即可出现手足震颤、肢体麻木、屈伸不利等症。若热邪劫伤津血，血不营筋，而见四肢抽搐，甚则牙关紧闭，角弓反张等症，称为"肝风内动"，中医说："诸暴强直，皆属于风。"我们考虑取巽位。故该病除了扎震位外，还可以取巽位，巽为东南为风，故肝风内动也好，诸暴强直也好都要考虑到这个风的作用。对于动的比较厉害的病例，我们可以取"雷风相薄"或取坎加震或加巽，用水生木来加强震巽的作用。

（三）其他神经系统疾病的脐针治疗

1. 头痛

头痛是症状，包括血管性头痛、颅内高压性头痛、颅内低压性头痛、肌肉收缩性头痛、外伤后头痛，以及五官疾病和牙病引起的头痛等。头痛的本位是离位（即头部位区域），也是乾位，但我们在治疗头痛的时候应该考虑到这个头痛的部位，如果是全头痛，我们自然可以针刺离位或乾位，一般来讲针扎离位疗效比较好，因为这个离位治疗头痛其实是一针套了两个全息图，一个是洛书全息，一个是脐内八卦全息，虽然全息图不同，但这一针下来的位置是完全相同的，而乾位只是一个全息图，只是一个脐外八卦全息，当然疗效没有离位好。其次，我们还应该考虑到局部头痛的部位与人体经络和脐全息的关系。比如，前额头痛我们可以知道这个疼痛落在胃经上，故取坤或艮位，而偏头痛属于胆经，我们可以考虑针扎震或巽位，如果是后头痛就是走的膀胱经，自然针扎坎位。还有就是根据西医病因取相应的方位，比如耳部疾病引起的头痛，脐针取离位加坎位，因为肾开窍于耳，坎为水，为耳。其他依次类推。

2. 脑神经疾病

脑神经包括视神经炎、面神经炎、三叉神经痛等，其本位都取离位，炎症的本位是离，但在临床上我们可以用坤土来泻离火，也可以用坎水来克离火，用其中的方法可以根据自己的爱好。疼痛则可以用洛书全息来确定疼痛的反应点，找到这个点就可以一针见效或说一针治愈。内耳眩晕病应该说是属肝的问题，其本位应该是震或巽，治疗时可以取单一的震（女患者）或巽（男患者），也可以取"雷风相薄"，对较重的病例最好取兑、坎、震或巽三针，形成金生水、水生木的相生格局。在取离位时有一部分患者可能有失眠的情况发生，故在取离位时我们尽可能再扎坎位一针，形成"水火既济"，即可解除这个副作用。

3. 肌肉性疾病

包括因遗传的进行性肌营养不良症、重症肌无力、周期性麻痹、肌强直综合征等。凡该类以肌肉为主的疾病其本位多取坤位，但有时还应该考虑这类疾病的发病原因可能与免疫系统的功能失调有关，故其本位还应该有坎位。对极重濒临危险，大肉已削则应该取"四正位"或"四隅位"，或取"五行位"。

4. 脊神经疾病

包括多发性神经炎、臂丛神经痛、坐骨神经痛等，因为这些疾病都是脊神经的病变，故在脐针治疗里我们首先要定本位。从以往的经验来看这类疾病的本位应该是离或乾，但是错了。在易医学里中枢神经的本位是离（内八卦全息）或乾（外八卦全息），也可以是上（洛书全息），但周围神经的本位是震位与巽位，故在治疗周围神经疾病我们所取的是震和巽，这两个方位主治神经疾病、疼痛性疾病、坐骨神经痛等。

5. 自主神经系统疾病

该系统的疾病包括原发性直立性低血压、红斑性肢痛症及原发性多汗症。这类疾病的本位可以考虑两个方面：其一，自主神经系统的疾病本位应该是震或巽。因为自主神经也是属于周围神经，故取之；其二，自主神经系统疾病多主腹部，故取坤位。坤位主腹部疾病，自主神经系统主管内脏，故可以用坤。

6. 颅内肿瘤

颅内疾病是属于中枢神经系统的疾病，中枢系统的本位是乾位（外八卦全息）或取离位（内八卦全息），也可以是上位（脐洛书全息）。而肿瘤的本位是取艮位，故颅内肿瘤治疗应该是中枢系统的本位加肿瘤的本位，或中枢系统的本位加"山泽通气"。

7. 脑积水

脑积水是中枢系统疾病，其本位取乾或离位。积水则是土不克水，水湿泛滥，是"水土不合"的一种表现，故积水的本位是坎，要消除积水则应该取坤、坎二位，形成"水土合德"的格局。这样脑积水的治疗就是"水火既济"加坤，或加坤和艮。对严重的积水患者还可以考虑使用"山泽通气"加离，或"山泽通气"加"水火既济"。

8. 脑脓肿

脑部疾病是中枢系统疾病，其本位取乾位或离位。脓肿虽为炎症但已成占位性病变，故应该当肿瘤来考虑，其本位则应该是艮位，这样治疗脑脓肿就是中枢系统疾病的本位加脓肿的本位，即离位或乾位加艮位，也可以取"水火既济"加艮位，或乾、艮两针，也可以中枢系统疾病的本位加"山泽通气"。

（四）神经系统疾病的脐针治疗参考

1. 震颤麻痹

震颤麻痹也称帕金森病，是以肌张力增强和震颤为特征的锥体外系病变。一般将原因不明者称为震颤麻痹，而查明原因者则根据其原因命名为综合征。

中医古典医籍所载之"颤振"、"跌厥"与该病类似。认为本病的病因病机为血虚肝郁，痰热生风。如《素问》云"诸风掉眩，皆属于肝"；"诸痉项强，皆属于湿"；"诸热瞀瘛，皆属于火"。又肝血不足，加之抑郁伤肝，劳神伤血。筋失所养，则强直难用；郁而生痰，凝滞脉络，则病势缠绵；痰郁生热，热盛化风，则颤动不已。

气血两虚、血瘀风动：证见颤掉日久，筋脉拘紧，行步慌张，神呆懒言，肢体乏力，头晕眼花，少气自汗，大便不爽，面色晦暗，舌体胖大而润，边有齿痕，舌质黯淡或有瘀斑，脉细无力或缓。脐针治疗可取巽位加"水火既济"。

肝郁血虚、痰热生风：证见肢体颤掉，筋脉拘紧，情志抑郁，胸闷脘痞，头晕涎出，面多油脂，舌红或淡红，苔白或黄腻，脉细弦或滑。脐针治疗可取巽位加"天地定位"，或"雷风相薄"加离、坤。

肝肾不足、血瘀风动：证见形体消瘦，头晕耳鸣，急躁易怒，腰酸腿软，颤掉日久，步态拖沓，行路不稳，失眠健忘，便秘，舌黯红，苔少，舌下络脉瘀张，脉弦细或细涩。脐针治疗可取兑、坎加巽或震，或"雷风相薄"加乾、坎。

从易医学的角度出发，该病的本位集中在三个方面：其一，是肝胆的问题。中医认为"诸风掉眩，皆属于肝"，如果落脏在肝我们可以针扎震位或巽位，有时可以一针见效，一针就可以止动；其二，是心的问题。中医认为"诸热瞀瘛，皆属于火"，火即离，离即心，故落脏为心，可以针扎离位；其三，是脾土问题。中医认为"诸痉项强，皆属于湿"，湿为长夏，为坤土，故落脏为脾，可以针扎坤位。但在临床上笔者一般喜欢单用巽位（男患者）或震位（女患者），对较严重的病例，则喜欢用"雷风相薄"，一般情况下基本上都能止动。对十分严重的患者我则采取木生火、火生土的三针法，既考虑了肝、又考虑了心和脾，疗效比较可靠。

2. 脑动脉硬化症

脑动脉硬化症指脑动脉粥样硬化、小动脉硬化、玻璃样变和神经功能障碍，临床上表现为神经衰弱综合征和动脉硬化性痴呆。

根据临床表现中医属于"头痛"、"眩晕"、"健忘"、"痉搐"、"虚损"等范畴。认为本病由于元气虚衰，阴血亏损，筋脉失其濡养，或心肾亏损，髓海空虚，脾失健运等原因所致。

心脾两虚（神经衰弱综合征）：头晕头痛，倦怠乏力，心悸失眠或嗜睡，心烦健忘，头发紧，情绪不稳，喜怒失常，四肢发麻，舌体胖，舌质淡，苔薄白或薄黄，脉弦或细数。脐针治疗可取"天地定位"加离，或"天地定位"

加"水火既济"。

心肾两虚（动脉硬化性痴呆）：表情淡漠或盲目乐观，性情孤僻，沉默寡言或自言自语，反应迟钝，苦笑无常，语无伦次，多疑固执，健忘失眠，头晕耳鸣，二便失调，舌质红，苔薄黄或薄白，脉弦或细数无力。脐针治疗可取"水火既济"，或"四正位"。

肝肾阴虚、元气耗损（假性延髓麻痹）：言语蹇涩，语声低微，饮食发呛，表情呆板，走路不稳，行动缓慢，甚至筋脉拘急，四肢搐搦，聂聂而动，头晕目眩，神疲痴呆，气短无力，或言语增多，二便失控，舌淡或舌红少津，脉弱或脉弦，重按无力。脐针治疗可取"四正位"，或乾（也可兑）、坎、震三针。

脑动脉硬化从易医学的角度出发，我们可以从根本上考虑治疗方案，脑属中枢神经系统，故其本位是乾，或是离。而动脉硬化的本位也属于乾位，故我们可以采用中枢神经系统的本位加动脉硬化的本位进行治疗，在治疗中我们可以单扎乾位，也可以扎离加乾二针。有时又用"水火既济"加乾，或"水火既济"加"天地定位"，主要都是根据临床需要来定。

3. 重症肌无力

重症肌无力是以骨骼肌神经肌肉接头处病变为主的自身免疫性疾病，主要临床表现为受累肌肉极易疲劳，经休息或抗胆碱酯酶药物可使临床症状减轻或缓解。

本病属于中医"痿证"范畴，其病因则认为脾主肌肉，脾虚不能运化水谷精微，四肢肌肉无以濡养而出现乏力。中气不足则咀嚼无力，言语不清，甚至呼吸困难。脾阳依赖肾阳温煦，肾阳不足则脾阳亦虚，运化失司，因而四肢无力，故其病变在脾肾两藏。

中气不足：证见眼睑下垂或复视，早轻晚重，谈话稍久则声音低哑，四肢倦怠乏力，少气懒言，气短胸闷，舌质淡，苔薄白，脉弱。脐针治疗可取"水火既济"加坤。

脾肾气阴两虚：证见肢软无力，饮水发呛，心烦纳呆，胸闷气短，口燥咽干，腰膝酸软，梦遗盗汗，舌红少苔或薄黄苔，脉细弱。脐针治疗可取"水火既济"加坤、乾，形成"天地定位"和"水火既济"。

脾肾阳虚：证见肢体无力，步履艰难，吞咽发呛，胸闷气短，动则喘促，食少便溏，或五更泻，遗精阳痿，形寒肢冷，面色苍白，舌质淡胖有齿痕，脉沉迟。脐针治疗可取"四正位"或"四隅位"，也可扎"五行位"。

肌无力的脐针治疗效果很好，其系统的本位是坤位，其次也可以考虑坎位（自身免疫系统），还有可考虑震或巽位，因为是神经肌肉接头的问题。其疾病的本位也是坤位、坎位，故我们治疗时应该抓住坤位，坤与脾脏相对应，主土、主运化、主肌肉，故凡与肌肉有关的疾病我们不能忘记坤土，因为脾胃是人体的后天之本。除了脐针治疗以外，我们还可以使患者加强肌肉锻炼来提高治疗效果，特别是肌力的静止训练，更加有效，但因为这种训练比较辛苦，需要患者的毅力，也需要患者的配合。还有就是采取"水火既济"加坤，来治疗该病，也可以有极好的疗效。

七、精神疾病的脐针疗法

精神疾病的发病率似乎有逐年上升的趋势，这可能与社会步入信息时代有关。因为人们彼此之间存在着更多的竞争，这种竞争已存在各行各业，以至于影响到人们的生存。在这种残酷的现实下，不少心理因素不稳定的人就极其容易产生精神疾病。另一类，社会步入老龄化，老年人在人口比例中占有分量越来越多，那么老年性疾病也就日益突出。在老年性疾病里，阿尔茨海默病患者也越来越多，其诱因可能归罪于血管硬化、高脂血症、高血压、大脑萎缩等。这些都是促使精神疾病上升的原因，也就给我们用脐针治疗精神疾病带来了新的研究课题，需要进一步的探索和努力。

在脐针治疗精神疾病中需要强调的一点是：如果在患者发病期实施治疗的话，千万要注意自身的安全。因为此时患者处于病态，可能有一些自伤或伤人的极端举动，不可掉以轻心。笔者有一位朋友就是因为给精神患者治疗时被患者杀害，这是血的教训。

精神疾病在易医里属于"心"病，因为中医认为"心主神明"，"心为君主之官"，"心不明，十二官危矣"。因为中医和西医在许多方面是不同的，西医认为脑及中枢神经系统是在脑，而中医则认为在"心"，这里一个是讲解剖，一个是讲功能，而易医学在治疗时则要两个方面同时考虑，如果"落于脏"的话，我们就落心，如果落人体部位我们则落首。这样我们就很清楚，落于脏我们则取离位，落于部位我们则取乾位，这就是精神疾病的本位。

（一）脑器质性精神病

如阿尔茨海默病、动脉硬化性精神病，都属于脑的器质性病变，脑又属于中枢神经系统，故其本位应该属于离位（内八卦全息）或乾位（外八卦全息），这种思路比较容易接受，但笔者认为这类患者应该重在治疗坎位，因为一切的老年性疾病，其最主要的病变都是源于坎，是肾水不足造成的，笔者在治疗这些患者时则喜欢用"水火既济"针法，而且疗效不错。此外，我们也还要考虑头和脑，这在系统的方位上可取乾或离位，配以专治精神症状的方位震、巽位。可一穴两针，也可一穴三针、一穴四针。因为精神疾病治疗需较长时间，最好将两个方位一组，一个疗程一换。比如阿尔茨海默病，我们可以将乾与巽组合加坎，形成金生水，水生木的格局，治疗一个疗程，然后更换离与震组合加坎，形成水生木，木生火的格局，治疗一个疗程。第一组治疗脑实质效果好，第二组治疗精神症状重的患者效果好。当然在治疗期间须用一些健脑、营养神经、软化血管、降低血脂的药物疗效可以更好一些。

（二）心因性反应症

心因性疾病有很多的主述，而且主述既乱又杂，主要是心理问题。易医认为人体的解剖异常可以致病、人们的心理障碍也可以致病，这样就形成了疾病→解剖→心理→疾病（生理）的循环图。解剖的异常可以造成患者的心理障碍，患者的心理障碍可以造成生理紊乱而形成疾病，疾病的发生又可以造成患者的解剖紊乱和心理改变，因此较长时间的心理改变其本身就是一种疾病。故在治疗心因性疾病时我们除了尽量减少和消除对患者所产生刺激的因素外，在脐针治疗上首先考虑的是其本位——离位。为了减少因治疗离位带来的兴奋、失眠的副作用，我们在取离位时一定不要忘记坎位的配伍。如果疗效不尽如人意我们还可以考虑取乾、震、巽等位。

（三）神经官能症

包括神经衰弱、癔症、强迫症这类疾病，这类疾病大多数都存在睡眠不好的情况，根据临床症状笔者认为主要是心肾不能相交，机体处于火水未济的状态，故治疗的主要方法是取"水火既济"，然后根据症状再进行对症治疗，还可取震、巽位。

（四）其他精神疾病

如精神分裂症、躁狂忧郁症、更年期忧郁症、周期性精神病等。中医认为属于火、属于痰，在脐针的治疗上可取坎位（以水灭火），也可取兑位（以宣肺化痰）。还要考虑取坤位，因为中医认为"脾是生痰之源"，"肺是储痰之器"。但对精神症状重的患者我们一般多取巽位加取离位。对这类精神疾病，不但在发病时应该治疗，在间歇期也应该抓紧治疗，并且作长期作战的打算，不要轻易放弃，坚持下来，并且辨证施治。

（五）精神疾病的脐针治疗参考

1. 脑动脉硬化性精神病

此病又称动脉硬化性痴呆，根据《中国精神疾病诊断标准》定为多发脑梗死性痴呆。它是由于在动脉硬化或高血压的基础上，产生颈动脉内膜粥样硬化，致使微栓子脱落，脑动脉分支梗死引起的精神障碍。临床上多数患者有典型短暂发作史，表现为一过性轻瘫、失语、或视力障碍，其结果是脑组织缺血，形成众多的腔隙，逐渐出现痴呆。

本病似于中医"中风"的范畴，多由忧思恼怒、饮食不节，恣酒纵欲等原因，以致阴阳失调、脏腑气偏、气血错乱。临床表现以猝然昏仆、口眼㖞斜、半身不遂等为主。中风之发生，主要因素在于患者气血亏虚，心、肝、肾三脏阴阳失调，加之忧思恼怒，或饮酒饱食，或房事、劳累过度，或外邪侵袭，以致气血运行受阻，肌肤经脉失于濡养，或阴亏于下、肝阳暴涨，阳化风动，血随气逆，夹痰夹火，横窜经隧，蒙蔽清窍，瘀阻脑络所致。

肝阳上亢：眩晕耳鸣，头痛且胀，每因烦劳和恼怒而头晕、头痛加剧，面时潮红，急躁易怒，少寐多梦，口苦，舌质红，苔黄，脉弦，皆是肝阳上亢之征。如脉弦细数，则为肝肾阴虚内热之象。脐针治疗可取乾、坎、震三针，也可取坤、兑、坎三针。

肾精不足：眩晕而见精神萎靡，少寐多梦，健忘，腰膝酸软，遗精，耳鸣。偏于阴虚者，五心烦热，舌质红，脉弦细数。偏于阳虚者，四肢不温，形寒怕冷，舌质淡，脉沉细无力。脐针治疗可取坤、乾、坎三针，也叫"天地定位"加坎。

血瘀气滞：神情淡漠，反应迟钝，山忘善恐，寡言少语，或妄思离奇。舌质黯紫，有瘀点瘀斑，舌质薄白，脉弦细，沉迟，或见涩脉。脐针治疗可取"水火既济"。

从易医学的角度出发，该病的系统本位是内八卦的离位，外八卦的乾位，其病因是机体的肾水不足致使离火上扬，形成火水未济的局面。治疗的关键在于使离火下降，肾水上升，形成"水火既济"心肾相交的格局，故取"水火既济"是主要的治疗针法。此外我们还要考虑脑和神志的问题，这样就落脏于心和脑，即离位和乾位，其他对症治疗。

2. 老年性和早老性痴呆

这是一组慢性进行性退化性疾病，以痴呆为主要表现，而病理则以大脑萎缩和变性为主。

中医认为本病多是由于久病血亏气弱，心神失养，或肝肾不足，脑髓不充而成。本病进展缓慢，以虚为多见。临床表现轻者神情淡薄，寡言少语，善忘，迟钝等。重者表现为终日不语，或闭户独居，或口中喃喃，或言词颠倒，或忽哭忽笑，或不思饮食而不知饥渴等。

脾肾亏损：老年表情呆板，行动迟缓，甚至终日寡言不动，傻笑傻哭，饮食起居均需他人照顾。也有未老先衰而见上述症状者。本证可兼头晕眼花，腰膝酸痛，气短，心悸等症。舌质黯淡，苔薄白，脉细数，细滑，两尺脉弱。脐针治疗可取"水火既济"加"天地定位"。

脾虚痰阻：终日不言不语，不饮不食，忽笑忽歌，忽愁忽哭，与之美肴不受，与之污秽则无辞，与之衣不衣，与之草本则反喜，重症者不能自理生活，其面色㿠白或苍白不绛，气短乏力，舌体胖，舌质淡，苔白腻，脉细滑。脐针治疗可取"四隅位"或"水火既济"加坤、艮。

先天之本在肾精，后天之本在脾胃，而该病是先天之本已衰，后天之本殆尽，必须大补脾肾，除了用药和食补以外，我们在脐针治疗上应该使用"补肾三针"、"补脾三针"，或脾肾双补，即针扎离位、坤位和乾位加坎位。

3. 神经症

神经症是指一组由心理社会因素、个性特点为基础而引起的较轻的精神障碍。主要表现为各种躯体或精神的不适感，往往伴有情绪焦虑或自主神经系统症状，患者为强烈的内心冲突或不愉快的情感体验所苦恼，而不具有幻觉、妄想等精神病症状。但缺乏任何器质性变化，而且患者人格保持完整。中医认为该病的病因病机多由情志因素或体质衰弱所致，两者都可导致脏腑亏虚，使五脏所藏之神不安而见本病诸症。

肝郁化火型：情绪不稳，烦躁，易激惹；肢体瘫痪，暴聋暴盲，神志不清；失眠多梦，易醒；肌肉紧张、麻木、震颤。头痛眩晕或面红目赤；口苦咽干，胸胁胀痛，便秘；舌边尖红，苔黄；脉弦或弦数。本型多见于癔症、强迫症、焦虑症等。脐针治疗可取坎、震、离、坤四针，也可取"天地定位"加坎、震四针。

肝郁脾虚型：情绪低落，烦闷；失眠多疑，注意力不能集中；梅核气及强迫思虑。眩晕，食欲不振，便溏；胸胁满闷，腹胀，月经不调；舌质黯淡，苔厚或白腻；脉弦细。本型多见于抑郁性精神症、强迫症、疑病症、神经衰弱等。脐针治疗可取"雷风相薄"，或"雷风相薄"加坎。也可"雷风相薄"加离和坤，既疏肝又健脾。

心脾两虚型：精神不振，多思多虑；失眠多梦易醒或多寐；健忘，胆怯，惊恐不安，附体妄想。心悸乏力，纳呆，腹胀或便溏，舌质淡，舌边有齿痕，脉沉细弱。本型多见于癔症、抑郁性精神症、恐怖症、神经衰弱等。脐针治疗可取"水火既济"加震或巽。

肝肾阴虚型：情绪不稳，烦躁易怒，惊恐悲泣，虚烦不眠，多梦健忘，多疑，肢体抖动或强迫行为。五心烦热，盗汗心悸，耳鸣遗精，月经不调，腰酸腿软，舌质红或舌尖红，少苔或剥苔，脉细或沉细。脐针治疗可取乾、坎、震三针，或取坤、兑、坎、震四针。

脾肾阳虚型：精神萎靡，倦怠少动，多卧少眠，易醒，胆怯恐惧，兴趣减低，健忘，形寒畏冷，纳差腹泻，性欲减退，阳痿或月经不调，舌质淡白，舌体胖大，苔水滑，脉沉迟弱。本型多见于抑郁性神经症、恐怖症、神经衰弱等。脐针治疗可取"水火既济"加"天地定位"。

该病的系统本位属于离位、乾位，疾病本位属于震位、巽位、离位，这样在治疗该病的时候我们主要取离位或乾位，加震巽。也可取"水火既济"加震巽，这种配伍主要是加强阳气，是补阳作用。如果"水火既济"加坤，除了有治疗疾病作用外还有加强消化系统的功能，主要是提高后天之本的作用。至于临床神经症状，我们可以取震巽来对症治疗。

八、免疫系统疾病的脐针疗法参考

免疫系统疾病近年来似乎有增长趋势，特别是在西医里，许多疑难性疾病常被归类于免疫系统。对许多尚不可知的疾病，特别在基层医院里也常归类到免疫系统中，这样似乎是一种常规，这也就形成了一种现象，那就是免疫系统疾病难治，免疫系统疾病复杂。

但脐针治疗免疫系统疾病却有自己的特色，因为脐针治疗疾病中对疼痛性疾病的疗效最好。其次，对妇科病、男科病疗效也很好。再者，就是对免疫系统疾病和疑难病的疗效也常出人意料，故用脐针治疗免疫系统疾病是我们较拿手的，也是经常治疗的疾病之一。

免疫系统的脐针本位属于坎位，坎属水，与人体的肾和膀胱相对应，也与人体的泌尿系统、生殖系统和免疫系统相对应，故治疗这些方面疾病我们取其本位就是坎。在取坎位时我们不要忘记离位，因为离属火，而坎属水，正常人一般都是水火既济，但患者因为疾病的因素常常使这个水与火不相融合，故形成了水火分离的现象，就是火水未济，心肾分离。古人云："水火者，阴阳也。"故水火也代表了人体中的阴阳，在易医治疗里我们是十分注重这个水火的，也就是心肾，如果落实到人体的经脉里就是少阴经——手少阴心经、足少阴肾经，这已经十分清楚地告诉了我们心肾的重要关系。

为什么六经辨证里称"太阳寒水"？为什么人体的膀胱经称"足太阳经"？我们可以思考这个称呼问题。足太阳膀胱经从足走到头，说明了这个水是从下往上走，"水往高处走"的动力是什么？这就是阳，就是能量，只有这个阳，这个能量才能将这个水推向高处，这个阳在人体里就是心火，而这个水就是人体的肾水，这就是"太阳寒水"的真正含义，所以免疫系统疾病除了考虑这个肾外还要考虑心，这样才能取得较好的治疗效果。

1. 系统性红斑狼疮

系统性红斑狼疮是一种自身免疫性、免疫复合物病，常累及全身多个器官，特别是皮肤和肾脏，血清有多种自身抗体，特别是抗核抗体是本病的特征性标志。

中医无系统性红斑狼疮这一病名，根据临床表现近似于"阳毒发斑"、"鬼脸疮"。认为其病因多由于先天禀赋不足，或因七情内伤，劳累过度，或因房事失节，以致阴阳气血失于平衡，气血运行不畅，气滞血瘀，经络阻遏等为内因。其主导病因则是因为热毒，常见暴晒后发病或症状恶化。热毒之邪瘀阻经络，伤于脏腑，蚀于筋骨，燔灼阴血而致发病。

毒热炽盛型：证见高热或高热不退，面部及其他皮肤可见红斑、出血斑，肌肉酸痛，无力，关节痛，烦热不眠，精神恍惚。严重时神昏、谵语、抽搐，可见吐血衄血，便血等出血症状，口渴思凉饮，舌质红或紫黯，苔黄白腻或光面舌。脐针治疗可取"水火既济"或"水火既济"加巽。也可取"天地定位"加坎。

阴血亏虚型：证见长期低热、手足心热、心烦无力、懒言、面浮红、自汗盗汗，腰酸，关节疼痛，舌质红，镜面舌或剥苔，脉细数而软。阴虚阳亢，虚阳上越则面浮红；心阳浮越则心烦，血虚不能濡养筋脉则乏力、倦息、关节疼痛、脱发等。脐针治疗可取"水火既济"加兑，或"水火既济"加"天地定位"。

毒邪攻心型：证见心悸、心慌、气短、胸闷、烦热、自汗、面色苍白，四肢逆冷，脉细弱或结代，舌质淡、苔薄白。毒邪攻心、心火亢盛，故烦热胸闷，毒热耗伤气阴，致心阳虚或心阴虚，故见心悸、气短、自汗等。脐针治疗可取"水火既济"或"四正位"。

肾阴亏损型：证见腰痛无力，面热神疲，浮肿，舌胖嫩质淡尖红，脉沉细软。此型毒热侵肾，病多属晚期。脐针治疗可取"水火既济"加"天地定位"，或"四正位"。

邪热伤肝型：证见胁痛，腹胀，月经失调，皮肤红斑、瘀斑，头晕失眠。肝阴虚而虚阳上扰则头晕失眠。肝血不足而经少，肝郁气滞、肝胃不和则两胁疼痛，纳呆腹胀。脐针治疗可取"雷风相薄"加"水火既济"。

还有临床上较为少见的脾肾阳虚型，如少气懒言，气短自汗，腹胀便溏或五更泻，或完谷不化，畏寒肢冷，脉沉细微欲绝，苔白滑，质胖大有齿痕。如进一步恶化也可见阴阳两虚。

脐针治疗可取离、坤、艮三针，也可取离、坤、乾、坎四针。

无论是局限性的盘状红斑狼疮还是系统性红斑狼疮，按照易医学认为与肾阴虚有关。因为各类型患者基本都有腰酸、耳鸣、足跟痛、脱发、月经不调、五心烦热、升火、盗汗、大便干结、小便短赤、舌红剥裂及脉细数等症状，在脐针治疗中我们采用其本位坎位进行治疗，主要是提高其免疫功能，补其不足。除了坎位以外，我们还可以取乾和兑位，因为乾气兑属金，为坎之母，培金生水来补肾气。但脐针治疗红斑狼疮的最佳时期是在该病的缓解期，此外也可在增重期作为辅助治疗的手段，但不适宜在急性发作期，特别是系统性红斑狼疮来势较凶猛，应该先用西医把病情控制住，再转入脐针的治疗。

对系统性红斑狼疮，因为其临床症状极为复杂，也极容易误诊而耽误治疗，在脐针治疗原则本位坎位外，可根据临床表现来取其他方位，如以眼部病变而表现的脐针取位坎加离，以呼吸系统为表现的则取坎加兑，依此类推。

有许多患者在缓解期时往往放松了对该病的治疗，一旦进入增重期，疾病很快恶化，往往措手不及。我们提倡既不要灰心，又不能麻痹。第一对治疗该病应该有信心，第二在缓解期千万不要放弃治疗，可选择中药或脐针交替治疗，以补肾为主，增加自身免疫力，才能根治。因为红斑狼疮并非不治之症，也有极个别病例自然痊愈的报道。

2. 硬皮病

本病是发病率仅次于红斑狼疮的一种结缔组织疾病，分局限性和系统性两型。前者主要表现为局限性皮肤硬化，后者除皮损外并累及内脏器官。硬皮病可发生于任何年龄，以20岁左右多见，女性发病数约为男性的三倍。根据临床上的表现，如皮肤损害、骨、关节、肌肉受累的疼痛、强直、变形等归属于中医的"皮痹"、"肌痹"、"痹证"的范畴。如累及脏腑则分别属于"心痹"、"肾痹"、"肺痹"等。认为本病的病因多由气血不足、卫外不固、外邪侵袭，阻于皮肤肌肉之间，以致营血不和、气血凝滞，经络阻隔，痹塞不通所酿成。

脾肾阳虚：畏寒肢冷、关节疼痛、腰部酸痛、性欲减退、齿摇发落、食欲减退、大便溏薄、局部皮肤（眼睑、面部、手背）多呈粉红色或黑白相间、发紧、肿胀、坚硬。舌体胖嫩、质淡黯、苔灰滞无泽，脉沉细濡。脐针治疗可取"水火既济"加坤、兑，或"水火既济"加"天地定位"。

肺卫不宣：低热恶寒、身痛肌痛、或有咳嗽稀痰、口不渴、大便软，皮肤有局限性或弥漫性发硬，具蜡样光泽，甚至萎缩贴于深层组织上，关节活动障碍，张口困难，皮肤黯褐，毛发脱落，无汗或多汗。舌淡红，苔薄白，脉沉细。脐针治疗可取坤、兑、乾三针，也可取坤、艮加兑、乾四针。

肝郁血瘀：情绪易于激动，月经不调，或有恶心呕吐、齿龈出血，便溏或时稀时干，局部皮肤改变除与上两型相似外，尚有局部发白、发紫、发凉、灼热、瘙痒及雷诺现象。舌质黯红、苔薄白、脉弦。脐针治疗可取"水火既济"加震或巽位，或乾、坎、加震或巽三针。

气血两虚：疲乏无力、食欲减退、体重减轻、肌肉疼痛、心慌气短、头昏，肢体麻木、局部皮损轻重不一，色黯且紫，四肢发凉，舌淡黯、苔薄、脉细弱。脐针治疗可取"水火既济"加兑，或"四正位"。

硬皮病无论何型在易医学中都认为与肾和肺两脏有关，临床表现多见肾阳虚病症，如患者常有腰酸、足跟痛、脱发、齿松动、耳鸣、畏寒、肢冷、自汗、便溏、性功能障碍、女性月经紊乱、脉象细缓、舌质淡嫩等为主的见证。而皮肤损害表现则是肺脏问题，故硬皮病的本位是坎与兑二位，脐针治疗也是遵循这一辨证而施治。在脐针疗法上无论属于局限性还是系统性治疗上无大区别，均取坎位，这是原则。如果是局限性的，加用兑位，兑为肺，为呼吸系统，肺主气，开窍于鼻，肺主皮毛。如果是系统性硬皮病，除了取坎位外可针对发病表现出何种系统、器官受损的症状加用该方位。如伴有消化系统障碍的可加用坤或艮位，如有心肌受损表现则加用离位，如出现呼吸系统病变加用兑位等，依此类推，故不赘述。

3. 类风湿关节炎

简称类风湿，是一种以关节为主的慢性全身性自身免疫性疾病。凡构成关节的各部分组织均可受到侵犯，其主要的临床表现呈对称的多发关节炎，特别以手足指、趾、踝、腕等小关节最易受累。早期或急性期关节呈红、肿、热、痛和运动障碍，晚期则关节强直或畸形，并有骨和骨骼肌萎缩。该病属于中医"痹证"范畴，与"周痹"、"顽痹"更为相似。病因为先天禀赋不足，正气亏虚，感受风寒湿热之邪，痹阻于肌肉、骨节、经络之间，使气血运行不畅，导致痹证历节。

湿热痹：病势急，关节红肿热痛，身热有汗不解，病痛关节屈伸不利，晨起僵硬、烦躁，小便短赤、舌苔黄、脉数。多见于急性发作期。脐针治疗可取"水火既济"加坤，或"水火既济"加"天地定位"。

寒湿痹：肢节剧痛，不可屈伸，甚则强直拘紧，时轻时重，遇寒加重，得热则缓，每遇阴天为甚，舌苔薄白，脉弦紧或濡缓。多见于中晚期，或为阳虚体质的患者。脐针治疗可取"水火既济"加震，或"水火既济"加巽。

毒热痹：关节红肿，焮热跳痛，不可触及，不能转侧，皮下红斑，发热寒战，心烦口渴，溲黄便干，苔黄，脉弦滑数。多为急性期发作。脐针治疗可取"水火既济"加"天地定位"。

肝肾虚痹：痹病日久，累及肝肾，骨枯筋萎，关节强直变形，身体羸瘦，生活不能自理，溲少便干，苔少舌体瘦削，脉细数。多为该病晚期。脐针治疗可取"四正位"，或"五行位"。

从易医学的角度来看，类风湿的症状落脏的关系中，我们可以推测这个疾病主要落于脾脏，因为痹证、痿证基本都归于脾，"脾主肌肉"，"脾主四肢"，四肢关节应该属于脾。其次，还要落于肺，因为"肺主治节"，凡与气候有关（风、寒、暑、湿、燥、火）的关节症状都应该考虑这个肺的问题。第三，还要考虑肾脏的关系，因为类风湿关节炎有一个很大的特点就是关节的变形，关节变形就涉及骨的问题，中医认为"肾主骨生髓"，故这个骨关节就落于肾脏上了。又因为类风湿属于西医里的免疫系统疾病，而免疫系统疾病与后天八卦里的坎位相对应，这样我们还要考虑到这个坎位，所以在治疗类风湿时就要把住坎、坤、兑三脏。

4. 干燥综合征

本病是一种慢性炎症性自身免疫性疾病，主要侵犯唾液腺和泪腺。因为本病与结缔组织疾病、淋巴瘤和异常蛋白血症关系密切，近年已越来越引起医学界的关注。

该病属于中医的"燥证"、"燥毒症"的范畴。因为中医的燥证有内燥与外燥之分，而干燥综合征属于内燥范围，病因多由阴虚体质，或热盛伤津，或汗、吐、下后伤亡津液，或失血过多，或久病精血内夺，燥盛不已，蕴酿成毒，煎灼津液，其燥甚，气阴不足而络脉痹阻。

肝肾阴虚：常有眼内异物感，或灼或痒或痛，尤其以眼睛干涩为多，少泪或无泪，目红，眼珠频繁眨动，舌红少苔，脉细沉涩或数。脐针治疗可取"水火既济"加震，或乾、坎、震三针。

气虚津伤：常见口腔干燥，气短乏力，纳差腹胀，肢体酸软，便溏或干结，或有低热，嗅觉欠敏，易于外感，苔净质胖嫩，脉浮虚大，重按无力。脐针治疗可取"水火既济"加"天地定位"，或"四正位"。

血瘀络阻：常有形瘦肤干肌削，眼眶发黑，关节疼痛固定，舌紫黯少津，舌下络脉粗长紫黯，脉沉短小涩。脐针治疗可取"水火既济"加"山泽通气"，或"水火既济"加兑。

从易医学的角度出发，我们认为这个干燥综合征的特点就是干燥，这个燥是六气"风、寒、暑、湿、燥、火"之一，代表了西方，与后天八卦里的兑相对应。张仲景在《伤寒论》里指出，这个燥与阳明同属，故称阳明燥金，燥的最大特点就是热和不降，在《伤寒论》里用白虎汤主之，故白虎汤可以治干燥综合征。因为这个"白虎"就是西方，左青龙，右白虎，其实就是东青龙，西白虎，与这个燥正好相应。

除了用汤药以外，我们可以利用脐针与方剂的相应关系来取方位配伍。我们已经知道阳明燥金，知道白虎汤，也就应该知道脐针里与阳明燥金和方剂"白虎汤"对应关系的针法配伍，那就是坤、兑、乾三针，这三针就是脐针中的"白虎汤"，就能治疗这个热和不降。此外，还可以利用我们以前所学的易医知识，在治疗这个干燥综合征注意穿衣的颜色，卧床的方位，治疗的数术，饮食的搭配，针刺的时间等都可以运用上去，这样才能得到最大的疗效。

九、代谢性疾病的脐针疗法参考

代谢性疾病在易医学里属于脾胃范畴，因为中医认为"脾主运化"，故凡因为运化不好的疾病应该都属于脾。脾在后天八卦里又属于坤，坤为老母，为阴土，其德为顺，为大地。与人体的消化系统相对应，故称脾胃为"后天之本"。易经里说"地势坤，厚德载物"。坤土为母，因为只有坤土，才能运化万物，故代谢性疾病治疗的本位是坤。

1. 痛风

痛风是由于长期嘌呤代谢紊乱所致的疾病，临床以高尿酸血症，急性关节炎反复发作，痛风石沉积，慢性关节炎和关节畸形、肾实质性病变和尿酸结石形成为特点。根据尿酸增高的原因分为原发和继发性两类。

该病属于中医"痹证"的范畴，病因分外因和内因两种，外因多由感受风寒湿热之邪，或由居住或劳动环境处于寒冷潮湿，或涉水淋雨，或长期水下作业，或气候剧变，冷热交错等原因使风寒湿邪侵袭人体而致病。或外感风热，与湿相并，使风湿热合邪为患，痹阻经络，关节而致病。

内因则为正气不足，劳逸不当，耗伤正气，或劳后汗出当风，或汗后冷水淋浴，外邪乘虚而入。或体质素亏，或病后，或产后气血不足，外邪入内致病。

风寒湿痹：关节肌肉疼痛，风邪偏胜关节游走疼痛；寒邪偏胜关节剧痛，痛有定处，湿邪偏胜，肢体关节重着疼痛，肌肤麻木，于阴雨天加重，舌苔薄白，脉弦紧或濡缓。脐针治疗可取"水火既济"加坤，或取巽、离、坤的"健脾三针"。

风湿热痹：关节红肿热痛，病势较急，发热口渴，烦闷不安，溲赤舌红，汗出不解，苔黄脉数。脐针治疗可取坤、兑、坎三针，也可取"健脾三针"加兑。

痰瘀痹阻：痹证日久不愈，反复发作，关节疼痛时轻时重，关节肿大，甚至强直畸形，屈伸不利，皮下结节，舌淡体胖或舌有瘀斑，苔白腻，脉细涩。脐针治疗可取坤、兑、坎，也可取"四隅位"。

气血亏虚：久痹不愈，反复发作，或呈游走性痛，或呈酸楚重着，甚则关节变形，活动不利，腰脊酸痛，神疲乏力，气短自汗，面色㿠白，舌淡苔薄白，脉细或细弱。脐针治疗可取"四隅位"或也可取巽、坤加"水火既济"。

从易医的角度来看，痛风完全可以落脏，当然这个脏是坤，这是没有问题的，但我们在临床上治疗痛风时并非很快就能拿下，这是为什么？这就值得我们思考，因为嘌呤在人体内的代谢大约需要一周时间，我们在不给任何药物的情况下，要想在最短的时间内控制这个疼痛，必须要找到一个更加可靠的治疗方法，故我们在取其本位坤的治疗方法以外，还可以根据这个疼痛的部位进行落脏，这个疼痛部位属于什么经，就可以扎这个相应的脏，比如一个痛风患者的足大趾内侧趾骨疼痛，我们就可以知道这是脾经的走行路线，故可将这个疼痛点落于脾脏上，治疗这个痛风就可扎坤位。又比如一个痛风患者其痛点在足外侧小趾外端，我们可以知道这个是肾经走行的路线，故可将这个疼痛点落于肾脏上，治疗这个痛风就可以扎坎位。道理就是这么简单，而且疗效很好，可以当场见效。

2. 低血糖

低血糖是一组因多种原因引起的血糖浓度过低所致的综合征。当血浆葡萄糖浓度低于 2.8mmol/L（50mg/dl）时称低血糖症。

低血糖综合征属中医里的"虚证"范畴，中医认为其病因是由情志所伤，肝郁气滞，横犯脾胃，脾胃虚弱则运化失常，气血不能上荣，心神失养，致发本病。或饮食不节，脾胃损伤，脾失健运，湿热内蕴，五脏失养，蒙闭心窍所致。

肝郁脾虚：心情抑郁，顾虑颇多，急躁易怒，乏力自汗，头晕头痛，面色苍白，四肢震颤，心悸失眠，善饥多食，得食诸证缓解，舌淡，苔薄白，脉弦或弦数。脐针治疗可取"雷风相薄"加坤、艮，也可取"四隅位"。

心脾两虚：乏力自汗，或食后脘腹灼热，饱胀嗳气，恶心呕吐，头晕面色苍白，心慌心悸，四肢颤抖，腹胀肠鸣，排便急迫或腹泻，舌淡，舌边齿痕，苔薄白或白腻，脉弱或细弱而数。脐针治疗可取"水火既济"加坤，或"水火既济"加坤、艮。

湿热闭窍：酒癖暴饮后，多汗，嗜睡，神昏，木僵，苔黄腻，脉滑。脐针治疗可取"天地定位"加震，或"四隅位"。

暴脱亡阳：大汗淋漓，面色苍白，手足冰凉，精神疲惫或神志不清，呼吸浅弱，脉微欲绝。脐针治疗可取"水火既济"或"四正位"，也可取"五行位"。

前面已经讲过，代谢性疾病其本位是坤，其落脏则在脾，"脾主运化"，"脾主肌肉"，"脾主四肢"。但在低血糖的疾病中，我们还不能单单注意这个脾，还要注意肾。从易医学的角度出发，我们认为低血糖与高血糖一样，都是人体内血糖调节失常，都是以虚证为主，而这个虚是气虚，而主管人体内气的脏腑是什么？自然是肺、脾和肾三个脏器，而主管血糖的调节则主要在肾。我们只要抓住了这个肾和脾，也就抓住了治疗该病的关键。

十、内分泌疾病的脐针疗法参考

中医治疗内分泌疾病应该着眼于症状，从症状分析疾病的治疗方案，这是解决该系统疾病的根本方法。

1. 甲状腺功能减退症

该病是由于甲状腺合成或分泌甲状腺素不足引起的疾病。因起病的年龄不同，对患者的影响的程度也不同，产生的症状就各异，而我们所说的甲状腺功能减退症是指成年期。该病属于中医的"虚劳"、"心脾肾阳虚证"的范畴，中医认为该病的病因是饮食不节，过食生冷，寒积胃脘，损伤脾阳而致病。或先天不足，或后天调养不当，水谷精气不充，脾肾两亏而致。或失治误治，或用药不当，苦寒太过，吐泻失度，损伤脾胃。或烦劳过度，房室不节，损伤肾气等。

脾肾阳虚：神疲乏力，嗜睡倦怠，记忆减退，头晕目眩，耳鸣耳聋，腰膝酸软，畏寒肢冷，皮肤干燥，毛发干枯，纳减便秘，全身浮肿，阳痿或月经不调，舌淡体胖有齿痕，苔白腻，脉沉细或沉迟。脐针治疗可取"水火既济"加巽、坤四针，或"水火既济"加坤、兑。

心肾阳虚：此型见于甲减合并有心包积液、心功能不全的患者，可有心悸心慌，胸闷憋痛，神倦嗜卧，形寒肢冷，舌淡嫩，苔白水滑，脉沉迟或脉结代以及肾阳虚衰的见证。脐针治疗可取"水火既济"加坤、艮四针，或取"四正位"。

阳气衰竭：常见于黏液性水肿昏迷的患者，表现为神昏肢厥，皮温下降，呼吸低微，肌肉弛张无力，舌淡体胖，脉微欲绝。脐针治疗可取"升阳三针"或"四正位"。

肾精亏损：较为少见，除表现为脾肾阳虚证外，还可见肾精亏损，阴液不足，虚阳上浮之证，如头痛，失眠多梦，口干，尿黄，脉细或沉细弱。脐针治疗可取"补肾三针"或离、坤、兑再加坎四针。

另外，从易医的角度出发，甲状腺的解剖部位在人体的脖子上，这个部位是胃经所经之处，故我们也可以从这点着手，落经在胃，可取艮位或坤位，或艮坤两位。

2. 尿崩症

尿崩症可因下丘脑-垂体后叶病变使抗利尿激素分泌和释放减少引起的中枢性尿崩症及因肾小管对抗利尿激素不起反应而引起的肾性尿崩症，无论是何原因引起的，其临床特点都是多尿，尿比重低和烦渴多饮。该病属于中医的"消渴"范畴。

中医认为该病的病因病机是因为外伤瘀血或邪热伤津，或精气耗损所致。外伤瘀血多见于手术，特别是颅脑手术，使瘀血内留，瘀阻脉络，化热伤津，水津输布失常，肾失充养，肾气不固，多饮多尿。邪热伤津多见于感染所致的尿崩症，邪热耗损阴津，肺肾阴亏，肺失散布，肾失固摄，烦渴多饮多尿。而精气耗损则见于各种肿瘤及全身性疾病引起的尿崩症，病邪久留，耗损精气，肾精亏虚，肾气不固，多尿多饮。

从易医的角度出发，尿崩症的主要症状是多尿、多饮和尿比重减低，其中多尿是其主要因素，故我们应该从这个多尿上下手。引起多尿的原因很多，但从易医来考虑，我们应该知道肾是影响尿的一个脏腑，肺也是影响尿的一个脏腑，小肠同样是影响尿的个脏腑，又因为心与小肠相表里，故定方位时我们至少要考虑坎、离和兑三个方位，故对多尿这个症状则应该从这三个方位着手，具体说就是取"水火既济"加兑或乾，这应该是没有问题。

3. 慢性肾上腺皮质功能减退症

该病又称艾迪森病，是由于结核、自身免疫等原因破坏了双侧肾上腺而导致肾上腺皮质激素分泌不足所引起的疾病。临床上有疲乏软弱、色素沉着、低血压、小心脏、水盐代谢紊乱及胃肠功能失调等一系列表现。该病属于中医"黑疸"、"虚劳"的范畴。

中医认为该病的病因病机是由于先天禀赋不足，体质虚弱，受外邪侵袭得病，成滞着状态，脏腑气血阴阳日见衰退。或久病新疾，辨证出错，用药不当，吐泻失度，损伤脾胃等。或劳累过度，房事不节，导致肾精亏损，肾阳不足。

脾肾两虚：神疲乏力、消瘦纳差、皮肤黧黑，食欲不振，消化不良，腹痛腹泻，腰膝酸软，毛发失泽，腋毛、阴毛脱落，性欲减退，男子阳痿滑精，女子月经不调或闭经，舌淡或淡黯，舌体胖有齿痕，苔白水滑，脉沉细或濡细。脐针治疗可取离、坤、兑、坎四针，也可取"天地定位"加"水火既济"。

肝肾双亏：除神疲乏力、消瘦纳差、皮肤黧黑外，还有心情郁闷，心烦失眠，头昏眼花，耳鸣耳聋，手足麻木，手抖肌颤，腹胀便秘，舌淡红或红黯，脉弦细或沉细。脐针治疗可取兑、坎、震三针，也可取乾、坎、巽三针。

从易医的角度来看，慢性肾上腺皮质功能减退症主要落脏是落在肾脏，其脏腑本位是坎位，除此之外我们还要看其临床表现，比如皮肤黧黑是肾与肺的问题，因为"肺主皮毛"，凡皮肤之变不能不考虑这个"肺"。其次，这个皮肤之变是色变黑，黑主肾、主寒、主水、位在北，故我们也要考虑"肾"。如果有消化系统症状，我们还要考虑到"脾"，有心情情绪问题也告诉我们不能忘记这个"肝"，所以这个病是以肾为主，兼顾其他脏腑。

第十三章
常见外科系统疾病的脐针疗法参考

1. 肩关节周围炎

简称肩周炎，也称粘连性关节囊炎，俗称凝肩、五十肩。它是肩周肌肉、肌腱、滑囊和关节囊等软组织的慢性炎症，形成关节内外粘连，阻碍肩的活动。临床特征为肩痛和活动障碍。病因很多，但近年来认为肩周炎是颈椎病引起的。

肩周炎的脐针治疗：肩周炎是传统针法的治疗疗效比较好的一种疾病，但传统针刺费时较长，用针较多，单一的脐针治疗该病疗效十分好，特别在止痛方面可以说一针即能见效，有时一针即可治愈。有些学生用脐针治疗肩周炎疗效并非特别好，其问题出在什么地方？主要是在使用脐针时忘记了"立体概念"。因为同样都是肩周炎但疼痛的部位不尽相同，有的疼痛点在肩的后面，而有的疼痛点在肩的前面，这样无视痛点的变化，按一种手法和一种方向进针虽然有效，但并不能达到最大的临床疗效，我们强调进针的立体性，就是要在进针的同时，进针方向一定要对准疼痛的中心点，这样疗效就好了。

还有，对有一些得病时间较长，局部粘连较重的病例，在扎上脐针之后，我们要让患者进行患肢的活动，尽量使其达到肩关节最大的活动度。因为在脐针留针的同时是患者患肢最放松的时刻，这样活动有几个好处：其一，局部的活动可以更利于气血的流通，更利于疏通。其二，局部的活动更利于粘连组织的松解，而且在没有疼痛之下患者可以没有顾虑。其三，局部的活动也利于我们对治疗效果的鉴定，如果缓解不理想时我们还可以给予调节，使针尖对得更准。必要时给予手法按摩，或拍打，使其不通之气血能迅速通过患处，并给予较长时间的留针，才能尽快地治愈患者。

肩周炎的脐针定位不是采用八卦定位，而是采用脐洛书全息定位。以脐为中心，脐针针尖指向患肩的疼痛中心。这种效果比较好。在外科系统中大多采用脐洛书全息定位法（可参阅基础理论部分）。

如果采用八卦定位法，我们可以视其疼痛的点落于什么经络上，再根据这个经来落脏。除上述之外，我们还可以取乾位（主骨病，主硬化性疾病）取艮位（主关节病），道理是一样的。

2. 腰腿痛

腰腿痛虽然分类很多，但在脐针治疗上没有多大区别。在脐针方位上我们采用人体方位图（即洛书全息），根据患者腰腿痛的左右，分别在脐洛书全息相应的人体部位寻找压痛点或敏感点，只要找到这个点，就可以一针见效或一针治愈。特别在急性腰扭伤、腰肌劳损急性发作的情况下，我们很容易在洛书全息的腰部方位上的脐壁上寻找到相应的压痛点，然后进针，进针后请患者起立，做各种活腰活动，如前俯、后仰、左右弯腰，有腿痛的患者抬腿等动作。尽量做一些在未用脐针治疗时最痛苦的姿势，这时脐针仍然保留在脐部，不必拔出，约数分钟后，患者完全缓解或治愈后将针起出。对严重的腰腿痛患者，比如腰椎间盘突出症（髓核已经破裂脱出的病例），我们应该上患者家中进行治疗，其主要目的是使患者卧床，卧床治疗，卧床休息，尽可能地减轻患者的脊柱的受力程度，让其脊柱受力低于100%（仰卧30%，侧卧70%），并延长留针时间，比如留针时间可达48小时，最长达72小时，大多数这类患者都可在这三天治愈，因为这样的体位既可减少局部肌肉紧张和利于组织水肿的消退，又利于髓核的吸收。在脐针治疗的同时，我们不主张进行推拿或按摩，因为在急性期可能会增加局部的水肿，反而不利康复。不过这是自己的经验，大家可以仁者见仁，智者见智。

为什么一定要上家进行治疗，因为在临床上我们已经有大量的实例来证实，腰椎间盘突出症的严重腰腿痛患者，来医院就诊当时疗效很好，但一回到家腰痛就发作，经过大量的跟踪家访我们搞清楚了其复发的原因是治疗以后坐车回去的关系，因为坐车时患者的脊柱受力达到了260%，在这样的脊柱受力情况下，病变的局部受到压迫，水肿加剧，更加刺激了神经根，故使临床疗效大打折扣。

脐针治疗腰腿痛效果极佳，只要方位定准或找到压痛点，一针即可见效，特别是急性腰扭伤患者更是立竿见影，一次治愈率可达70%，三次治愈率达98%以上。

3. 颈椎病

由于颈椎间盘退化导致上、下椎体骨赘增生，压迫神经根、脊髓或影响椎动脉供血，引起一系列症状。近年来颈椎病有年轻化趋向，这可能与长期伏案，缺少体育锻炼，和退行性变等因素有关。若颈椎仅有骨质增生和椎间隙狭窄，而无神经或椎动脉症状者不能称为颈椎病，仅称颈椎关节炎。

颈椎病的脐针治疗：颈椎病分类较多，也较复杂，大致分五类，如神经根型、脊髓型、椎动脉型、交感型及混合型。无论何种类型的颈椎病，其实都是颈部动力学改变所引起的一种退行性变。虽然症状很多，但是以颈肩痛为主要表现，这样就给我们治疗找到了主要因素。在中医学中并没有相应的颈椎病的病名，散见于"痹证"、"痿证"、"头痛"、"眩晕"、"项强"、"颈筋急"和"颈肩痛"等疾病中。在脐针治疗颈椎病上仍然采用脐洛书全息方位图，针刺方向根据患者的颈部疼痛点来定位，虽然头颈部方位（在内八卦全息中属离位）都与颈椎有关，但颈椎的疼痛有偏重，根据疼痛的偏重我们在进针时就要有所侧重，同样也是立体概念，针尖对准这个痛点的中心就可以一针见效，这个疼痛就可以解除了，没有了疼痛，症状消失了，这个颈椎病还存在吗？为了延缓退行性变，还可以扎内八卦全息中的坎位。因为颈椎病属骨病，肾主骨生髓，故取坎位。也可取乾位（主治骨病、硬化性病、慢性病）、巽位（主治强直强硬症）。这些方位对治疗颈椎病都有作用。对各型的其他症状可以对症治疗，以症状来定方位。

4. 落枕

多由睡眠时体位不适，或风寒侵袭，致使气血不和、筋脉拘急所致。其实近年来研究认为落枕患者常合并有颈椎病，因为颈部动力学改变（如体位长期处于一种不和谐状况下）使颈部肌群动力失衡，表现为一侧项部肌肉强直、酸痛、活动受限，活动颈部疼痛加剧，并牵拉肩背和上臂部扩散痛。体检可见颈项部肌肉痉挛，有明显压痛，头常歪向一侧。

落枕的脐针治疗依然取脐洛书全息图中的颈部，即内八卦方位图为离位，因为落枕的疼痛是一侧的，故在取脐针治疗时我们也是偏于一侧，这和颈椎病一样的取针方式，故可参考颈椎病一栏。在脐针扎上后保留约十分钟，让患者活动头颈，幅度由小变大，频率也由慢变快，然后拔针。

5. 跟痛症

在行走或站立时足跟发生疼痛。是跟骨底面由于慢性劳损，或伴有跟骨骨刺增生、跟骨结节滑囊炎等所致，是中老年较常见的一种慢性病。按中医认为跟痛症属肾虚范畴，所以在脐针治疗中我们采用脐洛书全息图中的足部方位（正好是脐内八卦全息图中的坎位）每日一次，每次留针 15～30 分钟，每 6 日为一疗程，如配以补肾药物，效果更好。

既然足跟痛是源于肾，我们就应该补肾，针法可以补肾，药物也可以补肾，虽然手段不同，但目的一样。在脐针治疗时我们可以取洛书全息图（前面已经讲过），也可以取内八卦全息图予以治疗，如果取内八卦全息图我们可以"补肾三针"，这个补肾三针对治疗肾脏方面的疾病疗效很好，而且不必辨证是肾阴虚还是肾阳虚，只要是肾虚就行，或许只要是能落脏于肾就行。中药方剂还有补肾阴的"六味地黄丸"，补肾阳的"金匮肾气丸"，但这个"补肾三针"作用是"六味"与"金匮"的合力。

6. 肾绞痛

多由小结石向下移动引起肾盂、输尿管痉挛所致。结石由尿内的结晶与胶体物质混合而成，多发于一侧，以男性多见。其形成的因素常与感染、尿液郁结及新陈代谢紊乱有关。泌尿系统结石包括肾、输尿管、膀胱、尿道结石。发作时以剧烈绞痛开始，以腰痛、下腹痛为主。疼痛由腰向下腹、外阴部放散，并伴有血尿、尿频、尿痛、淋漓不断等。肾绞痛令人辗转不安，呻吟不止，出冷汗。中医认为肾石症为"砂淋"、"石淋"，是湿热蕴积于下焦，尿液受其煎熬，日积月累，尿中杂质结石为砂石，瘀阻膀胱，排泄失畅，气机窒塞不通所致。

肾绞痛的脐针治疗：当务之急是立刻止痛，因为肾绞痛和胆绞痛及心绞痛一样，是可以令患者休克，患者一旦进入休克状态，这个疾病就由量变而发生质变。西医常用阿托品、654-2解痉止痛，更甚则用杜冷丁止痛。脐针在治疗肾绞痛的效果上决不亚于杜冷丁，疗效在阿托品与654-2之上，而且数秒钟即刻止痛，真可谓"随手即止"，已屡试不鲜。

治疗肾绞痛我们取"洛书全息图"来寻找与其相对应的压痛点，其实，到了肾绞痛的程度，只要一看肚脐就可以知道这个痛点在什么地方，因为这时的脐周已经有十分明显的变化，绞痛相应的脐部已经出现发红、肿胀，并且高出皮肤，稍一动它，就疼痛难忍。而且，这个相应的痛点与发病的部位一致，左肾绞痛在左，右肾绞痛在右，只要对准这个点就可以一针止痛。但这里必须注意的是进针后一定要强刺激，虽然患者感到疼痛难忍（患者述说当脐针强刺激时，自己的腹内如同五脏被一根绳子系住，勒紧的感觉），但数秒钟后疼痛立马减轻，甚至消失。

7. 尿失禁

尿失禁是一种常见的症状，患者不能控制排尿，致使尿液淋漓不尽或不自主的外溢。病因有器质性与习惯性两种。器质性中又有多种因素，如泌尿生殖系畸形、隐性脊柱裂、大脑发育不全等先天性疾病；泌尿系感染、寄生虫病、脊柱或颅脑受伤，发育营养不良等原因，均可导致大脑的功能紊乱或脊髓的反射弧失常，或因局部性刺激，而发生本病。习惯性则是幼年尿床，不加纠正，日久积习难改所致。中医临证见有小便失禁和睡中遗尿两种，前者多见于老人，后者多见于未成年人。中医称为"遗尿"，多因肾气不固、膀胱失约所致。

无论什么原因，尿失禁从易医的角度出发则认为都是因为肾的毛病，脐针治疗尿失禁的本位是坎位，其主要是补肾气，考虑是因为肾不纳气所致。此外我们还要考虑肺脏的问题，因为"肺为水之上源"，因肺气不足也可引起尿失禁症状。其次，因为有一部分患者则由于大脑的发育不全造成尿失禁，故治疗时还应该考虑中枢神经系统的问题，但在中医里，特别是在易医里这个中枢神经系统定位较多，比如可以定在离位（内八卦全息），也可以定在乾位（外八卦全息），凭经验认为定离位比较好，因为定离位还兼顾了小肠的作用。小肠与人体的水的疏泄有关，我们在治疗中枢神经系统时又治疗了因小肠造成的病因，可谓"一箭双雕"也。在脐针治疗上可以取"水火既济"，既考虑了肾，又考虑了心，此外还要扎兑位，但笔者主张不取大比和，而取小比和，舍兑取乾，这样的配伍符合金生水的相生格局，又考虑到乾位的大脑治疗的问题，此为治本之法。

8. 脱肛

亦称直肠脱垂，是指肛管、直肠、乙状结肠下段的黏膜层或肠壁向外脱出于肛门外的病症，老人、妇女、儿童易发。直肠黏膜下层组织和肛门括约肌松弛，或大便用力过度而致。临床表现为大便时肠壁自肛门口脱出，轻症仅觉肛门坠胀，脱出后能自行回复。重症则每次脱出后必须用手扶回，甚至咳嗽、喷嚏、行走、劳动时都可脱出。脱肛中医认为是由于体质虚弱、中气不足、气虚下陷所致。

脐针治疗脱肛从易医的角度考虑，应该注意气虚，我们应该知道人体中主管气的脏腑，主要落于肺脏、脾脏和肾脏上，如果我们要从根本上治疗这个中气不足，就应该补中益气，脐针的治疗原则就是补这个肺气、脾气和肾气，我们就可以针扎坤位、兑位和坎位，而留针时间取25，取这个"群阳之数"，大补元气。

9. 男性病

男性病均属于泌尿生殖系统的疾病，只要是泌尿生殖系统的疾病，我们治疗的本位取坎就不会错。脐针治疗泌尿系统、生殖系统、妇科病及男科病都是十分有效的，而且可以在最短时间里就能得到改善和治愈。再则男性病均为慢性病，大多为虚证，应该补，易医学说"妇人肝为本，男子肾为根"，对女性患者来说疏肝理气不会有错，而对男性患者讲补肾也是势在必行，这是上天造就人类时留的玄机，因为天分阴阳为昼夜，地分阴阳为山泽，人分阴阳为男女。有了阴阳就能治病，就能进行"阴阳交易"，故"阴阳相交"是易医治疗学中之大法。在脐针治疗上我们多采用单一的坎位，或取"水火既济"，也取"补肾三针"诸多方法，其原则依然是补肾为主，只不过是取针之数的变化而已。在治疗中笔者主张留针的时间稍为偏长，半小时以上，当然最好取数术之法来定留针时间。脐针治疗男性病时必须注意的事项就是治疗期间应该严忌房事，最好能够达百日之久，以固本生精。除此之外还要治疗原发病或给予一些其他的辅助治疗方法。但这里强调一下不能使用春药，如伟哥之类，这样急功近利的做法无疑是饮鸩止渴，不但不利于疾病，恐怕有害无益。我所讲的药物是指滋补肾精、固本培元的中药，如五子补肾丸、六味地黄丸等，并非春药，切记。

10. 尿潴留

又称尿闭，是指膀胱内大量尿液不能随意排出的一种常见症状。尿潴留分为阻塞性和非阻塞性两类。前者常因尿道梗阻、包茎、前列腺肥大、膀胱颈部狭窄、膀胱肿瘤或结石引起；后者多因大脑及脊髓受伤，或因产后以及下腹部、会阴部、肛门等处手术后引起。中医称本病为"癃闭"，是以排尿困难、少腹胀满，甚至小便闭塞不通为主症，多由肾气不足、膀胱气化无权、湿热下注、气机阻滞、外伤膀胱、气化受损所致。

尿潴留的脐针治疗的本位与其他泌尿生殖系统疾病一样，直取坎位。因为其落脏是肾，但我们还应该注意心的问题，因为心与肾都是少阴经，少阴君火，为诸经之王，故在少阴经里是以心经为主而肾经为副，治疗时可取"水火既济"，这样比单扎坎位疗效要好。此外我们还要考虑肺的问题，前面曾讲过肺为水之上源。还要考虑小肠经的问题，它的功能是疏通水道。自然还有膀胱经，这些都是我们应该考虑的治疗方位。

第十四章
常见妇科疾病的脐针疗法参考

脐针治疗妇科病疗效很好，可以说除了疼痛性疾病、功能性疾病以外，疗效最好的就是妇科、男科病，对一些妇科病其疗效之好可以说出人意料，在十几年的临床治疗中，我们使许多妇女避免了手术之苦，使许多被诊断为原发性不孕的女同志喜得贵子。有许多同学自学了脐针疗法以后，成了当地的妇科专家，成了当地的名医。

1. 卵巢肿瘤

本病是妇科常见的肿瘤，可发生于任何年龄，其中最常见的是卵巢囊肿。卵巢肿瘤在西医里分类繁多，按卵巢组织发生的来源，可将肿瘤分成五大类，如发生于体腔上皮、生殖细胞、特异性腺间质、非特异性间质以及转移性。在中医学里可能属于"肠覃"范畴。并认为其病因病机是由于气滞血瘀或痰湿瘀阻造成。

气滞血瘀：由于情志不遂，悲恐不乐，肝气失于疏泄，或邪气阻滞经脉，气机不畅，聚积腹中，积而成块。患者烦躁易怒，面色晦暗无泽，口苦咽干，形体消瘦，肌肤甲错，下腹疼痛有肿块，舌质紫黯或见瘀斑或瘀点，脉沉细或涩。脐针治疗可取"雷风相薄"加坎、艮，或"山泽通气"加震或巽。

痰湿瘀阻：饮食不节或肝郁犯脾，以致运化失职，水谷精微不能输布，反下注而为痰浊，痰停气滞，甚者血亦受阻，脉络壅塞，痰浊与气血搏结，积而生瘕。患者身困无力，形体肥胖或水肿，胸腹满闷，月经失调，白带增多，下腹肿块，舌体胖大，苔白腻，脉沉或滑。脐针治疗可取"四隅位"或取坤、艮、乾、坎四针。

卵巢肿瘤疾病从易医角度出发，我们可以发现它们有一定的规律，那就是它们落脏的本位都是坎，而肿瘤的本位都是艮，这样我们就不管其肿瘤的来源，或其分类，只要抓住这两个关键就可以随心所欲地进行治疗了。在临床上，我们很容易地发现卵巢肿瘤在脐部的坎位有所变化，这个变化大都是在相应的部位出现一些小的增生，其形如同皮赘，如果这个皮赘在患者脐部坎位的右侧，我们可以断定这个患者的右侧附件有肿瘤，如果在左，同样告诉我们其左侧附件有肿瘤，我们可以直接用针扎这个皮赘，同样收到十分好的治疗效果。

在治疗卵巢囊肿的患者时，还应该考虑到一个问题，那就是囊肿本身的问题。囊肿的本位笔者认为是艮和坎两个，因为囊肿是肿瘤体内包含了一些液体，甚至是很大量的液体，这些胶状液体可以增生得很快，故有些囊肿在腹腔内长得很大，对这类病例应该考虑到是"水土不合"，是土不克水，故水湿停留、泛滥，就要采用"水土合德"的治疗原则，取其本位艮或坤加坎，采用坤加坎的二针或艮加坤加坎的三针治疗。

2. 子宫肌瘤

本病是由子宫平滑肌增生而形成的良性肿瘤，因为其肿瘤在子宫壁的层次不同，又分为浆膜下、肌层、黏膜下三种类型。根据其临床表现以月经过多、经期延长、带下多、腹内有肿块为主要表现的特点，属于中医"崩漏"、"带下"、"癥瘕"等范畴。该病的病因病机认为是气滞、血瘀及脾肾不足引起。

气滞：因为七情内伤，肝气郁结，血行不畅，滞于胞中，忧思易怒，血气不和，皆可致瘀，瘀积日久，则可成瘕，或经血不净。其妇科特点是经期延长，淋漓不断或骤然大出血或痛经，或白带增多，下腹积块。全身症状可见经前乳房或小腹胀痛，胸胁不舒，抑郁不乐，舌苔薄润，脉沉弦。脐针治疗可取"雷风相薄"加坎、艮。

血瘀：多因经期、产后血室正开，风寒乘虚而入，凝滞气血，或因房事不洁，余血未净与邪相搏成块，瘀血停于胞宫，新血难以归经则崩漏。其妇科特点是经期长，或崩或漏，红色紫黯有块，块下痛减，积块固定不移。全身症状可有痛有定处，状如针刺，拒按，舌质紫黯或边有瘀点，脉沉涩。脐针治疗可取"水火既济"加震、艮位。

脾肾不足：先天禀赋不足，或因多产房劳太过，或因饥饱不节损伤脾肾，脾肾失职，水湿不化，聚而成痰，痰滞胞络，与血气相结，积而成癥。妇科特点是经期长，或崩或漏，经色淡，腹中积块按之舒，带下清稀。全身症状可见腹胀畏寒，腰酸气短，尿或多或少，色清，大便或溏或秘，苔薄白，质淡嫩或有齿痕，脉沉细乏力。脐针治疗可取"水火既济"加"天地定位"。

从易医角度来看子宫肌瘤，我们可以不管它的病因病机，主要抓住两个主要矛盾。其一是肌瘤，其二是子宫。前面已经知道子宫属于生殖系统，而生殖系统的本位是坎位，故治疗子宫肌瘤不能少了坎位。其次我们也知道肌瘤的本位是艮位，故在治疗时也必须用艮位。但光扎坎和艮能行吗？疗效肯定有但并不是最好，因为单一的坎和艮是"土克水"，我们最好按照易医学的原则进行治疗，其中之一就是"趋吉避凶相生格"，这样我们就根据临床采用艮、兑、坎三针，形成了艮土生兑金、兑金生坎水的相生格局，这是其一。还要这个三针取法形成了"山泽通气"加坎，使这个不通的子宫肌瘤用通之大法给打通。这样三针的疗效就远比坎、艮二针要好。

3. 痛经

凡在经期或行经前后发生下腹部疼痛或痛引腰骶，以至于影响生活和工作者称为痛经。痛经分原发性和继发性两种，原发性指生殖器官无器质性病变，也称功能性痛经，继发性指因生殖器官器质性病变所引起的痛经，如子宫内膜异位、盆腔炎、子宫黏膜下肌瘤等。该病属于中医的"痛经"或"经行腹痛"。

该病的病因病机中医认为是因情志不调，或经期感受风寒湿冷，或恣食生冷，使冲任两脉气血运行不畅，引起痛经。或素体阳虚，不能温运胞宫，冲任虚寒，经行时气血凝滞，发为痛经。

气滞血瘀：经前或经期小腹胀痛，常伴胸胁、乳房胀痛，烦躁易怒，经行不畅，经量少，色紫黯有块，块下量增痛减。舌质紫黯有瘀点，脉弦或弦滑。脐针治疗可取"水火既济"或"水火既济"加震。

寒湿凝滞：经前或经期小腹冷痛，得热痛减，按之痛甚。经量少，色黯黑，有块。或畏冷身疼。苔白腻，脉沉紧。脐针治疗可取"水火既济"加震，或取乾、坎、震三针。

阳虚内寒：经期或经前小腹冷痛，喜按，得热痛减，经量少，色黯淡，腰酸腿软，小便清长。舌苔白腻，脉沉紧。脐针治疗可取"朱雀三针"（即脐地支全息图巳、午、未三针）加子针。

气血虚弱：经期或经后小腹隐隐作痛，喜按。经量少，色淡质薄。或神疲乏力，面色萎黄，纳少便溏。舌淡苔薄白，脉细弱。脐针治疗可取"四正位"。

肝肾虚损：经期或经后小腹绵绵作痛。经色黯淡，量少质稀薄。或有耳鸣、头晕眼花、腰酸，或有潮热，舌淡苔薄白，脉细弱。脐针治疗可取乾、坎、震三针，也可取兑、坎、巽三针。

从易医的角度出发，痛经为妇科病，其系统本位是坎位，痛又是取"洛书全息图"或"脐内八卦图"的离位，这样就形成了"水火既济"，这种配伍可治疗大多数的痛经。如果遇到严重的痛经患者，我们可以采取单一的止痛治疗，直接使用"脐洛书全息"扎疼痛的反应点，疼痛可以立止。此外，我们还要注意，大多数的痛经患者都与寒有关，温中驱寒是治疗的一种方法，除了使用灸法以外，我们就单纯的针法来论，可以使用"朱雀三针"，此针法虽然没有单独提出来，但在讲"脐时间医学理论"时已经讲过，中医的最终治疗方法就是时空转换，时空转换就是与疾病"反其道而治之"，疾病是热，我们就用冷来治，疾病是寒，我们就用热来治，这也就是"热则寒之，寒则热之"，"虚则补之，实则泻之"。中医师靠中药方剂来进行这个时空转换，而我们针灸医师则用针法进行时空转换，我们不但能够进行时空转换，而且还能用针法进行药物方剂的模拟，比如这个"朱雀三针"就是模拟中医《伤寒论》里的"麻黄汤"，因为张仲景老先生已经告诉我们怎样来做。脐十二地支图的三阳一阴（少阳相火、太阳寒水、阳明燥金和太阴湿土）时间的分配，就使我们这个用针之法得到了极大地发挥和运用，并与《伤寒论》的四个名方相对应，"青龙三针"就是青龙汤，就是春木。"朱雀三针"就是麻黄汤，就是夏火。"白虎三针"就是白虎汤，就是秋金。"玄武三针"就是真武汤，就是冬水。这四个针法就可以治遍四季之病。

4. 经前紧张症

该病是指少数女性在月经前出现的一种或数种生理、精神或行为方面的改变，表现有烦躁、易怒、抑郁、易激动、头痛眩晕、失眠、乳房胀痛、腹胀、下坠、浮肿等症状。其特点具有周期性出现，经前症状明显，经后立即消退。根据该病的临床症状，中医分别属于"经行头痛"、"经行浮肿"、"经行泄泻"、"经行乳房胀痛"等。

中医认为该病的病因病机与经前期脏腑功能失调有关。经前发病、经行即作、经后自止；主要是经前经血下注冲任，血海充盈，而全身阴血不足，使机体阴阳平衡失调。其次可因情志不舒，外伤七情而致病，该病起源于肝肾，女子以肝为先天，以肝为主，肝病易犯脾，故起于肝肾，累及心脾。

肝郁气滞：肝气郁结、肝郁化火。多见经前情绪不宁，坐卧不安，烦躁易怒，乳房胀痛，胸闷胁胀，经后症状渐减，月经量多，色红，经期提前。平素少言，胸胁胀闷，不思饮食，烦躁、头痛、失眠、口干苦，舌红苔薄白，脉弦细数。脐针治疗可取"雷风相薄"，或"山泽通气"加震。

肝肾阴虚：阴虚阳亢、阴虚火旺。多见经期午后潮热、五心烦热、经行量少，色红。阴虚阳亢则经行量多。经前头痛、眩晕、烦躁、少寐、颧红、两目干涩，咽干口燥、两乳作胀、腰膝酸软，舌红少苔，脉细数。阴虚火旺则五心烦热，口舌糜烂，溲黄量少；阴虚阳亢则舌红苔黄，脉弦细数。脐针治疗可取乾、坎、震三针，也可取"补肾三针"。

脾肾阳虚：多见经行面浮、肢肿、月经推迟、量少，色淡，或经行量多、色淡红质薄。经行期面目浮肿，肢肿按之没指，腹胀纳减，腰膝酸软，便溏，神疲肢冷，小便短少，舌淡苔白，脉沉缓、沉弱或濡细。脐针治疗可取"水火既济"加"天地定位"。

从易医角度来看治疗经前紧张症，可从几个方面着手：其一，可以从肝下手，因为"妇人肝为本"，治疗妇女的疾病一定要注意肝，就是说要注意"疏肝理气"，这是治女性疾病的一大法宝。按现代时髦的话来讲就是要注意调节女性的情绪，保持其愉快的心情，这样对治疗经前紧张症是大有好处的。其二就是从症状上入手，看其临床症状的轻重来决定落脏治疗，如神经精神系统的症状较多，我们就考虑落"心"，或落"胆"。我们可以考虑取"水火既济"或"雷风相薄"进行治疗，而且收效不错。如果水肿较重，我们就落"脾"，健脾利湿。但在治疗该病最主要的还是肝，千万不要忘记"妇人肝为本"。

5. 更年期综合征

更年期妇女因卵巢功能减退或消失，引起内分泌失调和自主神经紊乱的症状，称为更年期综合征。大约有85%更年期妇女出现更年期综合征，其中多数可自行缓解，只有25%的妇女症状较重而影响生活和学习，需要进行治疗。更年期时间的计算，国际上认为是在女性40岁开始，一般可以延续20年左右，因为人种不同，各国的饮食和生活习惯有别，故这个更年期时间有较大的差距，我国妇女的更年期时间大概是42～52岁之间，只有极少的女性在此时间以外。

中医认为更年期综合征属于"经断前后证候"、"经断前后诸症"，并认为妇女在经绝前后肾气渐衰，天癸将竭，冲任脉虚，生殖功能减退致丧失，脏腑功能逐渐衰退，使机体阴阳失于平衡而致该病，肾虚是致病的根本。

肾阴虚：月经推迟，稀而量少，甚或闭经，平时带下少，阴道干涩。头晕耳鸣，失眠多梦，皮肤瘙痒或如虫行，烘热汗出，五心烦热，腰膝酸软，舌红少苔，脉细数。脐针治疗可取"补肾三针"，或"水火既济"加"天地定位"。

肾阳虚：月经量多，崩漏或闭经，腰膝酸软，面目肢体浮肿，形寒肢冷，便溏，尿频失禁，舌淡苔薄，脉沉细无力。脐针治疗可取"补肾三针"加坤。

从易医学的角度来看，更年期综合征是由于天癸已绝引起的一系列人体功能的变化，如果讲的比较现代的话是因为人体内分泌的变化快于神经的变化，这就使神经系统和内分泌系统这两个人体内的指挥、调节系统产生了极大的落差，从而导致了机体的大的变化，故临床上比较多的是因为这个落差导致的精神病，这也叫"更年期精神病"，是较为严重的更年期综合征。从易医"凡病落于脏"的原则出发，这些临床症状是"心"与"肾"的问题，故在脐针治疗更年期综合征的过程中，我们必须注重"心肾相交，水火既济"，即"坎离"二针。而心的问题又在肾的基础上发生的，这样肾就更为突出，所以补肾是治疗该病的根本。

6. 不孕症

婚后夫妇同居2年，未采用避孕措施而未怀孕者即为不孕症。不孕症分为原发性不孕和继发性不孕，又分为相对不孕和绝对不孕。中医对该病也称不孕症，除外还有称其为"无子"、"全不产"、"断续"、"绝产"、"绝子"等。

关于不孕症的期限世界卫生组织采用1年为限，我国则为2年。受孕是一个生理过程，必须具备下列条件：有正常的生殖细胞；卵子和精子的结合；受精卵的着床。上述三个环节中任何一环不正常，都能阻碍受孕，而这个因素可能在女方，也可能在男方。

中医认为生殖的根本是以肾气、天癸、男精女血作为物质基础。男女在一定的年龄阶段，肾气旺盛，天癸成熟，任通冲盛，二脉相滋，这时男女生殖之精相搏，则合而成形，发育于胞宫中，而成胎孕。若先天肾气不足，后天脏腑失常，气血失调，冲任胞宫病变则导致不孕，常见的有肾虚、肝郁、痰湿、血瘀等。

肾阳虚：婚后不孕，月经后期量少色淡，或闭经。面色晦暗，腰酸腿软，性欲淡漠，小便清长，大便不实。舌淡苔白，脉沉细或沉迟。脐针治疗可取"补肾三针"或"水火既济"加"天地定位"。

肾阴虚：婚久不孕，月经先期量少色红，形体消瘦，腰腿酸软，头晕心悸，五心烦热，咽干口渴，舌红少苔，脉细数。脐针治疗可取"补肾三针"。

肝郁：多年不孕，经期先后不定，量或多或少，经行不畅，色紫有块，情志失畅，经前胸闷急躁，乳房作胀，经行少腹疼痛。舌黯红或正常，苔薄白或薄黄，脉弦。脐针治疗可取"雷风相薄"或"雷风相薄"加坎。

痰湿：婚久不孕，经行延期或量少，闭经，带多黏稠，面色㿠白，形体肥胖，头晕心悸，胸闷泛恶。苔白腻，脉滑。脐针治疗可取"水土合德"，即坎加坤。

血瘀：婚久不孕，月经后期经量多少不一，色紫夹块，少腹作痛，临经尤甚，痛时拒按，舌黯有紫点，脉弦或涩。脐针治疗可取"水火既济"加震，或加巽。

从易医学的角度出发，治疗不孕症其实既简单又有疗效，在脐针治疗中，治疗妇科和男科病是疗效最好的，我们有许多学生治疗不孕症可以说"手到擒来"，挪威的李小玲大夫治疗不孕症可以说是一绝，在当地被称为"送子娘娘"。从相对不孕症来讲，许多不孕的原因是肝肾的问题，只要调整好了肝肾许多问题就迎刃而解了。对绝对不孕症也不是真的绝对不孕，比如幼稚子宫的原发性闭经和不孕，比如巧克力囊肿的不孕等我们也可以使其调节到受孕，其关键就是看其先天经气是否充足，只要先天经气充足我们就可以有希望，当然那种因为性染色体改变的病例是无能为力。

7. 功能失调性月经紊乱

亦称功能失调性子宫出血病，简称功血，其指内分泌调节系统的功能失常所导致月经的紊乱和出血异常。该病分为两类：一类为无排卵功血，大约占功血的80%，最常见的是青春期和更年期功血。另一类为有排卵功血，多见于生育年龄的妇女。

该病属于中医的"崩漏"范畴，也见于月经先期、月经过多、月经先后无定期、经期延长等病证中。中医认为其病因病机主要是冲任损伤，不能约制经血，其病因多端，归纳起来有虚、热、瘀。

肾阳虚：经来无期，出血量多或淋漓不尽，色淡质稀；精神不振，面色晦暗，畏寒肢冷，腰膝酸软，小便清长。舌质淡，苔薄白，脉沉细。肾阴虚：经乱无期，出血淋漓不尽或量多，色鲜红；头晕耳鸣，腰膝酸软或五心烦热。舌质红或有裂纹，苔少，脉细数。肾虚型的脐针治疗，无论是阳虚还是阴虚，都是肾的不及，故"助其不及"，因为用针不同于用药，用针是通过人体自身的调节系统来平衡阴阳，而且这个平衡是双向的，阳虚助阳，阴虚补阴，所以我们只要了解了患者的落脏问题就可以出手了。我们可给予"补肾三针"，或在"补肾三针"的基础上加艮，主要起到止血的作用。

脾虚型：经血非时而至，崩中漏下，或先期量多，色淡质稀；神疲气短，面色㿠白，或面浮肢肿，或手足不温，或纳呆便溏。舌质淡胖或边有齿痕，苔薄润，脉弱或沉弱。脾虚则补脾，我们可以针扎"补脾三针"进行治疗，必要时还可以加艮位以止血。

血瘀型：经血骤然暴下或经漏淋漓不绝，或时下时止，或仅经期延长或伴量多，色黯或黑，夹有瘀块。小腹疼痛或胀痛。舌质紫黯，或边有瘀斑，苔薄白，脉涩或弦紧。该型用脐针治疗可取"水火既济"或"水火既济"加艮位。

血热型：虚热：经血非时骤下，量多势急或量少淋漓，或先期而至，或经期延长，色红而质稠；心烦潮热，或小便黄少，或大便干结。舌红苔薄黄，脉细数。实热：经血非时骤下，量多或淋漓不净，或经行先期而至，血色鲜红或深红，质稠或夹有血块，面赤头晕，口渴烦热，尿赤便秘。舌质红，苔黄，脉弦数或滑数。血热型中虚热则补，我们给予"水火既济"加震，走"太极"的"阳生阴长"的半圈，起到补的作用。而实热则泻，我们给予"水火既济"加"天地定位"，既泻其实热，又补肾水。

功血从易医学的角度出发，我们认为有几个问题必须注意：第一，就是患者的系统本位是坎，疾病本位是离，而其治疗本位应该是艮位、坎位和离位。第二，在疾病稳定期（即不是月经期，阴道未见出血时），我们治疗时可给予坎位，这样主要是加强肾水，经过治疗后常常在月经期出血就明显减少，而且经期缩短在正常时间内或稍有延长，这可能是针扎坎位调节了内分泌系统之故。第三，在月经期治疗的原则是与大自然的月相有关，看经期与月相的关系，如果是望月我们不用补法，如果是晦月我们不用泻法，这就是"月满不补，月亏不泻"。但这类患者极少有在月满时来经期的，大多数都是在月亏时，而且在涨潮时月经的量很多，这时最好取艮位，以利止血。

8. 闭经

凡年过 18 岁月经尚未来潮者称为原发性闭经，凡以往已有过正常月经，现月经连续 3 个月以上不来潮者称为继发性闭经，而青春期、妊娠期、绝经期等月经不来潮称生理性闭经。

中医认为该病属于"女子不月"、"月事不来"、"血枯"、"血隔"等范畴。其病因不外虚实两类，虚者多由肾虚，气血两虚，因而冲任不盈，血海空虚，无余可下。实者多因气滞血瘀，寒凝血瘀，痰湿阻滞，冲任不通，导致闭经。

肾虚：肾气虚：月经超龄未至，或初潮较迟，量少，色红或褐，渐至经闭。带少，腹无胀痛，腰背酸痛，四肢不温，头晕耳鸣，面色黯淡或有褐斑。舌质正常或稍淡，脉沉细无力。肾精虚：初现月经后期量少，渐至停闭，腰酸腿软，脚跟作痛，头晕耳鸣，健忘失眠，阴部干涩，白带全无，舌红少苔，脉沉细。阴虚阳亢：潮热，颧红，五心烦热，盗汗，咽干口燥，舌红少苔，脉细数。凡肾虚型无论何种类型其系统本位是坎，其疾病本位也是坎，故治疗时我们应该给予"补肾三针"，以求治本。

气血两虚：月经逐渐后延，量少，经色淡而质薄，继而停闭不行。或头晕眼花，或心悸气短，羸瘦萎黄。脉沉缓或虚数，舌淡苔少或薄白。脐针治疗可取"水火既济"，或"四正位"。

气滞血瘀：月经数月不行，精神抑郁，烦躁易怒，胸胁胀满，少腹胀痛拒按，舌边紫黯，或有瘀点，脉沉弦或沉涩。脐针治疗可取"雷风相薄"或"升阳三针"即坎、震、离，形成水生木，木生火的相生格局。

寒凝血瘀：平素月经正常，骤然停经，数月不行，少腹疼痛拒按，得热则减，四肢不温，带下清冷，舌质紫黯或边有瘀点，苔白，脉沉涩。脐针治疗可取"朱雀三针"即十二地支全息的巳、午、未三针，可起到温中散寒的作用。

痰湿阻滞：月经停闭，形体肥胖，胸胁满闷，呕恶痰多，神疲倦怠，或面浮足肿，或带下量多色白，苔腻，脉滑。脐针治疗可取"水土合德"即坤加坎，或"四隅位"。

从易医学的角度来看，闭经其系统本位属于坎位，其疾病的本位也是坎，可以从几个方面来进行治疗。其一，从脐针基本原则来进行治疗，就是针扎坎位，单一针法就可以了。其二，还可以从补肾的角度来进行治疗，就是使用"补肾三针"或进行全身调整而使用"四正位"。其三，从"闭则不通"的疏通理论来进行治疗，可取"山泽通气"加坎。其四，还可以从月经不下是为土水不合的角度来进行治疗，采取"水土合德"针法，以上的各种方法都是针对不同患者的不同临床表现，应该具体对待，进行治疗。

主要参考书目

1. 周易〔M〕. 北京：京华出版社，2004.

2. 黄帝内经素问〔M〕. 北京：人民卫生出版社，1963.

3. 郭霭春. 黄帝内经素问校注语译〔M〕. 天津：天津科学技术出版社，1981.

4. 北京中医学院. 中医学基础〔M〕. 上海：上海科学技术出版社，1978.

5. 杨力. 周易与中医学〔M〕. 北京：北京科学技术出版社，1999.

6. 南怀瑾. 易经杂说〔M〕. 上海：复旦大学出版社，2003.

7. 刘力红. 思考中医〔M〕. 南宁：广西师范大学出版社，2002.

8. 上海中医学会. 藏象学说的理论与运用 M〕. 上海：上海科学技术出版社，1961.

9. 王大有. 天人合一养生〔M〕. 北京：中国时代经济出版社，2006.

10. 李阳波，刘力红. 开启中医之门〔M〕. 北京：中国中医药出版社，2004.

11. 陈贵廷，杨思澍. 实用中西医结合诊断治疗学〔M〕. 北京：中国医药科技出版社，1991.

附　图

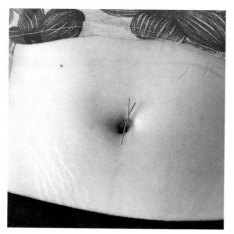

艮离乾组合

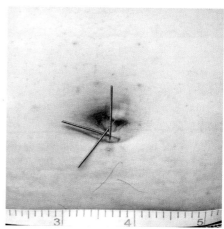

坤兑坎

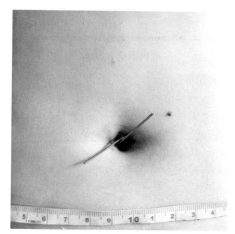
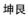

坤艮

坤乾坎组合

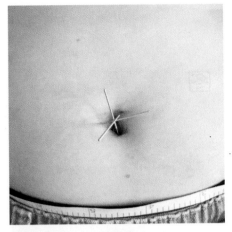

坤震坎

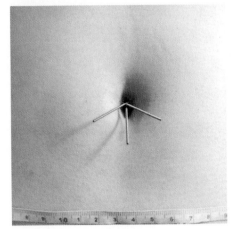

男科三针

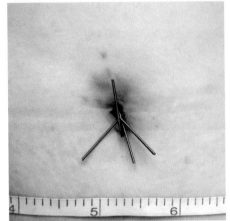

水火既济加巽坤

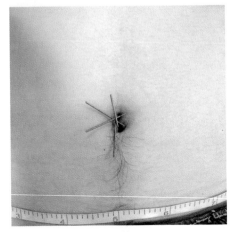

水火加坤乾

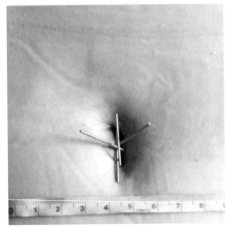

四正位

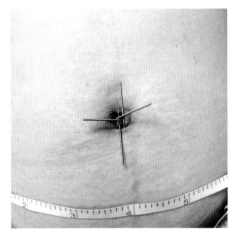

四正位组合

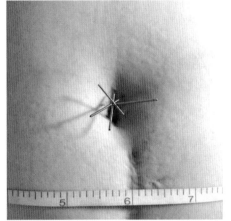

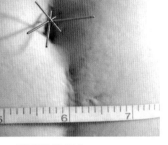

震离坤兑组合

震离乾组合

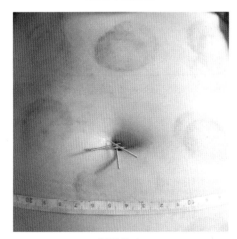

巽坤兑离

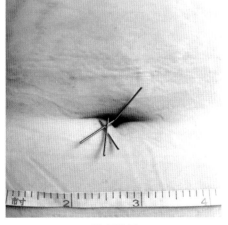

巽离坤艮

巽离坤坎

3